W0411012

Échocardiographie fœtale

Chez le même éditeur

Dans la même collection

Pathologies maternelles et grossesse, par A. Benachi, D. Luton, L. Mandelobrot et O. Picone, 2e édition, 2022, 536 pages.

Guide pratique de l'échographie obstétricale et gynécologique, par G. Grangé. 2022, 3e édition, 432 pages.

Manuel de sexologie, par P. Lopes, F.X. Poudat. 4e édition, 2021, 384 pages.

Endométriose, par E. Petit. 2020, 256 pages.

Prise en charge de l'IVG: recommandations CNGOF pour la pratique clinique, par le CNGOF, coordonné par C Vayssière, A Agostini. 2020, 240 pages.

Analyse pratique du RCF : rythme cardiaque fœtal, par P. Berveiller, C. Garabedian, E. Maisonneuve. 2020, 224 pages.

La ménopause en pratique, par B. Raccah-Tebeka, G. Plu-Bureau. 2019, 352 pages.

Endocrinologie en gynécologie et obstétrique, par B. Letombe, S. Catteau-Jonard, G.Robin. 2019, 2e édition, 360 pages.

La colposcopie. Techniques et diagnostics, par J. Marchetta et P. Descamps, 2018, 3e édition, 200 pages.

Post-partum: recommandations CNGOF pour la pratique clinique, par le CNGOF, coordonné par L. Marpeau, M.-V. Senat et L. Sentilhes, 2018, 384 pages.

Incontinence urinaire féminine. Diagnostic et prise en charge, par X. Deffieux. 2017, 312pages.

Cancer du sein. Dépistage et prise en charge, par J.-M. Classe, 2016, 248 pages.

La contraception en pratique, par B. Raccah-Tebeka et G. Plu-Bureau, 2013, 272 pages.

Autres ouvrages

Échographie endovaginale Doppler - 3D, par N. Perrot, I. Frey, 7e édition, 2022, 352 pages.

Obstétrique pour le praticien, par L. Sentilhes, T. Schmitz, J Lansac, 7e édition, 2022, 644 pages.

Échographie en pratique obstétricale, par Ph. Bourgeot, B. Guérin du Masgenêt, V. Houfflin-Debarge. 6e édition, 2021, 944 pages.

120 questions en gynécologie-obstétrique, par H. Marret, coll. «Abrégés de médecine», 2020, 616 pages.

110 fiches pour le suivi post-natal mère-enfant, par A. Battut, T. Harvey, A. Lapillonne. 2e édition, 2020, 432 pages

Gynécologie pour le praticien, 9eédition, par J. Lansac et H. Marret. 2017, 656 pages.

Guide d'échographie, 5e édition, de P. Legmann et P. Bonnin-Fayet, 2017, 488 pages.

Échographie et imagerie pelvienne en pratique gynécologique, 6e édition, de Y. Ardaens, J.-M. Levaillant, P. Coquel et T. Haag, 2017, 720 pages.

Échocardiographie fœtale

Marilyne Lévy

AIHP, ACCA, ancien MCU-PH, PH temps partiel/cardiopédiatre UE3C Paris et hôpital Necker-Enfants malades ; enseignante sur le site HeBee et au DU et DIU de cardiologie fœtale, de cardiologie pédiatrique, de réanimation néonatale, de chirurgie cardiaque congénitale

Nadine David

Ancienne interne, ancienne cheffe de clinique assistante des hôpitaux de Rouen, cardiopédiatre praticienne hospitalière temps partiel au CHU de Rouen, cardiologue congénitaliste libérale enseignante en cardiologie fœtale au *Medical Training Center* de Rouen et sur le site HeBee

Elsevier Masson

ELSEVIER
Elsevier Masson SAS, 65, rue Camille-Desmoulins, 92442 Issy-les-Moulineaux cedex, France

Échocardiographie fœtale de Maryline Lévy et Nadine David.
© 2022, Elsevier Masson SAS
ISBN : 978-2-294-77060-9
e-ISBN : 978-2-294-77091-3
Tous droits réservés.

Les praticiens et chercheurs doivent toujours se baser sur leur propre expérience et connaissances pour évaluer et utiliser toute information, méthodes, composés ou expériences décrits ici. Du fait de l'avancement rapide des sciences médicales, en particulier, une vérification indépendante des diagnostics et dosages des médicaments doit être effectuée. Dans toute la mesure permise par la loi, Elsevier, les auteurs, collaborateurs ou autres contributeurs déclinent toute responsabilité pour ce qui concerne la traduction ou pour tout préjudice et/ou dommages aux personnes ou aux biens, que cela résulte de la responsabilité du fait des produits, d'une négligence ou autre, ou de l'utilisation ou de l'application de toutes les méthodes, les produits, les instructions ou les idées contenus dans la présente publication.

Tous droits de traduction, d'adaptation et de reproduction par tous procédés, réservés pour tous pays. Toute reproduction ou représentation intégrale ou partielle, par quelque procédé que ce soit, des pages publiées dans le présent ouvrage, faite sans l'autorisation de l'éditeur est illicite et constitue une contrefaçon. Seules sont autorisées, d'une part, les reproductions strictement réservées à l'usage privé du copiste et non destinées à une utilisation collective et, d'autre part, les courtes citations justifiées par le caractère scientifique ou d'information de l'œuvre dans laquelle elles sont incorporées (art. L. 122-4, L. 122-5 et L. 335-2 du Code de la propriété intellectuelle).

DANGER
LE PHOTOCOPILLAGE TUE LE LIVRE

Ce logo a pour objet d'alerter le lecteur sur la menace que représente pour l'avenir de l'écrit, tout particulièrement dans le domaine universitaire, le développement massif du « photo-copillage ». Cette pratique qui s'est généralisée, notamment dans les établissements d'enseignement, provoque une baisse brutale des achats de livres, au point que la possibilité même pour les auteurs de créer des œuvres nouvelles et de les faire éditer correctement est aujourd'hui menacée. Nous rappelons donc que la reproduction et la vente sans autorisation, ainsi que le recel, sont passibles de poursuites. Les demandes d'autorisation de photocopier doivent être adressées à l'éditeur ou au Centre français d'exploitation du droit de copie : 20, rue des Grands-Augustins, 75006 Paris. Tél. 01 44 07 47 70.

Table des matières

Avant-propos

Les malformations cardiaques sont les malformations les plus fréquentes, les plus sévères et peuvent souvent être dépistées avant la naissance.

Chaque examen morphologique comprend l'examen du cœur fœtal et doit conclure à un « aspect habituel du cœur », ce qui ne garantit pas sa normalité mais élimine une grande partie des malformations les plus sévères.

La première partie de cet ouvrage reprend les bases embryologiques, anatomiques et physiologiques afin de comprendre le cœur fœtal normal et pathologique.

L'embryologie explique par quel miracle le cœur peut évoluer normalement et quelles sont les principales erreurs de la morphogenèse pour mieux comprendre l'anatomie et l'aspect échographique des malformations.

Un chapitre d'hémodynamique normale et pathologique aide à la compréhension des conséquences anté- et postnatales des malformations cardiaques.

La deuxième partie est réservée à la méthodologie pour effectuer un examen efficace et rapide et aux images échographiques qui, « d'aspect inhabituel », seront un point d'appel à une cardiopathie sévère ou non.

Chaque point d'appel mène à un tableau des diverses pathologies possibles, mais au stade de dépistage, l'important est de déceler une anomalie et non d'établir un diagnostic précis. Un diagnostic de cardiopathie correspond souvent à un spectre de malformations portant le même nom mais qui peuvent avoir une physiopathologie et un pronostic très différents.

Il est probable que dans un avenir proche, une aide au dépistage par l'intelligence artificielle facilite cette étape pour l'échographiste.

La troisième partie décrit les pathologies cardiaques avec leur anatomie, leur fréquence, tous les éléments échographiques du diagnostic et du pronostic.

Toute suspicion de cardiopathie doit être expertisée par un cardiopédiatre qui annoncera au couple le diagnostic et le pronostic de l'anomalie. Parallèlement, le fœtus sera examiné par un échographiste confirmé qui recherchera des malformations extracardiaques et des anomalies non structurelles éventuellement associées. Le dossier sera ensuite présenté au centre pluridisciplinaire de diagnostic prénatal (CPDP) où sera discutée la nécessité de pratiquer des examens complémentaires en particulier génétiques.

Cet ouvrage se veut volontairement cardiologique et ne détaille pas les anomalies génétiques et syndromiques associées à bon nombre de cardiopathies.

Nous n'avons volontairement pas abordé l'échographie volumique du cœur non utilisée par le plus grand nombre.

Nous avons peu parlé du dépistage du 1er trimestre qui ne fait actuellement pas partie des recommandations. Si un certain nombre de cardiopathies sévères peuvent être dépistées dès le 1er trimestre, la prudence s'impose car certains aspects inhabituels du cœur peuvent régresser (asymétries de taille des cavités cardiaques) et un cœur malformé peut avoir un aspect habituel à l'échographie précoce puis évoluer dans le temps (obstacles à l'éjection). Son intérêt reste majeur, bien sûr pour le dépistage des malformations à l'évidence non réparables, mais aussi pour la compréhension de la physiopathologie et de l'évolution des cardiopathies chez le fœtus.

Nadine David et Marilyne Lévy

Abréviations

AP	artère pulmonaire
APSO	atrésie pulmonaire à septum ouvert
BAV	bloc auriculoventriculaire
CAV	canal atrioventriculaire
CIA	communication interauriculaire
CIV	communication interventriculaire
HTAP	hypertension artérielle pulmonaire
ILVAV	insertion linéaire des valves auriculoventriculaires
MAPCA	*major aortopulmonary collateral arteries*
OD	oreillette droite
OG	oreillette gauche
PRF	*pulse repetition frequency*
RCIU	retard de croissance intra-utérin
RVPA	retour veineux pulmonaire anormal
RVPAt	retour veineux pulmonaire anormal total
TABC	tronc artériel brachiocéphalique
TAC	tronc artériel commun
TGV	transposition des gros vaisseaux
TM	temps–mouvement
VCI	veine cave inférieure
VCS	veine cave supérieure
VCSD	veine cave supérieure droite
VCSG	veine cave supérieure gauche
VD	ventricule droit
VD-AP	ventricule droit–artère pulmonaire
VDDI	ventricule droit à double issue
VG	ventricule gauche
VG-Ao	ventricule gauche–aorte
VGDI	ventricule gauche à double issue

PARTIE I

Embryologie, anatomie, physiologie

Plan

Chapitre 1
Embryologie

Le cœur fœtal, comme le cœur du nouveau-né, comprend des veines, pulmonaires et systémiques, deux oreillettes connectées à deux ventricules par deux valves auriculoventriculaires et deux gros vaisseaux connectés aux ventricules par deux valves semi-lunaires.

Cette anatomie résulte de la croissance, des remaniements et du cloisonnement du tube cardiaque primitif rectiligne.

De nombreuses avancées techniques ont permis de mieux décrire ces évolutions. L'étude des lignées cellulaires montre que les remaniements du tube cardiaque primitif sont dépendants de l'adjonction de cellules extérieures au tube primitif, d'origine différente, principalement les cellules de la crête neurale et du second champ cardiaque (figure 1.1). La morphogenèse cardiaque dépend de nombreux gènes qui vont réguler la migration et l'interaction de ces cellules.

Nous n'étudierons que les aspects de la morphogenèse utiles à la compréhension de l'anatomie et de l'aspect échographique du cœur fœtal normal et pathologique.

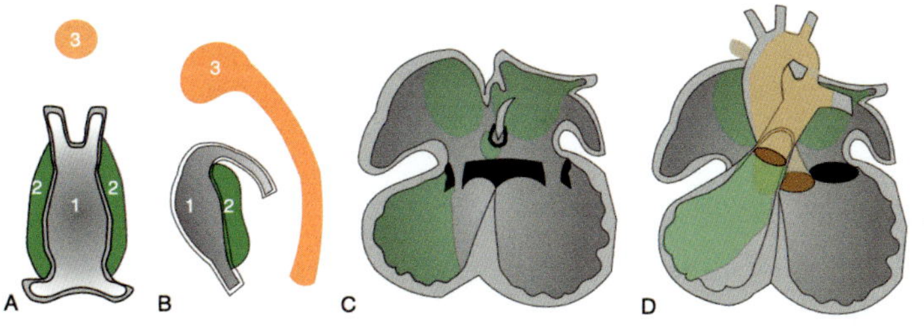

Figure 1.1 **Différents types de cellules, précurseurs de la formation du cœur et leur devenir.**
1 : gris, premier champ cardiaque ; 2 : vert, second champ cardiaque ; 3 : orange, crête neurale.

1. Les grandes étapes de la morphogenèse

Plusieurs étapes majeures jalonnent l'évolution du tube cardiaque entre la deuxième et la huitième semaine de gestation : la courbure ou boucle *(loop)* du tube, la convergence et l'encastrement *(wedging)* (figure 1.2). Parallèlement les pôles veineux et artériels évoluent et les cavités se cloisonnent.

© 2022, Elsevier Masson SAS. Tous droits réservés

1.1 Formation de la boucle cardiaque *(loop)*

La boucle transforme le tube cardiaque primitif rectiligne, avec un pôle veineux caudal et un pôle artériel crânial (figure 1.3A), en un tube en S, avec le pôle veineux qui devient crânial et dorsal, et le pôle artériel ventral au-dessus des futures cavités cardiaques (figure 1.3D).

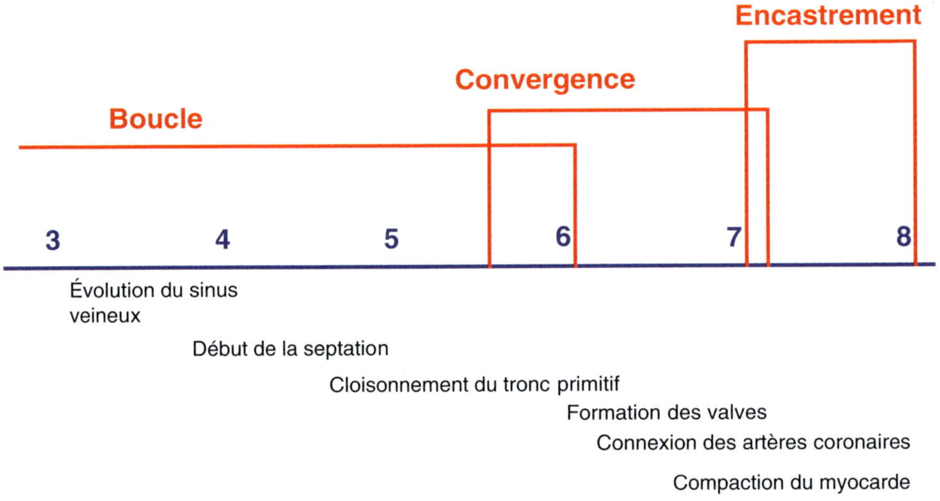

FIGURE 1.2 **Les grandes étapes de la morphogenèse : boucle, convergence et encastrement.**

A. Description

La boucle du tube cardiaque primitif rectiligne est un processus complexe qui s'étend sur plusieurs semaines et se divise en plusieurs phases. La plus précoce, ou incurvation à convexité droite (courbure externe), définit la latéralité des structures cardiaques : les cavités situées sur la convexité, et qui seront les structures droites, seront situées à droite du fœtus (figure 1.3B).

Après cette première incurvation, le tube s'allonge et les zones de connexion, auriculoventriculaire (bourgeons endocardiques du canal atrioventriculaire [CAV]) et ventriculo-artérielle (bourgeons endocardiques du conus), se développent (figure 1.3C).

Un sillon apparaît à la partie supérieure gauche du tube, la courbure interne. Elle sépare le tube en deux zones :

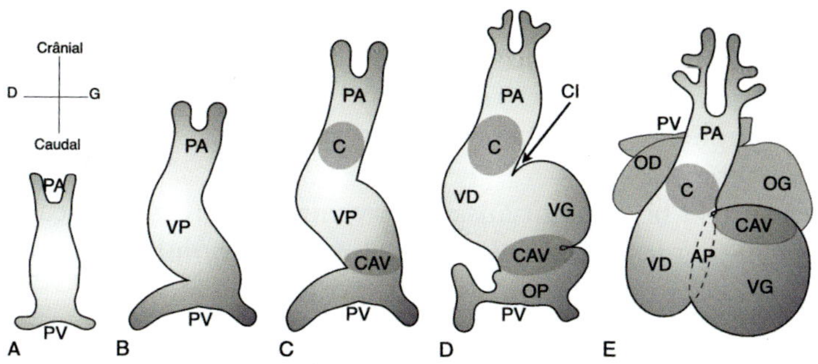

FIGURE 1.3 **Étapes de la boucle, vues frontales du cœur.**
A. Tube cardiaque primitif rectiligne. **B.** Incurvation précoce en « C ». **C.** Apparition des zones de connexion, CAV et conus. **D.** Accentuation de la courbure interne, évolution des pôles veineux et artériel. **E.** Déplacement du pôle veineux et de l'oreillette primitive en position crâniale et dorsale et déplacement du pôle artériel en position ventrale. AnP : anneau primitif; C : zone du conus; CAV : zone du canal atrioventriculaire; CI : courbure interne; D : droite; G : gauche; OD : future oreillette droite; OG : future oreillette gauche; OP : oreillette primitive; PA : pôle artériel; PV : pôle veineux; VD : futur ventricule droit; VG : futur ventricule gauche; VP : ventricule primitif.

- l'admission avec le sinus veineux, l'oreillette primitive, la zone du CAV et la partie proximale du ventricule primitif;
- l'éjection avec la partie distale du ventricule primitif, le conus et le pôle artériel (figure 1.3D).

L'admission et l'éjection sont séparées par l'anneau primitif, repli myocardique formé entre la courbure interne et la courbure externe à la partie inférieure du massif ventriculaire. L'anneau primitif entoure la communication interventriculaire (CIV) primitive ou foramen bulboventriculaire. De part et d'autre de l'anneau primitif, le futur ventricule gauche et le futur ventricule droit commencent à se ballonniser.

Parallèlement, l'oreillette primitive se forme par ballonisation de la partie du tube située entre le pôle veineux et le ventricule primitif, et se place, avec le pôle veineux, en position crâniale et dorsale. Les oreillettes grandissent latéralement. Les pôles veineux et artériels se remanient (figure 1.3E).

La boucle cardiaque est terminée avec une forme dite en S : les oreillettes sont dorsales et les voies d'éjection sont déjà en position ventrale.

B. Pathologie

La formation de la boucle est sous la dépendance de gènes de la latéralité. Les anomalies de ces gènes aboutissent à plusieurs types de malformations :

- situs inversus : lorsqu'il est complet, toutes les structures habituellement situées à droite sont à gauche et toutes celles normalement situées à gauche sont à droite. Au niveau cardiaque, les oreillettes sont inversées et la boucle a une convexité gauche. Les structures de la convexité, futures cavités anatomiquement droites, seront à gauche;

• anomalies de l'alignement des structures cardiaques, comme la double discordance où les organes abdominaux et les oreillettes sont en place mais la boucle est à convexité gauche donc ventricules et vaisseaux discordants, ou anomalies encore plus complexes de position de l'ensemble des structures cardiovasculaires dans les hétérotaxies;
• la formation de la boucle fait aussi intervenir des forces extracardiaques qui pourraient expliquer les anomalies de position de la pointe du cœur comme les dextrocardies par dextrorotation sans anomalie de situs.

1.2 Convergence

La convergence termine l'alignement des cavités en mettant en relation l'oreillette droite avec le ventricule droit et prépare l'alignement des vaisseaux.

A. Description

Au stade de boucle, la zone de connexion auriculoventriculaire (zone du CAV) est au-dessus du seul futur ventricule gauche. Ce ventricule se vide dans le futur ventricule droit par la CIV primitive et le futur ventricule droit se vide dans la voie d'éjection primitive par l'intermédiaire du conus (figure 1.4).

Pour ouvrir une connexion entre l'oreillette droite et le futur ventricule droit, la paroi postérieure musculaire de l'anneau primitif se creuse pour former l'entonnoir tricuspidien. L'entonnoir tricuspidien grandit et s'intègre au CAV qu'il attire vers la droite, élargissant la connexion atrioventriculaire droite (figure 1.5).

Le déplacement à droite du CAV et la croissance du ventricule droit sont indispensables à l'alignement des oreillettes sur les ventricules et au centrage des voies d'éjection en avant des cavités (figure 1.6).

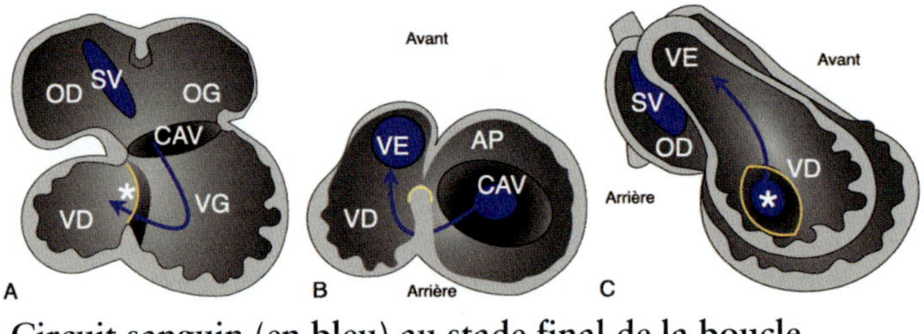

FIGURE 1.4 **Circuit sanguin (en bleu) au stade final de la boucle.**
Il n'y a aucune communication entre la future oreillette droite et le futur ventricule droit. **A.** Coupe coronale du cœur. **B.** Coupe axiale du cœur, vue de la pointe. **C.** Coupe sagittale du cœur passant par le futur ventricule droit. CAV : zone du canal atrioventriculaire; OD : future oreillette droite; OG : future oreillette gauche; SV : sinus veineux systémique; VD : futur ventricule droit; VE : voie d'éjection; VG : futur ventricule gauche; étoile : CIV primitive; ligne jaune : anneau primitif.

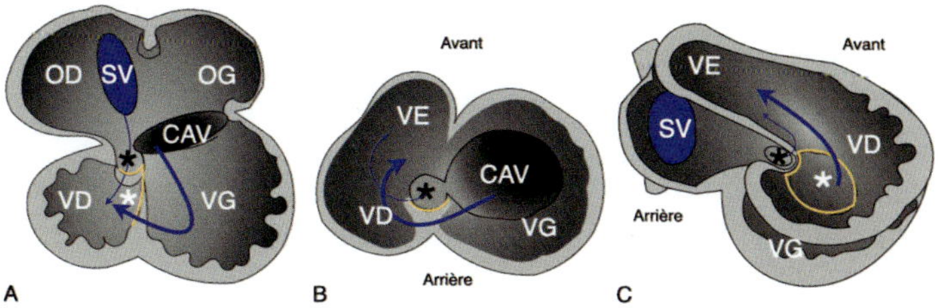

FIGURE 1.5 Création de la jonction auriculoventriculaire droite par apparition de l'entonnoir tricuspidien.
A. Coupe coronale du cœur. **B.** Coupe axiale du cœur, vue de la pointe. **C.** Coupe sagittale du cœur passant par le futur ventricule droit. CAV : zone du canal atrioventriculaire; OD : future oreillette droite; OG : future oreillette gauche; SV : sinus veineux systémique; VD : futur ventricule droit; VE : voie d'éjection; VG : futur ventricule gauche; étoile blanche : CIV primitive; étoile noire : entonnoir tricuspidien; ligne jaune : anneau primitif.

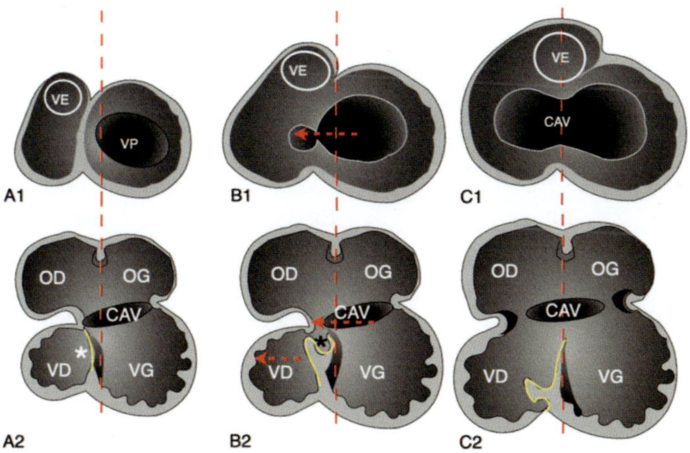

FIGURE 1.6 Phénomène de convergence : croissance du ventricule droit et déplacement vers la droite du canal atrioventriculaire.
Coupes axiales du cœur vues de la pointe (série 1) et coupes frontales du cœur (série 2). **A.** Stade précoce de la boucle. **B.** Stade tardif de la boucle. **C.** Stade de convergence. CAV : zone du canal atrioventriculaire; OD : future oreillette droite; OG : future oreillette gauche; VD : futur ventricule droit; VE : voie d'éjection; VG : futur ventricule gauche; VP : ventricule primitif; étoile blanche : CIV primitive; étoile noire : entonnoir tricuspidien; ligne jaune : anneau primitif.

B. Pathologie

Le phénomène de convergence est dépendant de l'adjonction au tube primitif de cellules myocardiques du second champ cardiaque.

L'absence d'apparition de l'entonnoir tricuspidien et la croissance insuffisante du ventricule droit sont responsables de la malformation appelée atrésie tricuspide ou de ventricules uniques avec atrésie tricuspide dans lesquels le ventricule droit continue de se remplir uniquement par la CIV primitive (figure 1.7A).

Le déplacement insuffisant du CAV vers la droite et/ou la croissance insuffisante du ventricule droit seront responsables d'un ventricule unique à double entrée (figure 1.7B) ou d'une CIV avec *straddling* de la valve tricuspide (figure 1.7C).

Le déplacement excessif du CAV vers la droite et/ou la croissance insuffisante du ventricule primitif seraient responsables de l'hypoplasie et de l'atrésie mitrale (figure 1.7D).

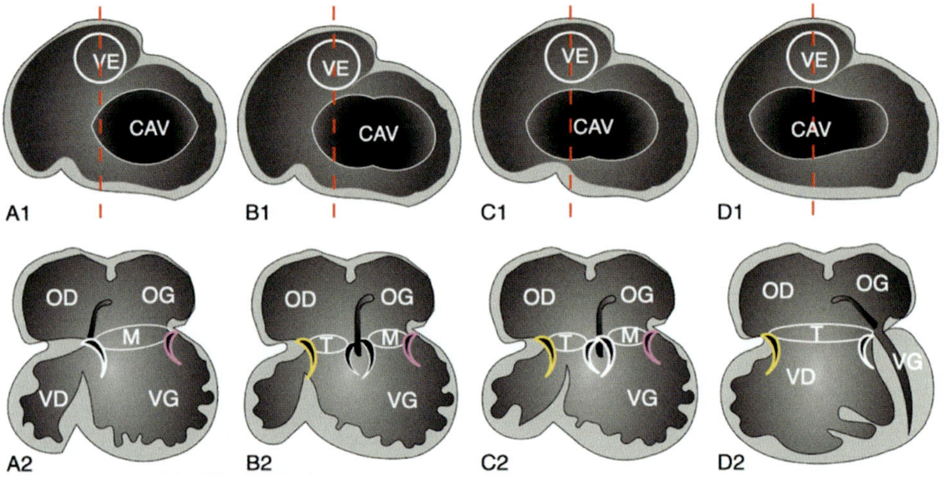

FIGURE 1.7 **Anomalies de la convergence.**
A. Absence de formation de l'entonnoir tricuspidien : atrésie tricuspide. **B.** Absence de déplacement CAV vers la droite : ventricule unique à double entrée. **C.** Déplacement insuffisant du CAV vers la droite : *straddling* tricuspide. **D.** Déplacement excessif du CAV vers la droite : atrésie mitrale. CAV : zone du canal atrioventriculaire ; M : mitrale ; OD : future oreillette droite ; OG : future oreillette gauche ; T : tricuspide ; VD : futur ventricule droit ; VG : futur ventricule gauche.

1.3 Encastrement *(wedging)*

L'encastrement est la dernière grande étape de la mise en place des structures cardiaques. Il termine l'alignement des cavités avec les voies d'éjection en mettant en relation l'aorte avec le ventricule gauche, en arrière de l'artère pulmonaire.

A. Description

En même temps que le phénomène de convergence déplace les vaisseaux vers l'avant et la gauche, la partie droite de la voie d'éjection primitive, future aorte, tourne vers l'arrière. L'aorte se place ainsi juste en avant du plan de l'admission (figure 1.8C). Son intégration au contact des valves auriculoventriculaires nécessite le cloisonnement complet de la voie d'éjection, que nous verrons ultérieurement, et la transformation de la voie sous-aortique muscu-

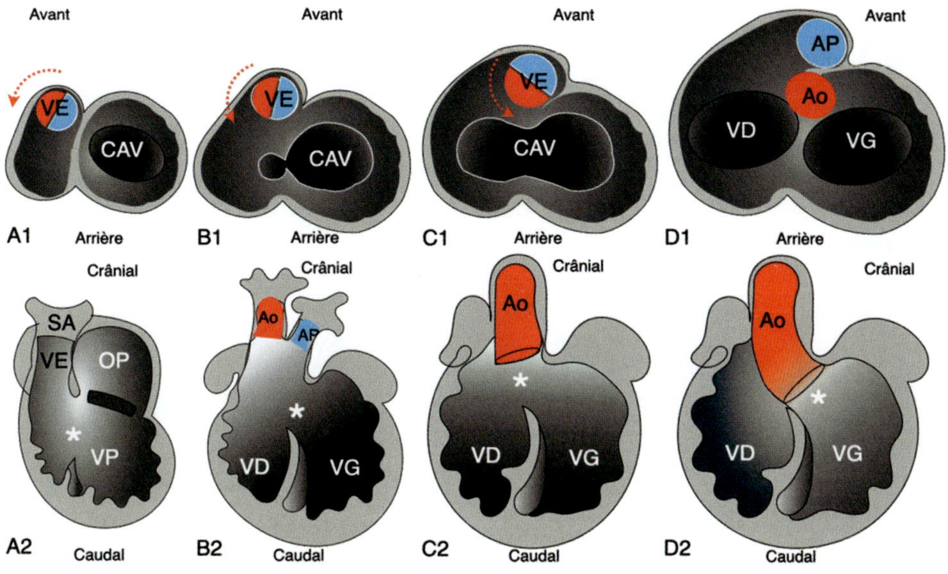

FIGURE 1.8 **Encastrement : rotation vers l'arrière et la gauche et absorption de l'aorte par le VG.**
Coupes axiales du cœur vues de la pointe (série 1) et coupes coronales du cœur (série 2) passant par la voie d'éjection commune AB2 puis gauche CD2. **A.** Stade précoce de la boucle. **B.** Stade tardif de la boucle. **C.** Stade de convergence. **D.** Aspect définitif. Ao : aorte; AP : artère pulmonaire; OP : oreillette primitive; VD : ventricule droit; VE : voie d'éjection; VG : ventricule gauche; VP : ventricule primitif; étoile : CIV primitive qui devient chambre de chasse du ventricule gauche; en bleu : future AP et AP; en rouge : future aorte et aorte.

laire en continuité fibreuse. On parle de résorption du conus sous-aortique qui amène la valve aortique en continuité avec les valves mitrale et tricuspide (figure 1.8D).

B. Pathologie

L'encastrement est en grande partie sous la dépendance des gènes de la latéralité, mais indissociable de la convergence et du cloisonnement de la voie d'éjection, donc influencé par la migration des cellules de la crête neurale et de l'adjonction de cellules du second champ cardiaque. Toute perturbation de l'encastrement est responsable d'une malposition vasculaire : transposition des gros vaisseaux (figure 1.9), ventricules droit à double issue (VDDI) et ventricule gauche à double issue (VGDI), dont l'anatomie est variable selon que s'associent d'autres anomalies en particulier du cloisonnement (voir figures 1.8C, 1.9C et 1.15C).

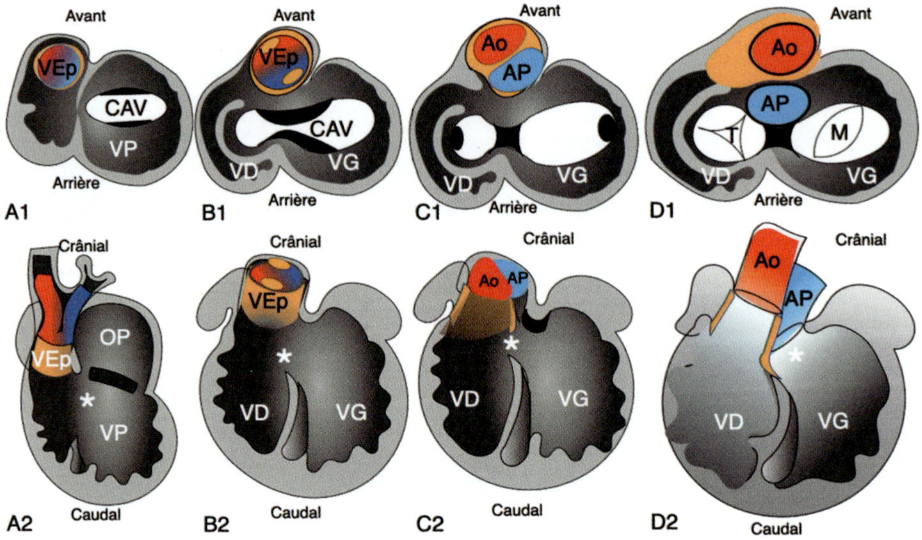

Figure 1.9 **Anomalie de l'encastrement des vaisseaux : transposition des gros vaisseaux.**
Absence de rotation postérieure de l'aorte. C'est elle qui se retrouve au-dessus du conus donc du ventricule droit. **A.** Stade précoce de la boucle. **B.** Stade tardif de la boucle. **C.** Stade de convergence. **D.** Aspect définitif. Ao : aorte; AP : artère pulmonaire; CAV : zone du canal atrioventriculaire; M : mitrale; T : tricuspide; VD : ventricule droit; VEp : voie d'éjection proximale; VG : ventricule gauche; VP : ventricule primitif; étoile : CIV primitive qui devient chambre de chasse du ventricule gauche; en bleu : future AP et AP; en orange : bourgeons du conus et infundibulum; en rouge : future aorte et aorte.

2. Remaniement et cloisonnement cardiaque

Parallèlement et indissociables des trois grandes étapes de la morphogenèse, le remaniement des segments cardiaques et le cloisonnement des cavités et des vaisseaux se mettent en place.

2.1 Oreillette droite

La partie droite de l'oreillette primitive grandit et intègre le sinus veineux systémique pour former l'oreillette droite.

A. Description

Lorsque s'amorce la courbure cardiaque, le sinus veineux, symétrique se vide dans l'ensemble de l'oreillette primitive. Progressivement, comme nous le verrons en étudiant l'évolution des veines systémiques, le sinus veineux se remanie pour se développer préférentiellement à droite. Lorsque la boucle est terminée, le sinus veineux, devenu crânial et dorsal, est incorporé à la partie centrale droite de l'oreillette primitive (figure 1.10A). La partie droite de l'oreillette primitive, progressivement refoulée vers la droite et l'avant, devient l'auricule droite.

Sinus veineux systémique et auricule formeront les faces dorsale et latérale droite de l'oreillette droite (figure 1.10B). Ils sont séparés depuis la veine cave inférieure (VCI) jusqu'à la veine cave supérieure (VCS) par la valve droite du sinus veineux qui régresse partiellement. Elle persiste autour de l'abouchement de la VCI et de l'orifice du sinus coronaire formant les valvules d'Eustachi et de Thébésius. Elle reste également souvent visible pendant la vie fœtale à la partie haute de l'oreillette formant le relief de la crista terminalis (figure 1.10C).

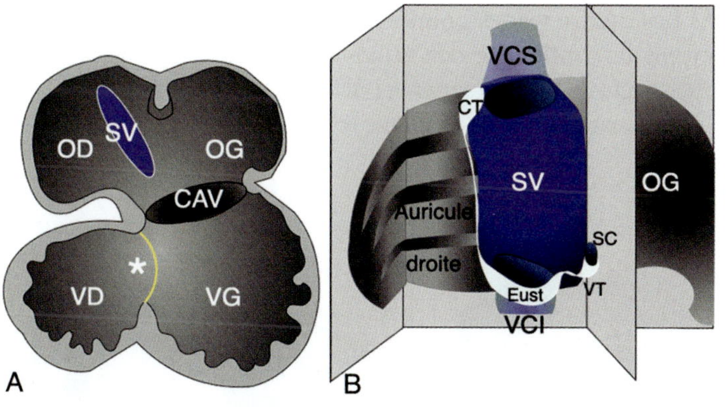

Figure 1.10 **Intégration du sinus veineux systémique à l'oreillette droite.**
A. Vue frontale du cœur au stade précoce de la boucle. **B.** Aspect définitif de la paroi postérolatérale droite de l'oreillette droite vue par l'anneau tricuspide. CAV : zone du canal atrioventriculaire; CT : christa terminalis; Eust : valvule d'Eustachi; SC : sinus coronaire; SV : sinus veineux systémique; VCI : veine cave inférieure; VCS : veine cave supérieure; VT valvule de Thébésius; étoile : CIV primitive.

B. Pathologie

Les anomalies d'intégration du sinus veineux et de morphologie de l'oreillette droite sont essentiellement rencontrées dans les hétérotaxies : absence d'oreillette de morphologie droite dans les isomérismes gauches, anomalie de position de l'auricule droite dans la juxtaposition gauche des auricules par exemple.

La régression incomplète de la valve droite du sinus veineux laisse persister dans l'oreillette droite, selon l'importance du résidu embryonnaire et selon l'aspect fenestré ou non de la valve, une valvule d'Eustachi anormalement longue ou un réseau de Chiari. L'absence de régression isole en partie le sinus veineux systémique du reste de l'oreillette et dévie le sang veineux vers l'oreillette gauche par le foramen ovale : cœur triatrial droit.

2.2 Oreillette gauche

La partie gauche de l'oreillette primitive grandit et intègre la veine pulmonaire commune pour former l'oreillette gauche.

A. Description

La formation du retour veineux pulmonaire, que nous verrons en détail avec la formation des veines, débute par l'apparition en arrière de la partie centrale gauche de l'oreillette primitive, de la veine pulmonaire commune. Au stade tardif de la boucle, elle s'ouvre par un minuscule pertuis dans la paroi dorsale de l'oreillette gauche (figure 1.11A) Les quatre veines pulmonaires se développent et la veine pulmonaire commune devient la confluence des veines pulmonaires qui va s'ouvrir largement dans l'oreillette gauche pour en former la paroi dorsale. La partie gauche de l'oreillette primitive est refoulée à gauche et en avant et forme l'auricule gauche (figure 1.11B).

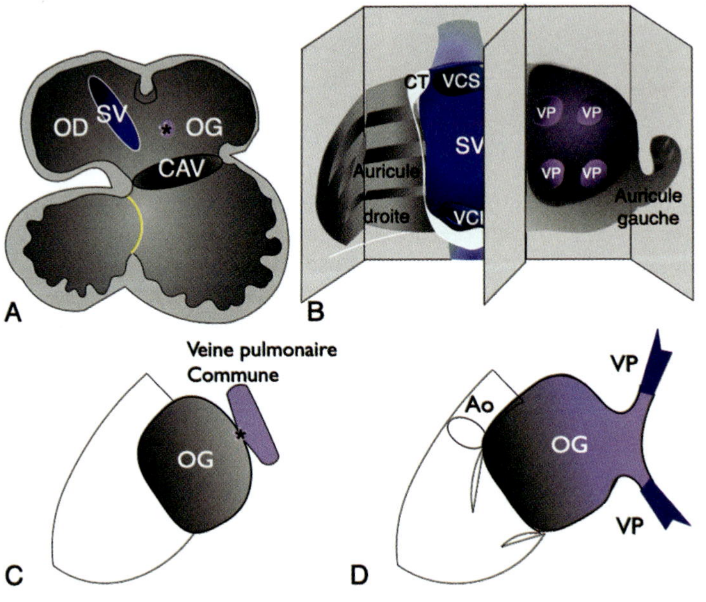

FIGURE 1.11 **Intégration de la confluence veineuse pulmonaire.**
A. Coupe coronale du cœur au stade tardif de la boucle. L'étoile situe l'abouchement de la veine pulmonaire principale. **B.** Aspect définitif de la paroi postérolatérale gauche de l'oreillette gauche après intégration complète de la confluence veineuse pulmonaire. **C.** Coupe sagittale au stade de veine pulmonaire commune non intégrée à l'oreillette gauche (OG). **D.** Coupe sagittale, aspect définitif après intégration de la confluence veineuse pulmonaire à l'OG. Ao : aorte; CAV : zone du canal atrioventriculaire; CT : christa terminalis; OD : oreillette droite; OG : oreillette gauche; SV : sinus veineux systémique; VCI : veine cave inférieure; VCS : veine cave supérieure; VG : ventricule gauche; VP : veines pulmonaires.

B. Pathologie

L'intégration du sinus veineux systémique et des veines pulmonaires dans les oreillettes droite et gauche est sous la dépendance des gènes de la latéralité. Dans les hétérotaxies, une veine cave gauche peut s'aboucher comme la droite, directement dans l'oreillette gauche et les veines pulmonaires peuvent se répartir de chaque côté du massif auriculaire. La morphologie des oreillettes peut s'en trouver modifiée avec deux oreillettes de morphologie droite ou deux oreillettes de morphologie gauche (isomérisme droit ou gauche).

Un défaut d'intégration de la confluence veineuse pulmonaire dans les retours veineux pulmonaires totaux ampute l'oreillette gauche de toute sa portion postérosupérieure et sera étudié avec les anomalies des veines pulmonaires.

2.3 Cloison interauriculaire

Le cloisonnement de l'oreillette primitive commence par la formation du septum primum. L'ostium primum laissé ouvert sera fermé par le septum vestibulaire au contact des bourgeons du CAV. L'apparition de l'ostium secundum permettra la persistance pendant la vie fœtale d'un shunt droite-gauche auriculaire.

A. Description

La septation auriculaire débute par l'apparition, dans la partie médiane de l'oreillette primitive, du septum primum (figure 1.12A). Cette cloison va s'étendre du toit de l'oreillette vers la jonction auriculoventriculaire sans l'atteindre. Un orifice interauriculaire persiste donc entre le septum primum et la zone du CAV, c'est l'ostium primum (figure 1.12B).

Le septum primum est bordé par une capsule mésenchymateuse.

De la face dorsale de l'oreillette primitive, à droite du septum primum, venant du mésocarde dorsal (second champ cardiaque antérieur), apparaissent les cellules mésenchymateuses de l'épine vestibulaire. L'épine vestibulaire va longer la capsule mésenchymateuse du septum primum et progresser vers la zone du CAV (figure 1.12C). C'est la fusion de l'épine vestibulaire, devenue septum vestibulaire, et des bourgeons endocardiques du CAV qui ferme l'ostium primum.

Avant la fermeture de l'ostium primum, un orifice appelé ostium secundum se forme par apoptose au niveau de la partie supérieure du septum primum (figure 1.12C). C'est l'ostium secundum qui permet de maintenir, pendant toute la vie fœtale, un shunt de l'oreillette droite vers l'oreillette gauche.

La valve gauche du sinus veineux systémique à droite, et la zone d'intégration de la confluence veineuse pulmonaire à gauche, s'affrontent dans la région supérieure et dorsale des oreillettes, formant un repli appelé septum secundum (figure 1.12C).

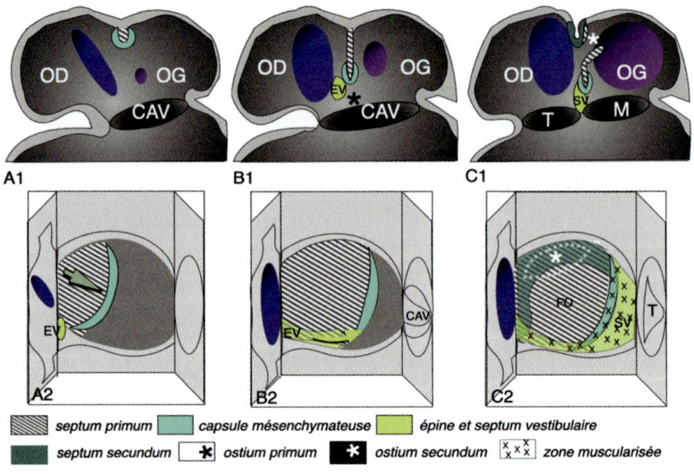

FIGURE 1.12 **Cloisonnement des oreillettes : coupes coronales du cœur (série 1) et vue depuis l'oreillette droite (série 2).**
Évolution du septum interauriculaire vue par sa face droite. **A.** Stade tardif de la boucle. **B.** Aspect pendant la confluence. **C.** Aspect définitif. CAV : zone du canal atrioventriculaire; EV : épine vestibulaire; FO : fosse ovale; M : mitrale; OD : oreillette droite; OG : oreillette gauche; SV : septum vestibulaire; T : tricuspide.

La cloison interauriculaire prend son aspect définitif après muscularisation de la capsule mésenchymateuse et du septum vestibulaire qui, avec le septum secundum, forment un anneau rigide délimitant la fosse ovale. La partie centrale du septum primum qui reste fine et mobile devient la valvule de Vieussens.

B. Pathologie

Toutes les anomalies de la septation interauriculaire, sous la dépendance des gènes régulant le développement du second champ cardiaque, aboutissent à des communications persistantes après la naissance :

- oreillette unique : absence de développement du septum primum;
- communication interauriculaire de type ostium primum : défaut de croissance de l'épine vestibulaire perturbant l'évolution des bourgeons endocadiques du CAV;
- communication interauriculaire de type ostium secundum : déficience ou perforation de la valvule de la fosse ovale (partie mobile non muscularisée du septum primum);
- communication interauriculaire vestibulaire : défaut de coaptation entre la capsule mésenchymateuse du septum primum et l'épine vestibulaire;
- foramen ovale restrictif ou absent : exceptionnel, probable dérèglement dans la mobilisation des cellules mésenchymateuses venant du second champ cardiaque avec excès de muscularisation du septum primum.

2.4 Jonction auriculoventriculaire

D'abord jonction commune, la zone de connexion auriculoventriculaire se divise en deux orifices qui supporteront les valves auriculoventriculaires.

A. Description

La jonction auriculoventriculaire, qui au stade de boucle ne connecte que l'oreillette primitive avec le futur ventricule gauche (figure 1.13A), va grâce à la croissance du ventricule droit et à l'apparition de l'entonnoir tricuspidien, se centrer entre les deux oreillettes et les deux ventricules (figure 1.13B et C). Le cloisonnement du canal atrioventriculaire transforme la jonction auriculoventriculaire commune en deux jonctions, droite et gauche (figure 1.13D).

Deux bourgeons endocardiques majeurs de la zone du CAV, les bourgeons supérieur et inférieur, grandissent et fusionnent pour former les anneaux auriculoventriculaires droit et gauche. Nous avons vu que le mésenchyme de l'épine vestibulaire en fusionnant avec celui des bourgeons supérieur et inférieur du CAV a fermé l'ostium primum. De la même façon, la croissance du septum interventriculaire musculaire vers le haut va le rapprocher des bourgeons endocardiques du CAV et permettre leur fusion, fermant ainsi le septum interventriculaire dans la zone de l'admission.

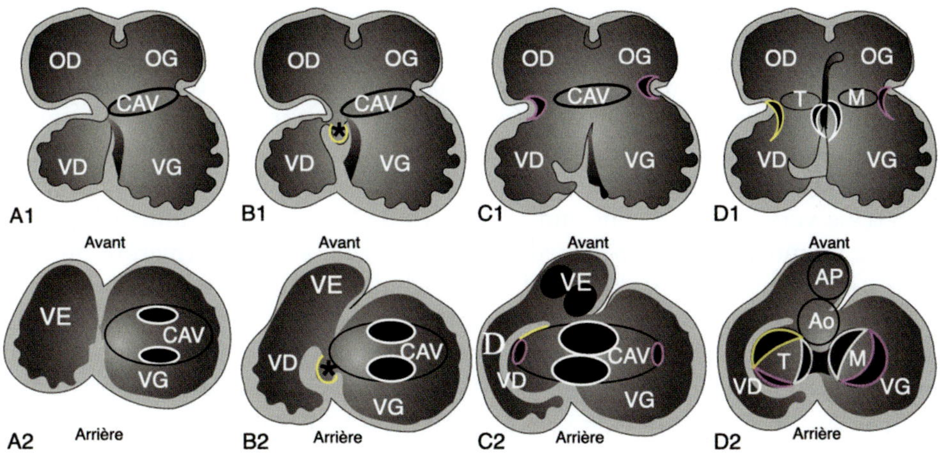

Figure 1.13 **Cloisonnement de la zone du CAV.**
Coupes coronales du cœur (série 1) et coupes axiales du cœur vues par la pointe (série 2).
A. Stade précoce de la boucle. **B.** Stade tardif de la boucle. **C.** Stade de convergence. **D.** Aspect définitif. Ao : aorte ; AP : artère pulmonaire ; CAV : zone du canal atrioventriculaire ; M : valve mitrale ; OD : oreillette droite ; OG : oreillette gauche ; T : tricuspide ; VD : ventricule droit ; VE : voie d'éjection ; VG : ventricule gauche ; étoile et ligne jaune : entonnoir tricuspidien et valve tricuspide antérieure ; bourgeons endocardiques supérieur et inférieur noirs cerclés en blanc ; bourgeons endocardiques latéraux cerclés en rose.

B. Pathologie

Le développement des bourgeons endocadiques du CAV et de l'épine vestibulaire qui sont essentiels au développement de la jonction auriculoventriculaire est sous la dépendance de plusieurs facteurs de régulation, second champ cardiaque et cellules de la crête neurale y jouent certainement un rôle. Le développement insuffisant de ces structures aboutit à la persistance d'une jonction commune appelée CAV (figure 1.13C).

2.5 Cloisonnement de la voie d'éjection

Le cloisonnement de la voie d'éjection, étroitement lié aux phénomènes de convergence et d'encastrement aboutit à la formation de deux vaisseaux, l'artère pulmonaire, voie d'éjection du ventricule droit en avant et l'aorte, voie d'éjection du ventricule gauche en arrière.

A. Description

La voie d'éjection s'étend de la partie musculaire du futur ventricule droit jusqu'à la limite du péricarde sur le tronc artériel primitif. Elle peut être divisée en deux parties essentielles, la voie d'éjection distale (truncus) correspondant à la partie intrapéricardique des futurs vaisseaux qui se poursuit par le sac aortique et les arcs aortiques, et la voie d'éjection proximale (conus) où se développeront les valves et les sinus valvulaires (figure 1.14A).

Le cloisonnement évolue du sac péricardique vers la voie d'éjection proximale.

La portion postérieure du sac aortique va faire protrusion et séparer la future aorte distale de la future bifurcation pulmonaire. Le tronc artériel primitif intrapéricardique contient de la gelée cardiaque qui se transforme en bourgeons endocardiques qui, colonisés par les cellules de la crête neurale, vont cloisonner la voie d'éjection distale en deux vaisseaux. Le cloisonnement du sac aortique progresse vers les bourgeons endocardiques de la voie d'éjection, et l'aorte et l'artère pulmonaires intrapéricardiques sont formées après fermeture du foramen aortopulmonaire par fusion des deux ébauches (figure 1.14B, C et D).

Le cloisonnement de la partie proximale est plus tardif et plus complexe car il accompagne le phénomène d'encastrement. Les bourgeons du conus fusionnent pendant que la future aorte se place vers l'arrière et la gauche (figure 1.15C), pour se placer au-dessus de la CIV primitive qui va perdre sa fonction de communication interventriculaire et devenir la voie sous-aortique (chambre de chasse du ventricule gauche). Sous l'impulsion des cellules de la crête neurale, les cellules du second champ cardiaque antérieur colonisent le conus, sa croissance forme l'infundibulum sous-pulmonaire, et sa rencontre avec le septum musculaire au niveau de la bande septale (large trabéculation de la face droite du septum musculaire) ferme la CIV d'éjection (figure 1.15D). Il ne reste alors plus que la CIV périmembraneuse à la confluence du septum musculaire, du septum d'admission et du septum conal. Cette CIV, située derrière le feuillet septal de la tricuspide, sera fermée par les tubercules des bourgeons endocar-

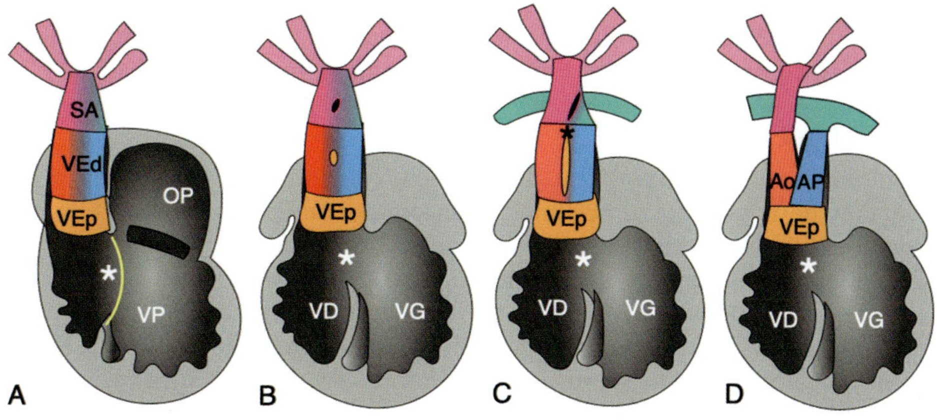

FIGURE 1.14 Cloisonnement de la voie d'éjection distale : coupes coronales passant par la voie d'éjection.
A. Aucun cloisonnement. **B.** Début de protrusion de la partie postérieure du sac aortique et apparition des bourgeons endocardiques de la voie d'éjection distale. **C.** Progression de la protrusion du sac aortique vers les bourgeons endocardiques du tronc au stade de foramen aortopulmonaire (étoile noire). **D.** Cloisonnement complet de la voie d'éjection distale. Ao : aorte; AP : artère pulmonaire; OP : oreillette primitive; SA : sac aortique; VEd : voie d'éjection distale; VEp : voie d'éjection proximale; VD : ventricule droit; VG : ventricule gauche; VP : ventricule primitif; étoile blanche : CIV primitive; en bleu, future AP et AP; en orange, bourgeons du conus et infundibulum; en rose, sac aortique 3es et 4es arcs; en rouge, future aorte et aorte; en vert, 6es arcs.

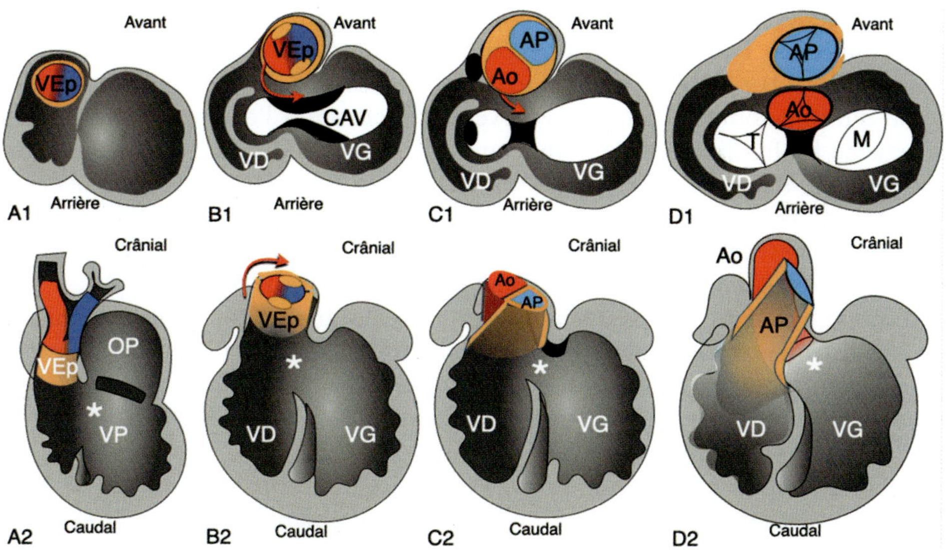

FIGURE 1.15 Cloisonnement de la voie d'éjection proximale.
Coupes axiales du cœur vues par la pointe (série 1) et coupes coronales du cœur (série 2).
A. Stade précoce de la boucle. **B.** Stade tardif de la boucle. **C.** Stade de convergence. **D.** aspect définitif. Ao : aorte; AP : artère pulmonaire; CAV : zone du canal atrioventriculaire; M : valve mitrale; OP : oreillette primitive; VEp : voie d'éjection proximale; VD : ventricule droit; VG : ventricule gauche; VP : veines pulmonaires; étoile : communication interventriculaire primitive puis chambre de chasse du VG.

diques du CAV et de l'éjection. À gauche, la voie sous-aortique musculaire devient fibreuse (résorption du conus sous-aortique), et la valve aortique se retrouve au contact de la valve mitrale (continuité mitro-aortique).

B. Pathologie

Les anomalies de cloisonnement de la voie d'éjection sont secondaires à des anomalies de migration des cellules de la crête neurale et du second champ cardiaque. Elles sont multiples, d'anatomie différente.

• Fenêtre aortopulmonaire : c'est une anomalie du cloisonnement de la voie d'éjection distale où la persistance du foramen aorto pulmonaire laisse une communication entre l'aorte et le tronc de l'artère pulmonaire. Elle peut être associée comme les anomalies conotroncales à des anomalies des arcs aortiques, crosse aortique droite, absence de canal artériel, interruption de la crosse de l'aorte.

• Les autres anomalies de cloisonnement de la voie d'éjection sont regroupées sous le nom d'anomalies conotroncales : tétralogies de Fallot, tronc artériel commun et interruption de la crosse aortique de type B. Elles ont en commun la présence d'une communication interventriculaire d'éjection secondaire à une anomalie de cloisonnement du tronc commun proximal. Elles sont souvent associées à des anomalies de l'encastrement et à des anomalies des arcs aortiques, en particulier une crosse aortique droite.

Tétralogie de Fallot : elle est secondaire à la déviation antérieure du septum conal qui va réduire la taille de l'infundibulum et du tronc pulmonaire (figure 1.16). L'anatomie des branches pulmonaires est variable en fonction de l'évolution des 6es arcs vasculaires (voir plus loin figure 1.33A et B).

Tétralogie de Fallot avec atrésie pulmonaire (atrésie pulmonaire à septum ouvert : APSO) : c'est une forme extrême de déviation antérieure du septum conal qui interrompt le flux entre le ventricule droit et l'artère pulmonaire au niveau de l'infundibulum, de l'anneau valvulaire et souvent du tronc pulmonaire (figure 1.17). La voie pulmonaire distale née des 6es arcs aortiques se développe si le canal artériel est perméable. Si la vascularisation dans les branches pulmonaires est insuffisante, les artères pulmonaires distales resteront connectées aux artères intersegmentaires (voir plus loin figure 1.33C).

Tétralogie de Fallot avec agénésie des valves pulmonaires : son mécanisme embryologique est mal connu; elle pourrait être secondaire à l'absence de canal artériel, mais le canal artériel est parfois présent.

• Le tronc artériel commun est secondaire à l'absence de cloisonnement conotroncal (figure 1.18). La voie d'éjection primitive persiste et va se connecter avec le 5e arc pour former la crosse de l'aorte et avec les 6es arcs pour vasculariser les poumons. Il n'y a habituellement pas de canal artériel. Des anomalies associées des arcs aortiques sont fréquentes, crosse aortique droite ou interruption de la crosse de l'aorte (voir plus loin figure 1.34C, D et E). La valve du tronc commun est souvent anormale. Les valves des vaisseaux se formant, nous le verrons plus loin, à la jonction entre les voies d'éjection proximale et distale après leur cloisonnement, la valve troncale se développe à partir de l'ébauche des deux valves, aortique et pulmonaire.

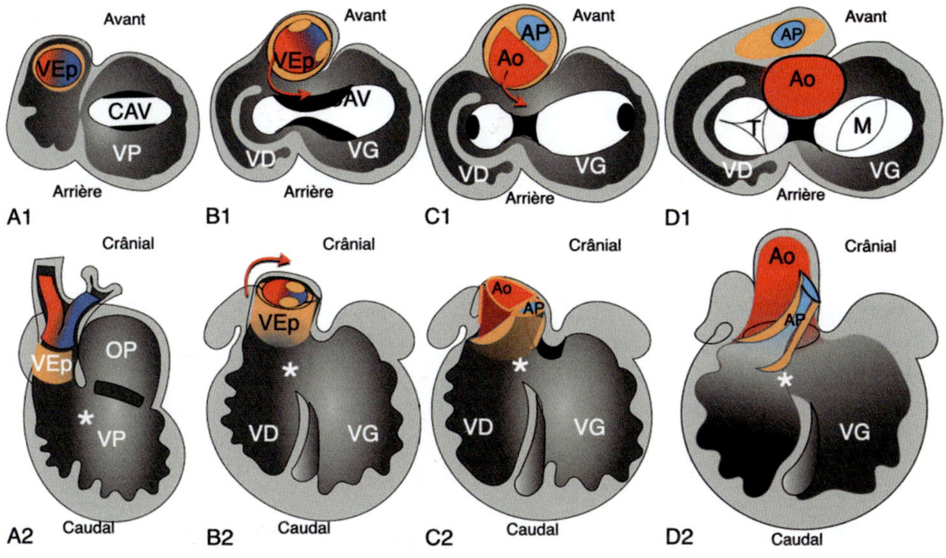

FIGURE 1.16 Cloisonnement de la voie d'éjection proximale dans la tétralogie de Fallot.
Coupes axiales du cœur vues par la pointe (série 1) et coupes coronales du cœur (série 2). **A.** Stade précoce de la boucle. **B.** Stade tardif de la boucle. **C.** Stade de convergence. **D.** Aspect définitif. Ao : aorte; AP : artère pulmonaire; CAV : zone du canal atrioventriculaire; M : valve mitrale; OP : oreillette primitive; T : valve tricuspide; VEp : voie d'éjection proximale; VD : ventricule droit; VG : ventricule gauche; VP : ventricule primitif; étoile : communication interventriculaire primitive puis chambre de chasse du VG; en bleu, future AP et AP; en orange, bourgeons du conus et infundibulum; en rouge, future aorte et aorte.

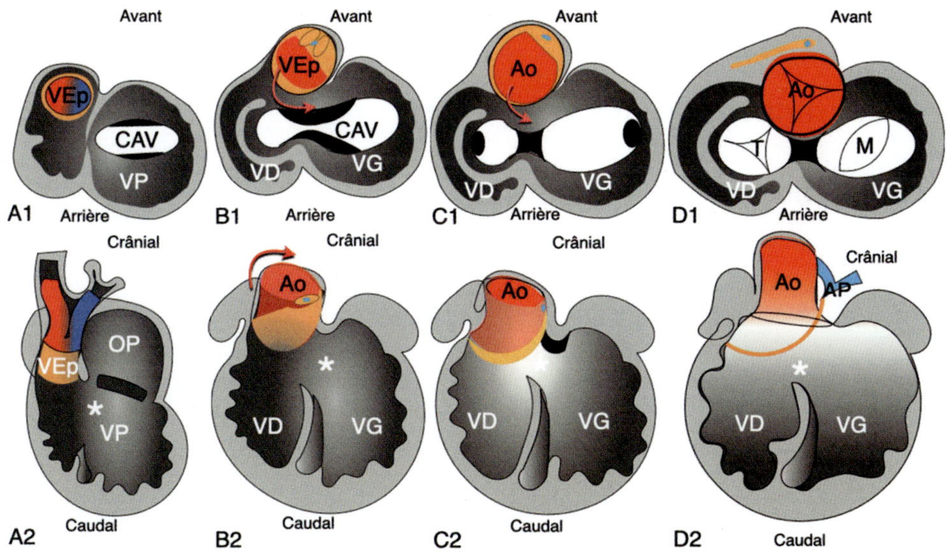

FIGURE 1.17 Cloisonnement de la voie d'éjection proximale dans la tétralogie de Fallot avec atrésie pulmonaire.
Coupes axiales du cœur vues par la pointe (série 1) et coupes coronales du cœur (série 2). **A.** Stade précoce de la boucle. **B.** Stade tardif de la boucle. **C.** Stade de convergence. **D.** Aspect définitif. Ao : aorte; AP : artère pulmonaire; CAV : zone du canal atrioventriculaire; M : valve mitrale; OP : oreillette primitive; T : valve tricuspide; VEp : voie d'éjection proximale; VD : ventricule droit; VG : ventricule gauche; VP : ventricule primitif; étoile : CIV primitive; en bleu future AP et AP; en orange, bourgeons du conus et infundibulum; en rouge, future aorte et aorte.

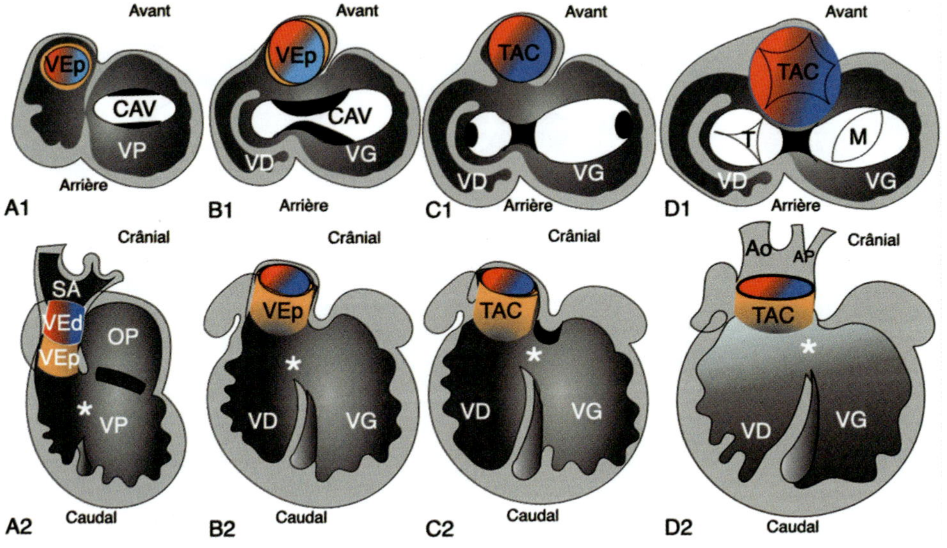

FIGURE 1.18 **Absence de cloisonnement de la voie d'éjection proximale et distale dans le tronc artériel commun.**
Coupes axiales du cœur vues par la pointe (série 1) et coupes coronales du cœur (série 2). **A.** Stade précoce de la boucle. **B.** Stade tardif de la boucle. **C.** Stade de convergence. **D.** Aspect définitif. Ao : aorte; AP : artère pulmonaire; CAV : zone du canal atrioventriculaire; M : valve mitrale; OP : oreillette primitive; SA : sac aortique; T : valve tricuspide; TAC : tronc artériel commun; VEd : voie d'éjection distale; VEp : voie d'éjection proximale; VD : ventricule droit; VG : ventricule gauche; VP : ventricule primitif; étoile : CIV primitive; en bleu, future AP et AP; en orange, bourgeons du conus et infundibulum; en rouge, future aorte et aorte.

2.6 Cloisonnement des ventricules

A. Description

La cloison interventriculaire est formée de plusieurs portions d'origine embryologique différente : septum d'admission au contact des valves auriculoventriculaires, septum d'éjection sous les vaisseaux, septum musculaire depuis la pointe jusqu'au septum d'admission en arrière et au septum d'éjection en avant, septum périmembraneux à la jonction des trois.

La première ébauche de cloisonnement interventriculaire, l'anneau primitif, est un relief myocardique situé au niveau de la courbure externe, en regard de la courbure interne avec laquelle elle délimite la CIV primitive qui sépare le ventricule primitif du futur ventricule droit (figure 1.19A). Le septum musculaire sera formé par la croissance des ventricules de part et d'autre de cette ébauche et par sa propre croissance vers la jonction auriculoventriculaire (figure 1.19B). Ce septum musculaire, si le phénomène dc convergence est normal et si le cloisonnement du CAV est normal, rencontre les bourgeons du CAV et ferme la cloison interventriculaire en arrière, au contact des valves auriculoventriculaires (septum d'admission) (figure 1.19C). Au niveau de l'éjection, le septum musculaire, si le cloisonnement de la voie d'éjection est normal et si le phénomène d'encastrement est normal, rencontre le septum d'éjection (septum conal) et ferme la cloison interventriculaire en avant, sous les vaisseaux (figure 1.19D et E). La croissance complète de ces trois septa qui se rencontrent entre l'admission et l'éjection, derrière la valve septale de la tricuspide, formera le septum périmembraneux (figure 1.19B).

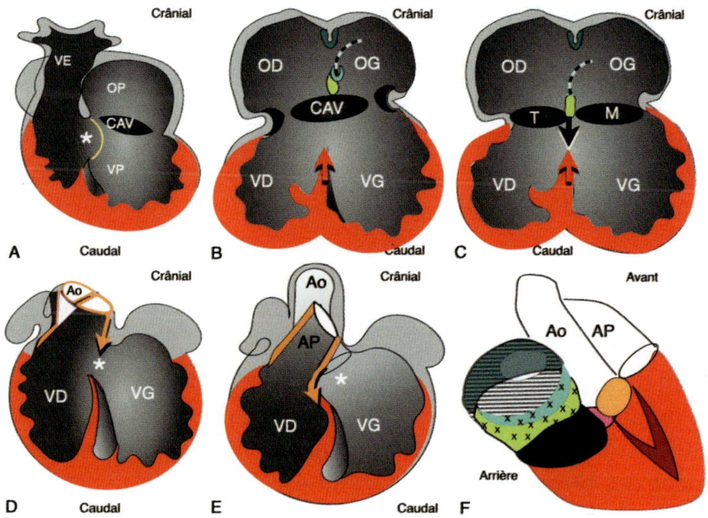

Figure 1.19 **Cloisonnement des ventricules.**

A. Coupe coronale du cœur stade précoce de la boucle. **B.** Coupe coronale du cœur au niveau de l'admission, stade de convergence. **C.** Coupe coronale du cœur au niveau de l'admission, aspect définitif. **D.** Coupe coronale du cœur au niveau de l'éjection, stade de convergence. **E.** Coupe coronale du cœur au niveau de l'éjection, aspect définitif. **F.** Vue de l'ensemble de la cloison interventriculaire par sa face droite. Ao : aorte; AP : artère pulmonaire; CAV : zone du canal atrioventriculaire; M : valve mitrale; OD : oreillette droite; OG : oreillette gauche; OP : oreillette primitive; T : valve tricuspide; VE : voie d'éjection; VD : ventricule droit; VG : ventricule gauche; VP : ventricule primitif; étoile : CIV primitive; en noir, septum d'admission; en orange, infundibulum avec septum d'éjection; en, rose, septum périmembraneux; en rouge, septum musculaire.

B. Pathologie

Des communications interventriculaires peuvent être dues à presque toutes les anomalies de l'embryogenèse : anomalie de convergence (ventricules uniques), anomalie de développement du CAV (CIV d'admission), anomalies de l'encastrement (VDDI), anomalies de cloisonnement de l'éjection (CIV d'éjection des malformations conotroncales).

2.7 Formation des valves auriculoventriculaires

Les valves auriculoventriculaires sont formées de feuillets, de cordages et de piliers d'origine embryologique différente. Leur développement est en grande partie lié au cloisonnement cardiaque.

A. Description

Les valves sont attachées sur les anneaux fibreux droit et gauche, nés de la fusion des bourgeons endocardiques supérieur et inférieur du CAV. Les cellules mésenchymateuses de ces mêmes bourgeons sont à l'origine du feuillet antérieur, ou grande valve mitrale, et du feuillet septal de la valve tricuspide. Le développement des bourgeons endocardiques latéraux du CAV donnera le feuillet mural, ou petite valve mitrale, et le feuillet inférieur de la valve tricuspide (figure 1.20).

La valve tricuspide antérieure et son appareil sous-valvulaire (cordages et piliers) naissent par perte de la muscularisation et fenestration de la paroi antérieure de l'entonnoir tricuspidien.

L'appareil sous-valvulaire des autres valves se fait par délamination du myocarde sous-jacent (figure 1.21).

B. Pathologie

Il existe plusieurs types de pathologies valvulaires :

- l'absence de l'une ou l'autre des valves ou l'existence d'une valve commune sont des anomalies sévères du développement : non-progression de l'entonnoir tricuspidien ou anomalie de cloisonnement du CAV;
- les anomalies isolées des feuillets sont liées à une perte de la régulation du développement des bourgeons endocardiques;
- les anomalies de l'appareil sous-valvulaire sont secondaires à un défaut de délamination comme dans la malformation d'Ebstein.

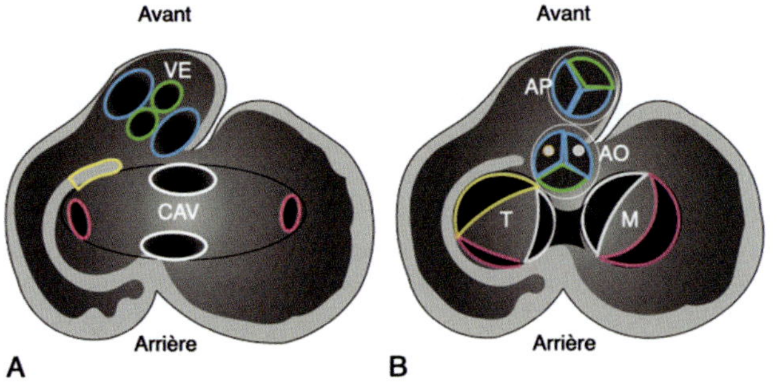

FIGURE 1.20 **Formation des valves.**
A et B. Coupes axiales du cœur vues par la pointe. AO : aorte; AP : artère pulmonaire; CAV : canal atrioventriculaire; M : valve mitrale; T : valve tricuspide; en blanc, bourgeons endocardiques supérieur et inférieur du CAV; en jaune, paroi antérieure de l'entonnoir tricuspidien; en bleu, bourgeons endocardiques du cloisonnement de l'éjection proximale; en rose, bourgeons latéraux du CAV; en vert, bourgeons endocardiques accessoires de l'éjection proximale.

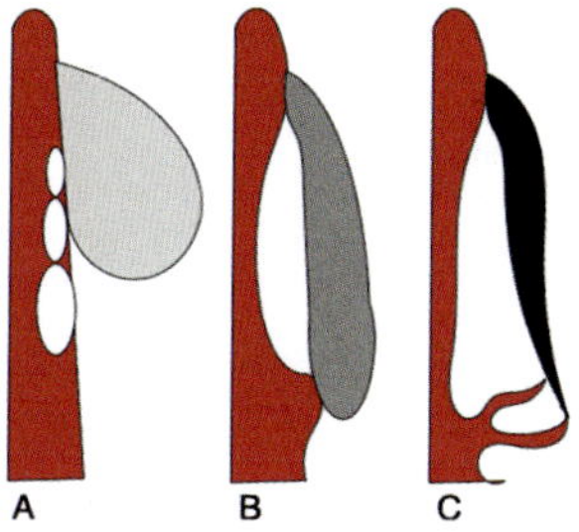

FIGURE 1.21 **Délamination des valves auriculoventriculaires.**
A. Prolifération du bourgeon et excavations dans le myocarde sous-jacent. **B.** Élongation, différenciation fibreuse du bourgeon et formation des piliers par fenestration myocardique. **C.** Remaniement du tissu valvulaire et délamination complète de l'appareil sous-valvulaire. En gris, bourgeon endocardique ; en noir, valve mature ; en rouge, myocarde.

2.8 Formation des valves semi-lunaires

Les feuillets valvulaires de l'aorte et de l'artère pulmonaires sont avec les artères coronaires les derniers éléments de la morphogenèse cardiaque à apparaître.

A. Description

Les bourgeons endocardiques à l'origine du cloisonnement de la voie d'éjection proximale, apparus au niveau de la courbure interne, participent à la formation des sigmoïdes coronaires de la valve aortique et des sigmoïdes droite et gauche de la valve pulmonaire. Le développement de bourgeons intercalaires donnera naissance à la sigmoïde aortique non coronaire et à la sigmoïde pulmonaire antérieure (voir figure 1.20). Les sigmoïdes valvulaires se forment par prolifération, transformation fibreuse et excavation de ces bourgeons (figure 1.22).

B. Pathologie

Comme pour les valves auriculoventriculaires, la pathologie des feuillets des valves semi-lunaires est liée à une perte de la régulation du développement des bourgeons endocardiques dont elles sont originaires.

- Absence de valve pulmonaire ou aortique. L'absence de sigmoïde pulmonaire est le plus souvent associée à une communication interventriculaire dans le cadre d'une tétralogie de Fallot avec agénésie des valves. L'absence de sigmoïde aortique est exceptionnelle. Elle peut être isolée responsable le plus souvent d'une hypoplasie des cavités gauches ; en général, elle est associée à des malformations plus ou moins complexes.

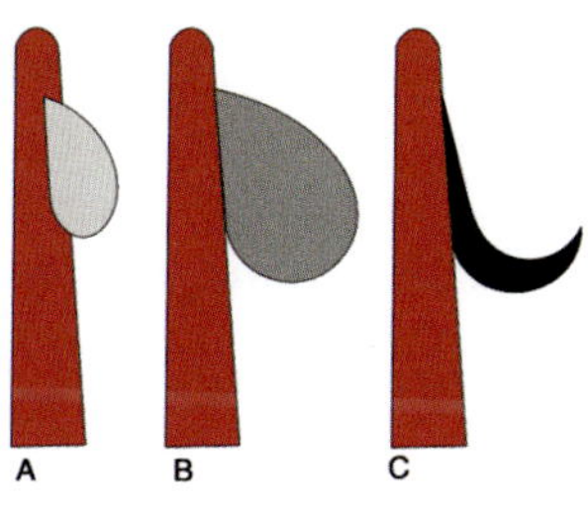

FIGURE 1.22 **Formation des feuillets des valves semi-lunaires.**
A. Bourgeon endocardique. **B.** Prolifération de début de transformation fibreuse. **C.** Excavation et maturation du feuillet. En gris, bourgeon endocardique ; en noir, valve mature ; en rouge, myocarde.

- Les sténoses des valves sont plus fréquentes, le plus souvent isolées mais pouvent accompagner une malformation conotroncale, tétralogie de Fallot ou tronc artériel commun ou une pathologie de la crosse aortique.
- Les fuites sont rarement isolées.

2.9 Évolution du système veineux systémique

Les veines systémiques de l'embryon sont initialement paires et symétriques et se drainent dans le sinus veineux systémique. Leur remaniement aboutit à un ensemble de veines asymétriques qui se drainent exclusivement dans l'oreillette droite.

A. Description

Initialement, l'embryon possède trois systèmes veineux pairs et symétriques : deux veines vitellines qui drainent la vésicule vitelline, deux veines ombilicales qui amènent le sang veineux du placenta à l'embryon et deux veines cardinales qui sont les veines systémiques propres à l'embryon (figure 1.23).

Plusieurs phénomènes sont nécessaires pour aboutir au système veineux systémique définitif du fœtus : croissance, angiogenèse avec l'apparition de nouvelles veines, anastomoses et involution de certaines veines (figure 1.24).

a. Veines vitellines

L'ébauche hépatique, en se développant, interrompt la portion proximale des veines vitellines et forme par angiogenèse un maillage vasculaire correspondant aux sinusoïdes hépatiques. La partie sous-hépatique des veines vitellines forme les veines portes, les veines mésentériques et la veine splénique. L'ensemble des veines originaires du système vitellin se draine dans la portion toute terminale de la veine vitelline droite qui devient la portion terminale de la veine cave inférieure (figure 1.24C et D).

b. Veines ombilicales

La veine ombilicale droite et la partie terminale de la veine ombilicale gauche disparaissent. Dans la région du foie, des anastomoses se créent entre la veine ombilicale gauche et le système vitellin donnant les veines portales. Pendant la vie fœtale, une grande partie du flux veineux ombilical va traverser le foie par l'intermédiaire des veines portes. Alors que le drainage des sinusoïdes hépatiques s'organise en veines sus-hépatiques, un circuit préférentiel entre la veine ombilicale gauche et les sinusoïdes hépatiques s'établit qui devient le canal d'Arantius. Le canal d'Arantius draine alors une partie du sang veineux ombilical dans la partie terminale de la veine cave inférieure.

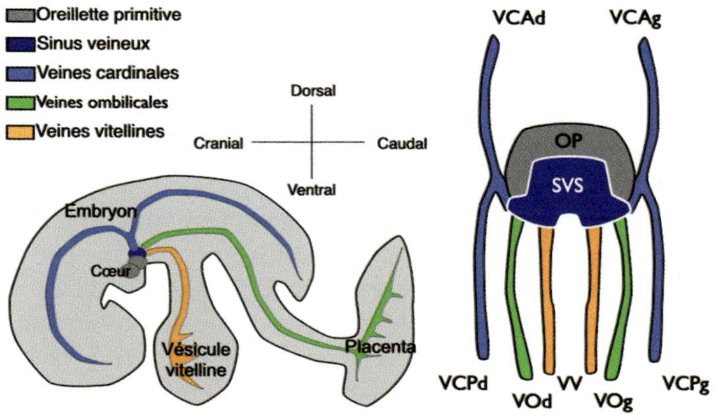

FIGURE 1.23 **Système veineux embryonnaire.**
OP : oreillette primitive; SVS : sinus veineux systémique; VCAd : veine cardinale antérieure droite; VCAg : veine cardinale antérieure gauche; VCPd : veine cardinale postérieure droite; VCPg : veine cardinale postérieure gauche; VOd : veine ombilicale droite; VOg : veine ombilicale gauche; VV : veines vitellines droite et gauche.

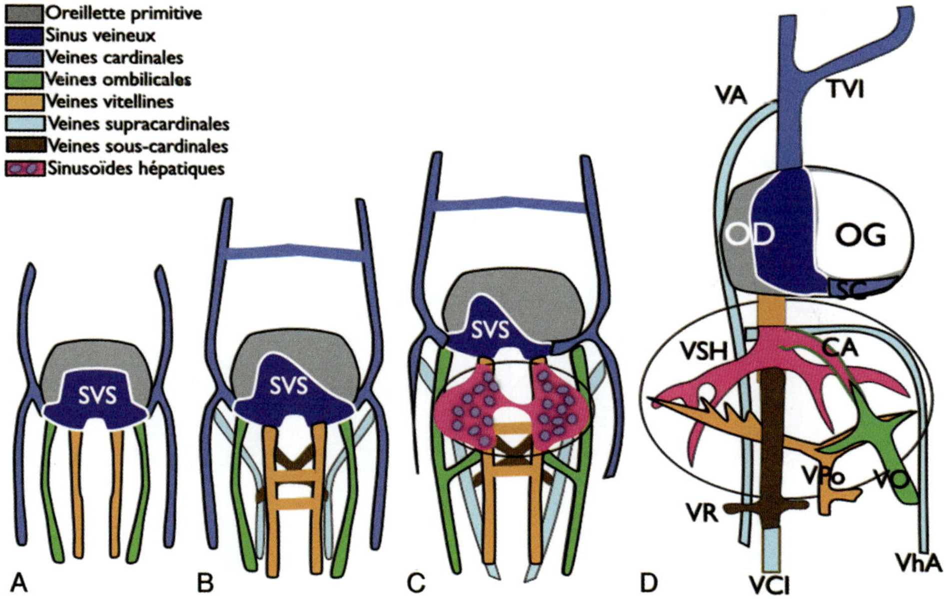

FIGURE 1.24 **Évolution du système veineux systémique (SVS) : anastomoses, angiogenèse et remaniements.**
A, B, C. Stade précoce de la boucle. **D.** Aspect définitif. CA : canal d'Arantius; OD : oreillette droite; OG : oreillette gauche; SC : sinus coronaire; TVI : tronc veineux innominé; VA : veine azygos; VCI : veine cave inférieure; VhA : veine hémi-azygos gauche; VO : veine ombilicale; VPo : veine porte; VR : veine rénale; VSH : veine sus-hépatique.

c. Veines cardinales

Les veines cardinales antérieures, qui drainent le sang veineux de toute la partie supérieure du corps fœtal, s'anastomosent pour former le tronc veineux innominé. La veine cardinale gauche régresse et ne persiste que sa partie terminale, le sinus coronaire, qui draine le sang veineux du cœur. La veine cardinale antérieure droite devient la veine cave supérieure.

Les veines cardinales postérieures régressent après l'apparition par angiogenèse des veines supracardinales qui deviennent veines azygos. Une anastomose se crée entre les deux veines azygos et la partie terminale de la veine azygos gauche régresse avec la régression de la veine cardinale postérieure gauche, ne persiste que l'hémi-azygos gauche qui se draine dans la veine azygos droite en sous-diaphragmatique. Ces deux veines drainent le sang des parois thoraciques et lombaires par l'intermédiaire de la veine cave supérieure. La veine supracardinale droite participe également à la formation de la veine cave inférieure sous-rénale.

Comme les veines supracardinales, les veines sous-cardinales apparaissent secondairement. Elles s'anastomosent pour former la portion abdominale de la veine cave inférieure, les veines rénales et les veines gonadiques.

B. Pathologie

De nombreuses anomalies peuvent émailler l'évolution des veines systémiques. Les plus notables en cardiologie sont les suivantes :

• veine cave supérieure gauche persistante par défaut de régression de la veine cardinale antérieure gauche. Elle se draine habituellement dans le sinus coronaire (figure 1.25B). Elle est fréquente en cas de trouble de la latéralité

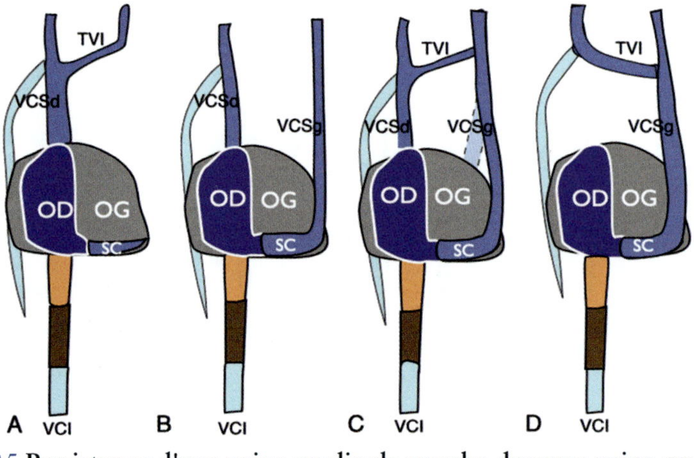

FIGURE 1.25 **Persistance d'une veine cardinale gauche devenue veine cave supérieure gauche.**

A. Aspect normal du drainage cave supérieur. **B.** Veine cave supérieure gauche avec veine cave supérieure droite non confluente. **C.** Veine cave supérieure gauche avec veine cave supérieure droite confluente. **D.** Veine cave supérieure gauche sans veine cave supérieure droite.

OD : oreillette droite; SC : sinus coronaire; TVI : tronc veineux innominé; VCI : veine cave inférieure; VCSd : veine cave supérieure droite; VCSg : veine cave supérieure gauche; en bleu clair bordé de pointillés : veine cave gauche abouchée directement dans l'oreillette gauche.

(hétérotaxie), elle peut alors se drainer directement dans l'oreillette gauche (figure 1.25C). En l'absence d'hétérotaxie, elle serait due à l'absence d'anastomose entre les deux veines cardinales. La veine cardinale gauche peut persister avec régression de la veine cardinale droite. On a alors une seule veine cave à gauche (figure 1.25D);

• interruption de la veine cave inférieure par régression de la portion distale de la veine vitelline droite. Le retour veineux cave inférieur se fait par la veine azygos (figure 1.26).

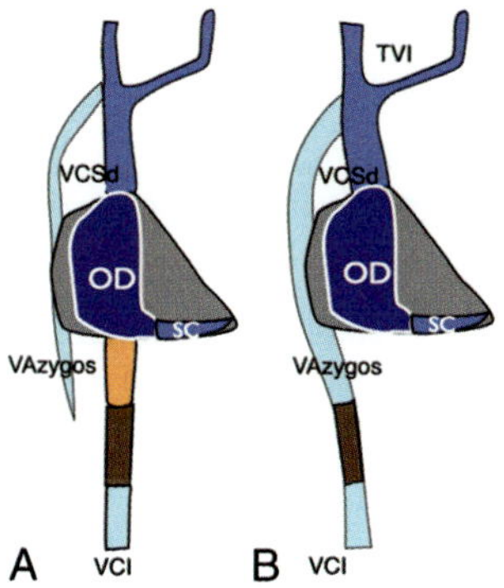

FIGURE 1.26 **Interruption de la veine cave inférieure avec continuation azygos droite.**
OD : oreillette droite; SC : sinus coronaire; TVI : tronc veineux innominé; vAzygos : veine azygos; VCI : veine cave inférieure; VCSd : veine cave supérieure droite.

2.10 Évolution du système veineux pulmonaire

Les quatre veines pulmonaires naissent de la veine pulmonaire commune en arrière de l'oreillette primitive, s'intègrent à sa partie gauche et rejoignent les veines intrapulmonaires nées du plexus vasculaire pulmonaire.

A. Description

Le système veineux pulmonaire dérive de deux ébauches : le plexus veineux pulmonaire, développé au niveau de l'ébauche du futur poumon, qui se draine dans le sinus veineux systémique, et la veine pulmonaire commune, qui se développe puis s'ouvre dans la partie postérieure gauche de l'oreillette primitive, à gauche de la valve gauche du sinus veineux systémique (figure 1.27A). Ces deux ébauches sont issues de cellules du second champ cardiaque. La veine pulmonaire commune croit vers le plexus veineux pulmonaire en formant quatre veines qui s'anastomosent aux vaisseaux du plexus pour le drainer. La veine pulmonaire commune, devenue confluence

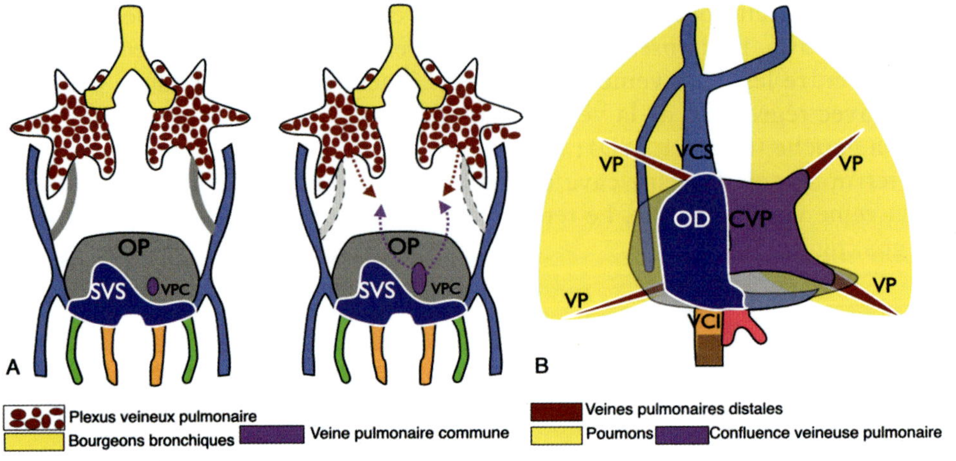

Figure 1.27 **Évolution du système veineux pulmonaire.**
A. Stade précoce de la boucle. **B.** Aspect définitif. CVP : confluence veineuse pulmonaire; OD : oreillette droite; OP : oreillette primitive; SVS : sinus veineux systémique; VCI : veine cave inférieure; VCS : veine cave supérieure; VP : veine pulmonaire; VPC : veine pulmonaire commune.

des quatre veines pulmonaires, s'incorpore largement à l'oreillette gauche. Une fois ces anastomoses établies et la veine pulmonaire incorporée à l'oreillette gauche, les connexions initiales du plexus avec le sinus veineux systémique disparaissent et l'ensemble des veines pulmonaires se draine dans l'oreillette gauche (figure 1.28A).

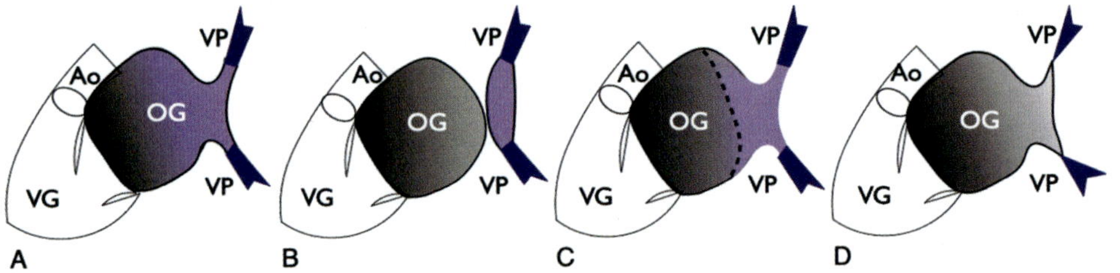

Figure 1.28 **Aspects normal et pathologique du système veineux pulmonaire.**
A. Aspect normal. **B.** Absence d'intégration de la confluence veineuse pulmonaire à l'oreillette gauche : retour veineux pulmonaire anormal total. **C.** Intégration partielle de la confluence veineuse pulmonaire à l'oreillette gauche avec persistance d'une membrane intra-auriculaire : cœur triatrial. **D.** Anomalie de confluence entre les veines pulmonaires distales et les veines pulmonaires proximales : atrésie ou sténose des veines pulmonaires.

B. Pathologie

- En l'absence d'incorporation de la veine pulmonaire commune à l'oreillette gauche, les veines pulmonaires continuent de se drainer dans le système veineux systémique et forment un retour veineux pulmonaire anormal total (figure 1.28B).

- Une incorporation incomplète crée le cœur triatrial (figure 1.28C).
- Les défauts de croissance et d'anastomose avec le plexus pulmonaire de la veine pulmonaire commune sont responsables d'anomalies des veines pulmonaires : agénésie ou sténose (figure 1.28D).

2.11 Formation des artères pulmonaires

Comme les veines, les artères pulmonaires naissent à la fois du plexus pulmonaire, qui se développe autour de l'ébauche des poumons, et de l'évolution du cœur primitif.

A. Description

L'arbre pulmonaire est formé de la valve pulmonaire née au niveau du cloisonnement de la voie d'éjection proximale, du tronc né du cloisonnement de la voie d'éjection distale, de la bifurcation et des branches proximales nées du cloisonnement du sac aortique et des 6es arcs droit et gauche qui rejoignent les branches distales nées du plexus pulmonaire.

Le plexus pulmonaire est initialement vascularisé par des artères intersegmentaires qui disparaîtront lorsque la jonction des artères intrapulmonaires sera faite avec les branches pulmonaires (figure 1.29A).

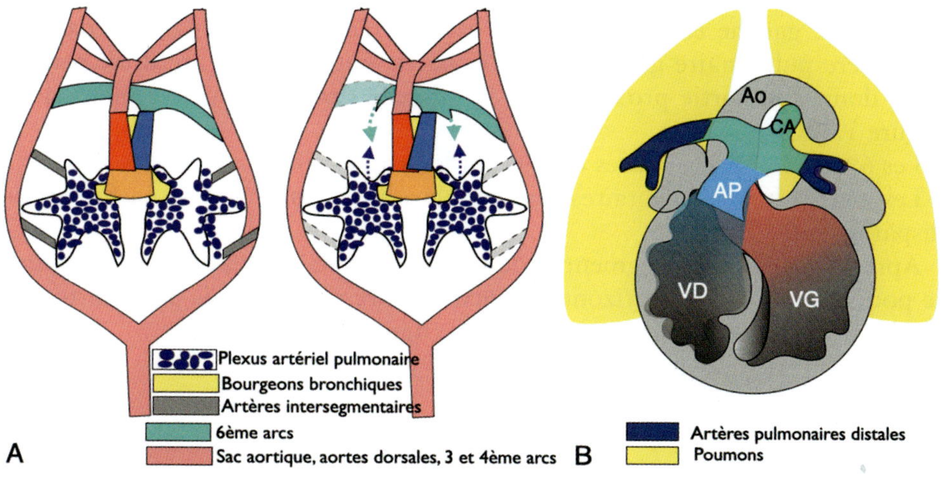

FIGURE 1.29 **Évolution du système artériel pulmonaire.**
A. Stade précoce de la boucle. Anastomoses systémico pulmonaires par les artères intersegmentaires **B.** Aspect définitif. Ao : aorte; CA : canal artériel; AP : artère pulmonaire; VD : ventricule droit; VG : ventricule gauche.

B. Pathologie

Elle est multiple, dépend du niveau de l'anomalie lors de la morphogenèse : anomalies conotroncales, anomalies du cloisonnement du sac aortique et anomalies des arcs aortiques.

2.12 Évolution des arcs aortiques

L'aorte ventrale (sac aortique) est progressivement reliée aux aortes dorsales qui vont fusionner, par une succession d'arcs aortiques symétriques. L'involution asymétrique d'une partie de ces arcs et de portions des aortes dorsales conduit à l'anatomie définitive de la crosse aortique, de ses vaisseaux efférents, des branches de l'artère pulmonaire et du canal artériel.

A. Description

Les 1ers et 2es arcs qui apparaissent entre le sac aortique et les aortes dorsales disparaissent rapidement et ne formeront que les artères carotides internes. Après apparition des 3es et 4es arcs aortiques, la portion des aortes dorsales comprise entre ces deux arcs (segment A) disparaît. Les 3es arcs droit et gauche vont persister et donner les deux artères carotides communes. Le 4e arc droit est à l'origine de la partie proximale de l'artère sous-clavière droite et le 4e arc gauche forme la portion de l'aorte horizontale comprise entre l'artère carotide gauche et l'artère sous-clavière gauche.

Les 5es arcs semblent ne pas se développer dans l'espèce humaine.

Le 6e arc gauche est à l'origine du canal artériel et de la partie proximale de l'artère pulmonaire gauche. Seule la partie initiale du 6e arc droit persiste pour donner la partie proximale de la branche droite de l'artère pulmonaire (figure 1.30C).

Les 6es artères segmentaires donneront les artères sous-clavières.

Les artères intersegmentaires qui vascularisaient les poumons en formation disparaissent.

Après disparition du segment C de l'aorte dorsale droite, l'aorte ascendante se poursuit par l'aorte horizontale, ancien 4e arc gauche, puis par l'aorte descendante, fusion des deux aortes dorsales (figure 1.30A et B).

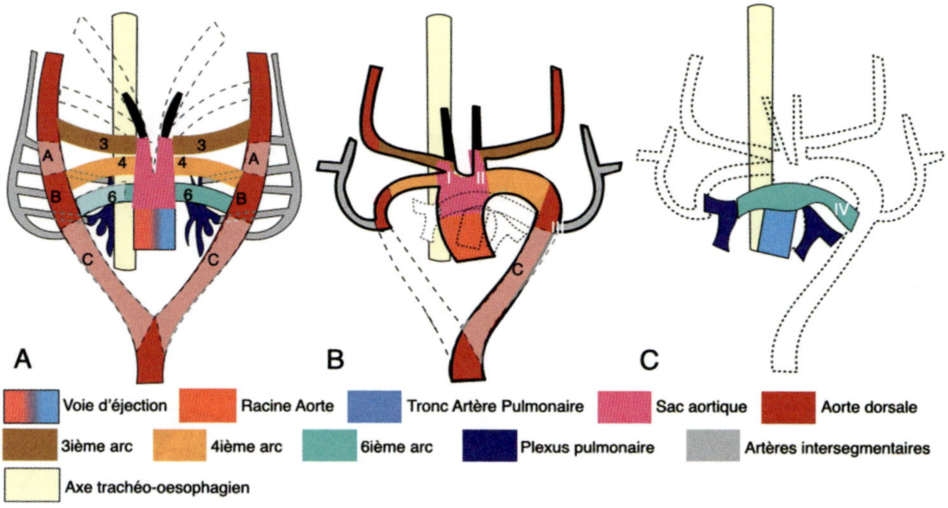

FIGURE 1.30 **Évolution des arcs aortiques. Aspect normal.**
A. Arcs aortiques contribuant à la formation de la crosse. **B.** Aspect définitif de la crosse de l'aorte et de ses branches. **C.** Aspect définitif de la voie pulmonaire fœtale. A, B et C : segments A B et C droits et gauches de l'aorte dorsale ; I : tronc artériel brachiocéphalique ; II : carotide gauche ; III : sous-clavière gauche ; IV : canal artériel ; 3 : 3es arcs ; 4 : 4es arcs ; 6 : 6es arcs.

B. Pathologie

L'évolution des arcs aortiques est en grande partie sous la dépendance des cellules de la crête neurale, ce qui explique l'association fréquente d'anomalies de leur développement dans les anomalies conotroncales. Les arcs aortiques se développent autour de l'axe trachéo-œsophagien et la résorption des segments A et C de l'aorte dorsale conditionne la position de la crosse de l'aorte et de certains vaisseaux de la gerbe aortique par rapport à cet axe.

• Un double arc aortique résulte de l'absence de résorption du segment C des aortes dorsales droite et gauche (figure 1.31A).

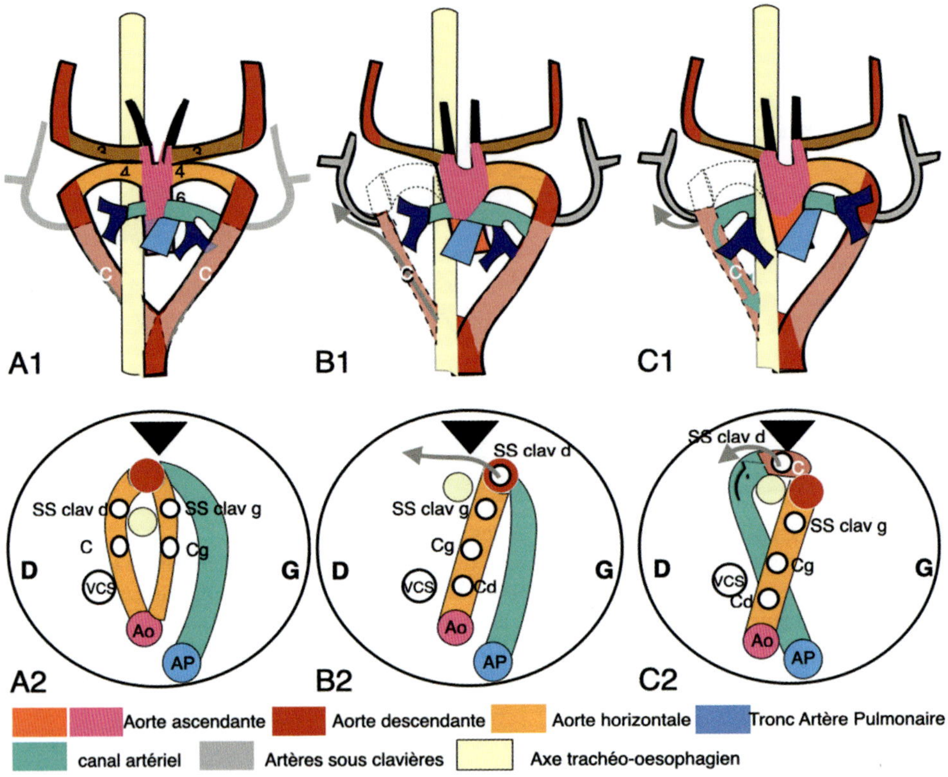

Figure 1.31 **Anomalie des arcs aortiques.**
A. Double arc. **B.** Artère sous-clavière droite rétro-œsophagienne; **C.** Canal Artériel droit. Cd : carotide droite; Cg : carotide gauche; SS clav d : artère sous-clavière droite; SS clav g : artère sous-clavière gauche.

- Une artère sous-clavière droite rétro-œsophagienne est due à la résorption anormale du 4ᵉ arc droit et du segment B de l'aorte dorsale droite. L'artère sous-clavière naît alors de l'aorte descendante après la carotide gauche (figure 1.31B).
- Une crosse aortique droite est due à la résorption du segment C de l'aorte dorsale gauche. L'anatomie est différente selon que le canal artériel sera aussi à droite (résorption de la partie distale du 6ᵉ arc gauche) ou à gauche (figure 1.32C).

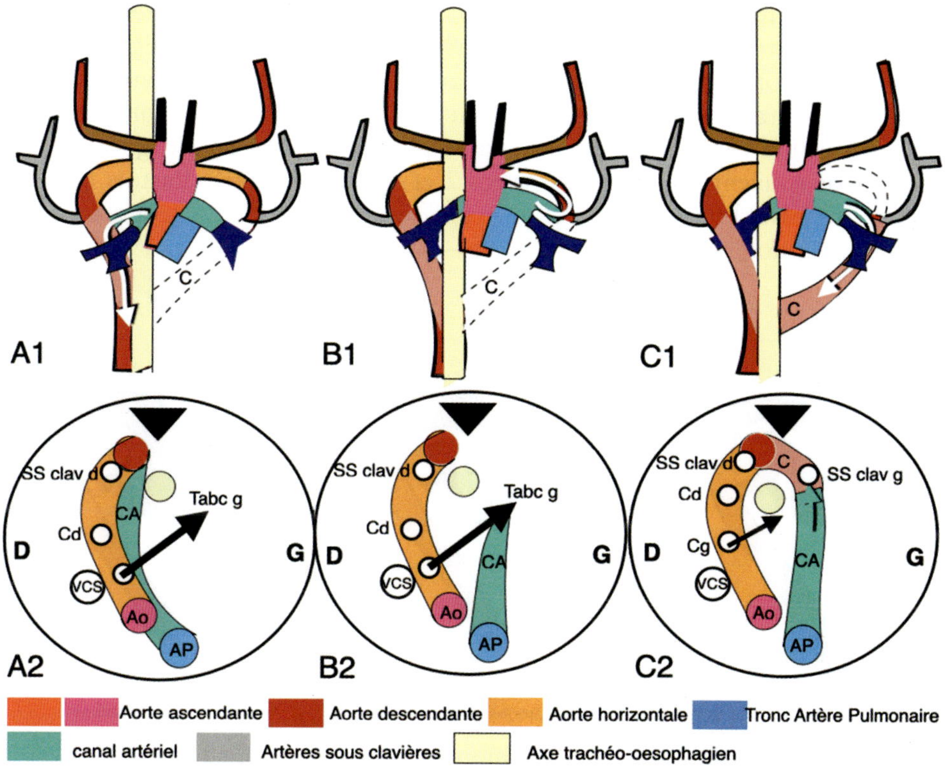

FIGURE 1.32 **Différentes formes de crosses aortiques droites en fonction de la situation du canal artériel.**

A. Canal artériel droit. **B.** Canal artériel gauche relié au tronc artériel brachiocéphalique gauche. **C.** Canal artériel gauche rétro-œsophagien relié à l'aorte descendante par l'artère sous-clavière gauche. L'origine de la sous-clavière droite dilatée par le flux du canal deviendra diverticule de Kommerel. C : portion C de l'aorte dorsale ; CA : canal artériel ; Cd : carotide droite ; Cg : carotide gauche ; SS clav d : artère sous-clavière droite ; Tabc g : tronc artériel brachiocéphalique gauche.

Le canal artériel est habituellement situé, comme la crosse, à gauche de l'axe trachéo-œsophagien, mais il peut être à droite, par résorption de la partie dorsale du 6e arc gauche. Cette situation, fréquente lorsque la crosse de l'aorte est à droite, est rare lorsque la crosse est normalement située à gauche.

• L'absence de confluence entre les 6es arcs droit et gauche est responsable soit d'une artère pulmonaire droite naissant de l'aorte ascendante et seule l'artère pulmonaire gauche naît du tronc pulmonaire (figure 1.33A), soit d'une artère pulmonaire gauche naissant du canal artériel et seule l'artère pulmonaire droite naît du tronc pulmonaire (figure 1.33B). Ces anomalies pourraient être dues à des anomalies de cloisonnement du sac aortique.

• Des artères intersegmentaires peuvent rester connectées aux artères pulmonaires distales lorsqu'elles sont mal alimentées par le tronc et les branches de l'artère pulmonaire (tétralogie de Fallot avec atrésie pulmonaire). Les artères intersegmentaires devenues MAPCA *(major aortopulmonary collateral arteries)* sont alimentées par l'aorte descendante ou les vaisseaux de la gerbe (figure 1.33C).

• En cas de tronc artériel commun, la partie distale des 6es arcs régresse, il n'y a pas de canal artériel et les branches pulmonaires naissent du tronc commun soit confluentes formant un pseudo-tronc pulmonaire – type 1 (figure 1.34A), soit le plus souvent séparément – types 2 et 3 (figure 1.34B). Parfois le 4e arc gauche régresse, le canal artériel ne régresse pas et forme un tronc commun avec interruption de la crosse de l'aorte – type 4 (figure 1.34C).

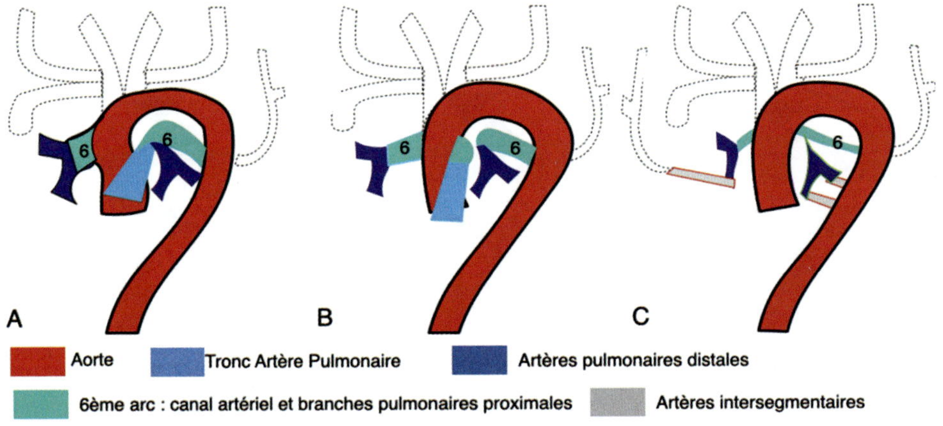

Figure 1.33 Anomalies de l'arbre pulmonaire secondaires à une anomalie des arcs aortiques.
A. Artère pulmonaire droite naissant de l'aorte ascendante par absence de confluence entre les 6es arcs droit et gauche et branches pulmonaires non confluentes. **B.** Branches pulmonaires non confluentes. L'artère pulmonaire gauche naît du canal artériel.
C. Tétralogie de Fallot avec atrésie pulmonaire et MAPCA.

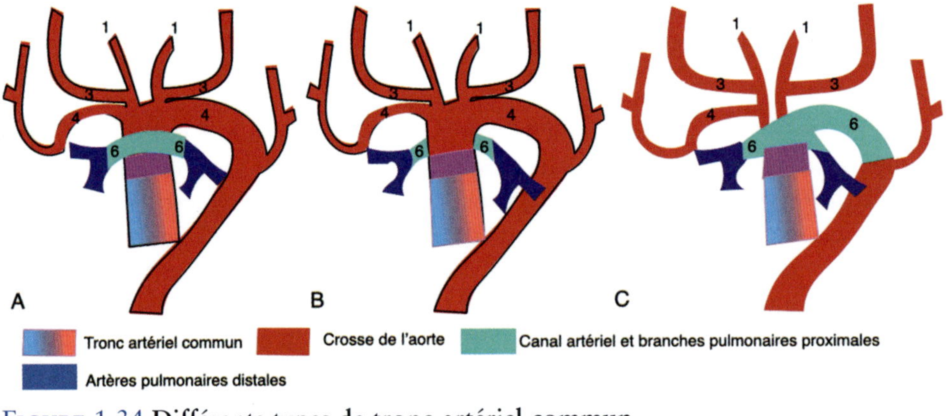

Figure 1.34 Différents types de tronc artériel commun.
A. Tronc artériel commun avec voie aortique prédominante et branches pulmonaires confluentes (type 1). **B.** Tronc artériel commun avec voie aortique prédominante et branches pulmonaires non confluentes (types 2 et 3). **C.** Tronc artériel commun avec voie pulmonaire prédominante et interruption de la crosse aortique (type 4). 1 : 1ers arcs; 3 : 3es arcs; 4 : 4es arcs; 6 : 6es arcs.

La formation du cœur est terminée à la 10e semaine d'aménorrhée, ce qui explique la volonté actuelle de dépister les malformations les plus sévères dès l'échographie du 1er trimestre.

Il faut cependant comprendre que des anomalies morphologiques peu sévères de la morphogenèse peuvent évoluer en cours de grossesse, modifier l'hémodynamique cardiaque et perturber la croissance des cavités cardiaques et des vaisseaux aboutissant en fin de grossesse à des cardiopathies sévères non visibles au 1er trimestre. Au contraire, toutes les anomalies vues au 1er trimestre n'ont pas forcément un mauvais pronostic et, sauf dans les malformations qui perturbent profondément l'anatomie cardiaque, le pronostic d'une cardiopathie reste le plus souvent incertain en l'absence de notions d'évolution pendant quelques semaines.

Bibliographie

Anderson RH, Mohun TJ, Brown NA. Clarifying the morphology of the ostium primum defect. J Anat 2015;226(3):244–57.

Anderson RH, Mori S, Spicer DE, Brown NA, Mohun TJ. Development and morphology of the ventricular outflow tracts. World J Pediatr Congenit Heart Surg 2016;7(5):561–77.

Anderson RH, Spicer DE, Brown NA, Mohun TJ. The development of septation in the four-chambered heart. Anat Rec (Hoboken) 2014;297(8):1414–29.

Anderson RH, Spicer DE, Mohun TJ, Hikspoors JPJM, Lamers WH. Remodeling of the embryonic interventricular communication in regard to description and classification of ventricular septal defects. Anat Rec (Hoboken) 2019;302(1):19–31.

Douglas YL, Jongbloed MR, Deruiter MC, Gittenberger-de Groot AC. Normal and abnormal development of pulmonary veins: state of the art and correlation with clinical entities. Int J Cardiol 2011;147(1):13–24.

Kim JS, Virágh S, Moorman AF, Anderson RH, Lamers WH. Development of the myocardium of the atrioventricular canal and the vestibular spine in the human heart. Circ Res 2001;88(4):395–402.

Krishman A, Samtani R, Dhanantwari P, Lee EL, Yamada S, Shiota K, et al. A detailed comparison of mouse and human cardiac development. Pediatr Res 2014;76(6):500–7.

Lazzarini R, Gómez-Quiroz LE, González-Márquez H, Villavicencio-Guzmán L, Salazar-García M, Sánchez-Gómez C. The proximal segment of the embryonic outflow (conus) does not participate in aortic vestibule development. PLoS One 2018;13(12).

Mommersteeg MT, Soufan AT, de Lange FJ, van den Hoff MJ, Anderson RH, Christoffels VM, Moorman AF. Two distinct pools of mesenchyme contribute to the development of the atrial septum. Circ Res 2006;99(4):351–3.

Peng T, Tian Y, Boogerd CJ, Lu MM, Kadzik RS. Stewart KM, et al. Coordination of heart and lung co-development by a multipotent cardiopulmonary progenitor Nature 2013;500(7464):589–92.

Yagel S, Kivilevitch Z, Cohen SM, Valsky DV, Messing B, Shen O, Achiron R. The fetal venous system, part I: normal embryology, anatomy, hemodynamics, ultrasound evaluation and Doppler investigation. Ultrasound Obstet Gynecol 2010a;35(6):741–50.

Yagel S, Kivilevitch Z, Cohen SM, Valsky DV, Messing B, Shen O, Achiron R. The fetal venous system, part II: ultrasound evaluation of the fetus with congenital venous system malformation or developing circulatory compromise. Ultrasound Obstet Gynecol 2010b;36(1):93–111.

CHAPITRE 2
Anatomie

1. Veines

1.1 Veines systémiques

Les veines systémiques qui arrivent dans l'oreillette droite sont les deux veines caves et le sinus coronaire (figure 2.1).

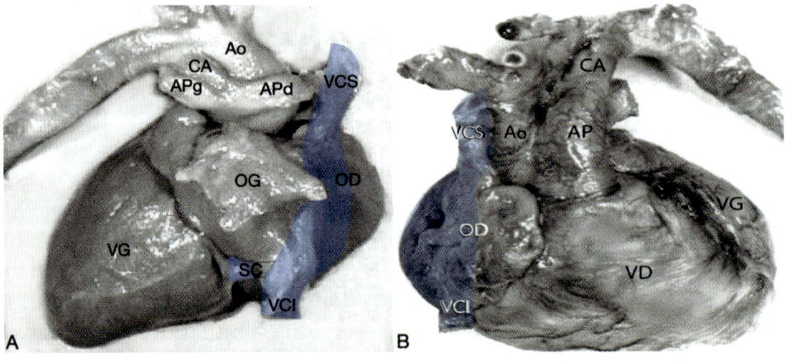

FIGURE 2.1 **Abouchement des veines caves et du sinus coronaire dans l'oreillette droite : images anatomiques.**
A. Vue postéro-gauche du cœur. **B.** Vue latérale droite. APg : artère pulmonaire gauche; CA : canal artériel; SC : sinus coronaire; VCI : veine cave inférieure; VCS : veine cave supérieure; VP : veines pulmonaires.

Echocardiographie fœtale
© 2022, Elsevier Masson SAS. Tous droits réservés

A. Veines caves

Les veines caves, inférieure et supérieure, sont situées à droite du rachis et se drainent dans l'oreillette droite. Sur la coupe abdominale transverse, la veine cave inférieure est en avant et à droite du rachis ; sur les coupes des trois vaisseaux, la veine cave supérieure est le vaisseau le plus à droite.

a. Description

La veine cave inférieure intra-abdominale reçoit les veines sus-hépatiques et le canal d'Arantius qui draine la veine ombilicale. Elle s'abouche dans l'oreillette droite juste au-dessus du diaphragme. La veine cave supérieure reçoit la veine azygos et le tronc veineux innominé. Les deux veines caves confluent verticalement en avant et à droite du rachis vers l'oreillette droite. La veine cave inférieure est un élément important dans la vérification du situs.

b. Comment les étudier en échographie

- Balayage en coupes axiales depuis l'abdomen jusqu'au médiastin :
  – en partant de la coupe du diamètre abdominal transverse on voit, en avant et à droite du rachis, la veine cave inférieure qui va recevoir le canal d'Arantius et les veines sus-hépatiques. La veine cave inférieure se jette dans la partie basse de l'oreillette droite (figure 2.2) ;
  – en poursuivant vers le pôle céphalique, après avoir balayé l'oreillette droite on voit l'abouchement de la veine cave supérieure, l'arrivée par l'arrière de la veine azygos, puis venant de la gauche, l'arrivée du tronc veineux innominé (figure 2.3).

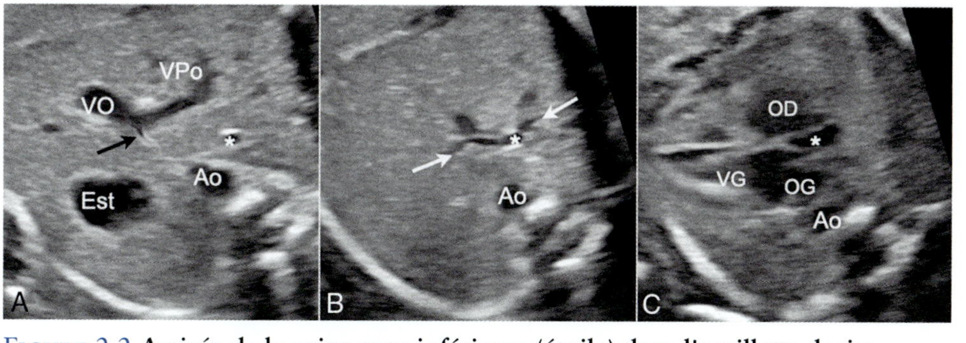

FIGURE 2.2 **Arrivée de la veine cave inférieure (étoile) dans l'oreillette droite : échographie, coupes axiales abdominothoraciques.**
A. Au niveau de la veine ombilicale avec la branche droite de la veine porte. **B.** Au niveau de l'abouchement des veines sus-hépatiques (flèches blanches) et du canal d'Arantius (flèche noire). **C.** À l'arrivée dans l'oreillette droite avec la valvule d'Eustachi. Est : estomac ; VO : veine ombilicale ; VPo : veine porte.

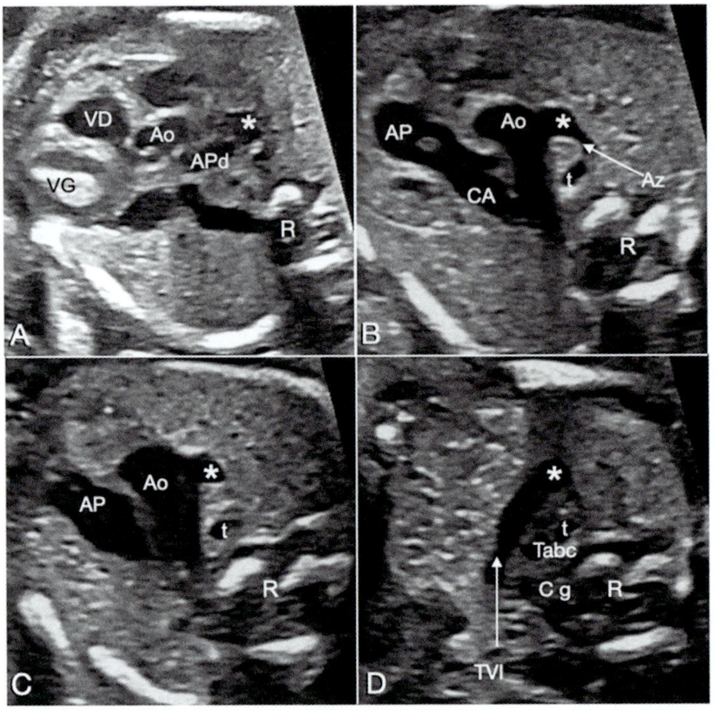

Figure 2.3 **Veine cave supérieure (étoile) : échographie, balayage axial du thorax.** **A.** Juste avant son abouchement dans l'oreillette droite. **B.** Sur la coupe des trois vaisseaux–trachée. **C.** Au niveau de la crosse de l'azygos. **D.** Au niveau du tronc veineux innominé. APd : artère pulmonaire droite; Az : veine azygos; CA : canal artériel; Cg : carotide gauche; R : rachis; t : trachée; Tabc : tronc artériel brachiocéphalique; TVI : tronc veineux innominé (flèche blanche).

- Coupes sagittales paravertébrales droites :
  permet la visualisation des deux veines caves confluant vers l'oreillette droite :
  – au niveau thoracique, la crosse de la veine azygos venant de l'arrière et l'abouchement du tronc veineux innominé antérieur sont parfois visibles (figure 2.4),
  – au niveau abdominal, selon l'obliquité de la sonde, on visualise l'arrivée dans la veine cave inférieure des veines sus-hépatiques ou du canal d'Arantius (figure 2.5).

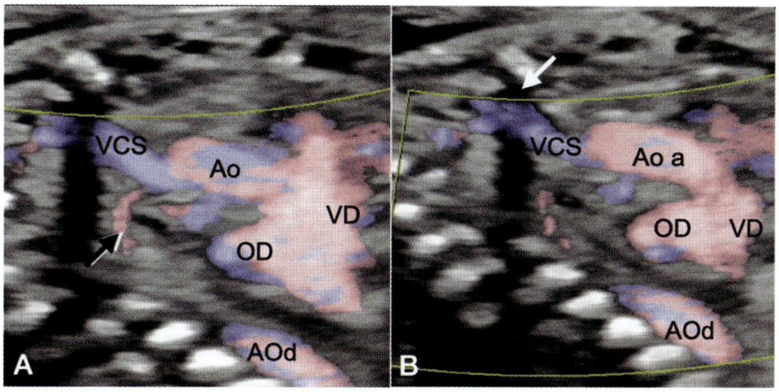

FIGURE 2.4 **Veine cave supérieure : échographie, coupes sagittales paravertébrales droites passant par la veine cave supérieure en Doppler couleur.**
A. Abouchement postérieur de la veine azygos (flèche noire). **B.** Abouchement antérieur du tronc veineux innominé (flèche blanche). Aoa : aorte ascendante; Aod : aorte descendante; VCS : veine cave supérieure.

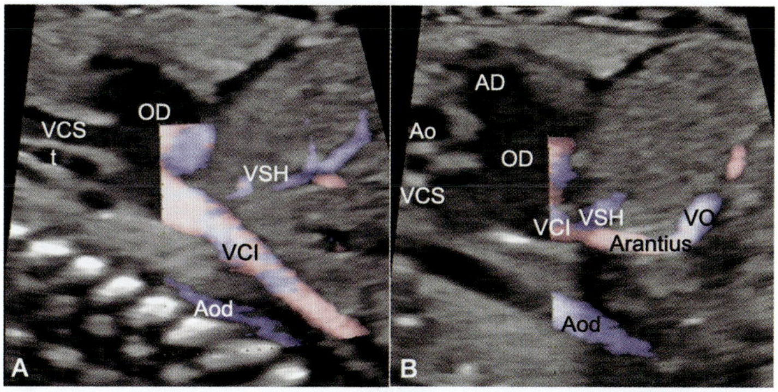

FIGURE 2.5 **Veine cave inférieure : échographie, coupes sagittales paravertébrales droites passant par la veine cave supérieure en Doppler couleur.**
A. Coupe bicave avec arrivée des deux veines caves dans l'oreillette droite. **B.** Arrivée du canal d'Arantius dans la veine cave inférieure. AD : auricule droite; Aod : aorte descendante; t : trachée; VCI : veine cave inférieure; VCS : veine cave supérieure; VSH : veines sus-hépatiques; VO : veine ombilicale.

B. Sinus coronaire

Le sinus coronaire est la veine de drainage des veines du cœur, structure de petite taille souvent difficile à voir.

a. Description

Le sinus coronaire longe le sillon auriculoventriculaire gauche en arrière du cœur et pénètre dans l'oreillette droite près de l'abouchement de la veine cave inférieure.

b. Comment l'étudier en échographie

- Coupe axiale du thorax juste au-dessus de l'abouchement de la veine cave inférieure :
  - si la coupe axiale est stricte, on ne voit que son abouchement dans l'oreillette droite (figure 2.6B), petite zone vide d'écho au contact des deux anneaux auriculoventriculaires ;
  - Il n'est visible sur toute sa longueur que sur une coupe axiale du thorax au même niveau que la précédente mais un peu oblique (figure 2.6C).

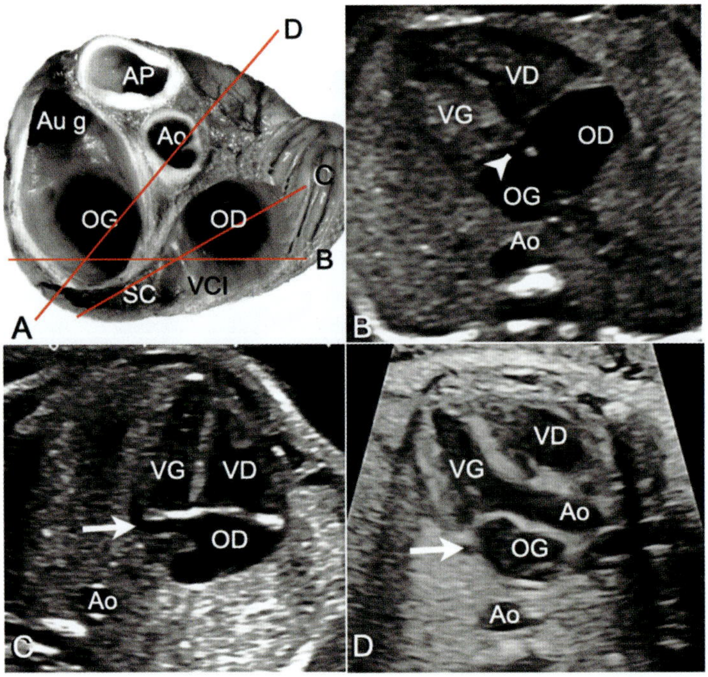

FIGURE 2.6 **Sinus coronaire normal (flèche blanche) : image anatomique et échographies.**

A. Image anatomique. Cœur tronqué (section à la jonction auriculoventriculaire). Coupe anatomique ; **B, C, D.** Images échographiques : en **B**, coupe axiale stricte, vue de l'abouchement du sinus coronaire ; en **C**, coupe axiale légèrement oblique passant par le sinus coronaire ; en **D**, coupe axiale oblique passant par l'éjection gauche ; le sinus coronaire est dans l'angle auriculoventriculaire gauche postérieur. SC : sinus coronaire ;VCI : veine cave inférieure.

- Coupe axiale oblique passant par la voie d'éjection gauche :
  – il est rarement vu, dans le sillon auriculoventriculaire gauche, lorsqu'il est de taille normale (figure 2.6D).

1.2 Veines pulmonaires

Quatre veines pulmonaires drainent le sang oxygéné venant des poumons. Leur confluence s'ouvre dans l'oreillette gauche.

a. Description

Chez le fœtus, les quatre veines pulmonaires s'ouvrent dans l'oreillette gauche par l'intermédiaire de leur confluence.

b. Comment les étudier en échographie

- Coupes axiales du thorax :
  – la confluence des quatre veines pulmonaires ne peut être vue sur une seule coupe;
  – la confluence avec les deux veines pulmonaires inférieures et son ouverture dans l'oreillette gauche est visible en échographie bidimensionnelle sur une coupe axiale du thorax passant par les quatre cavités (figure 2.7B);

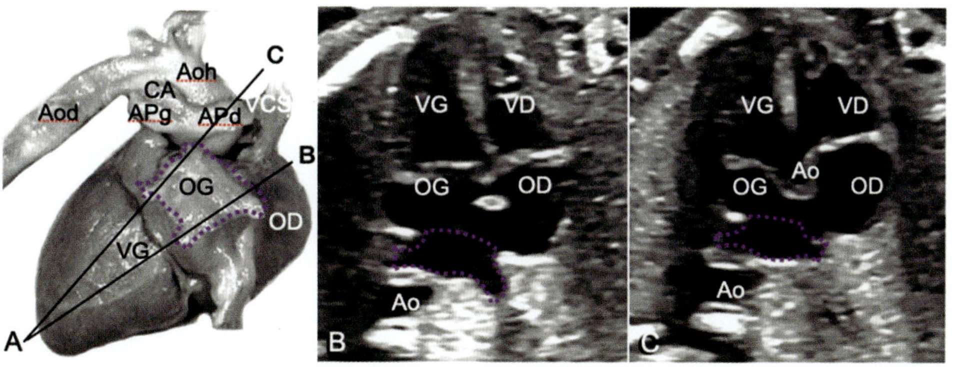

FIGURE 2.7 **Veines pulmonaires : image anatomique et échographie.**
A. Image anatomique. Vue postérieure du cœur avec confluence des quatre veines pulmonaires intégrées à l'oreillette gauche. **B, C.** Images échographiques : en **B**, coupe axiale du thorax passant par la confluence pulmonaire avec les deux veines pulmonaires inférieures; en **C**, coupe axiale du thorax passant par la confluence pulmonaire avec les deux veines pulmonaires supérieures. Ao : aorte; Aod : aorte descendante; Aoh : aorte horizontale; APd : artère pulmonaire droite; APg : artère pulmonaire gauche; CA : canal artériel; VCS : veine cave supérieure; pointillés : confluence veineuse pulmonaire.

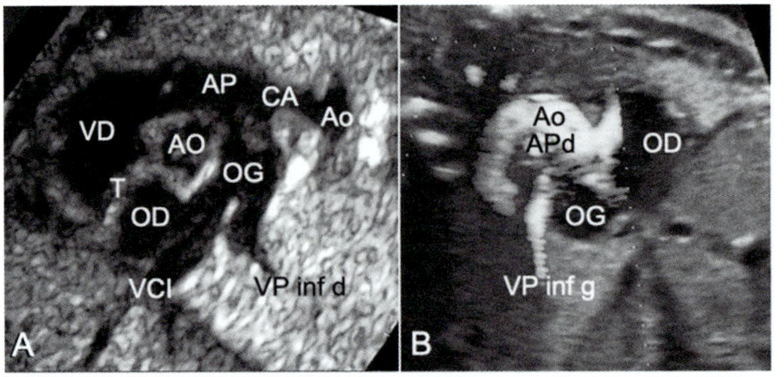

FIGURE 2.8 **Veines pulmonaires inférieures : échographie.**
A. Veine pulmonaire inférieure droite sur une coupe sagittale oblique du cœur passant par la voie pulmonaire. **B.** Veine pulmonaire inférieure gauche sur une coupe sagittale oblique du cœur passant par la voie aortique. APd : artère pulmonaire droite; CA : canal artériel; T : tricuspide; VCI : veine cave inférieure; VD : ventricule droit; VP inf d : veine pulmonaire inférieure droite; VP inf g : veine pulmonaire inférieure gauche.

– la confluence avec les deux veines pulmonaires supérieures est visible sur une coupe axiale un peu plus antérieure : coupe des cinq cavités (figure 2.7C).

- Coupe sagittale oblique passant par la voie droite ou gauche :
  – on voit l'arrivée du flux d'une veine pulmonaire inférieure droite (figure 2.8A) ou gauche (figure 2.8B);
  – les veines pulmonaires supérieures sont plus difficiles à repérer.

2. Oreillettes

2.1 Oreillette droite

L'oreillette droite est caractérisée par l'arrivée des veines caves et par son bord arrondi.

a. Description

Elle est formée de deux parties, le sinus veineux systémique et l'auricule droite (figure 2.9).

Ses faces postérieure et inférieure sont formées par le sinus veineux systémique qui se prolonge vers l'extérieur et l'avant par l'auricule droite. La paroi du sinus veineux est lisse, celle de l'auricule droite est marquée par le relief des muscles pectinés.

Sinus veineux systémique et auricule droite sont séparés, pendant la vie fœtale, par les vestiges de la valve droite du sinus veineux : valvule d'Eustachi autour

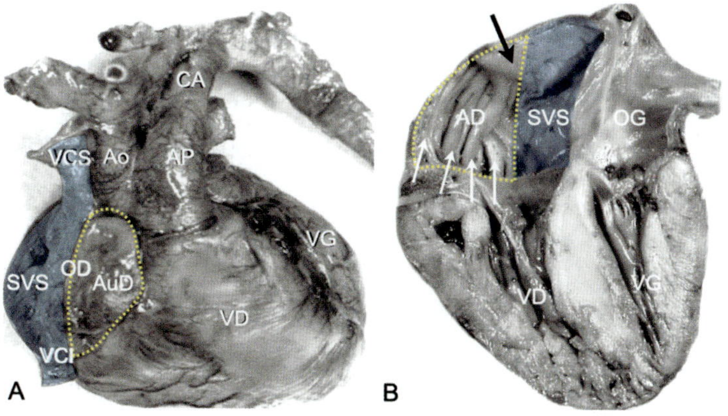

FIGURE 2.9 **Oreillette droite : images anatomiques.**
A. Vue latérale droite. **B.** Vue interne en coupe des quatre cavités. AD : auricule droite ; CA : canal artériel ; SVS : sinus veineux systémique ; VCI : veine cave inférieure ; VCS : veine cave supérieure ; ventricule gauche ; flèches blanches : reliefs des muscles pectinés ; flèche noire : relief de la crista terminalis ; pointillés : auricule droite.

de l'abouchement de la veine cave inférieure, valvule de Thébésius autour du sinus coronaire (non visible en échographie) et crista terminalis entre la veine cave supérieure et l'auricule.

Le septum interauriculaire forme la face interne de l'oreillette droite, la valve tricuspide forme sa face antérieure.

b. Comment l'étudier en échographie

- Balayage axial du thorax depuis l'abouchement de la veine cave inférieure jusqu'à celui de la veine cave supérieure :
  - l'oreillette droite est reconnaissable par son bord postéro-externe arrondi ;
  - de bas en haut, on peut voir : la valvule d'Eustachi qui borde la veine cave inférieure, juste avant l'abouchement du sinus coronaire (figure 2.10A et B), puis la cavité auriculaire dont la paroi est lisse, arrondie mais qui peut présenter le relief de la crista terminalis surtout près de l'abouchement de la veine cave supérieure (figure 2.10C).
- Coupe sagittale paravertébrale droite (ou coupe bicave) : c'est la meilleure coupe pour voir la valvule d'Eustachi (figure 2.11A).
- Coupe petit axe du cœur : elle permet d'étudier l'arrivée de la veine cave inférieure dans l'oreillette droite et la cloison interauriculaire (figure 2.11B).

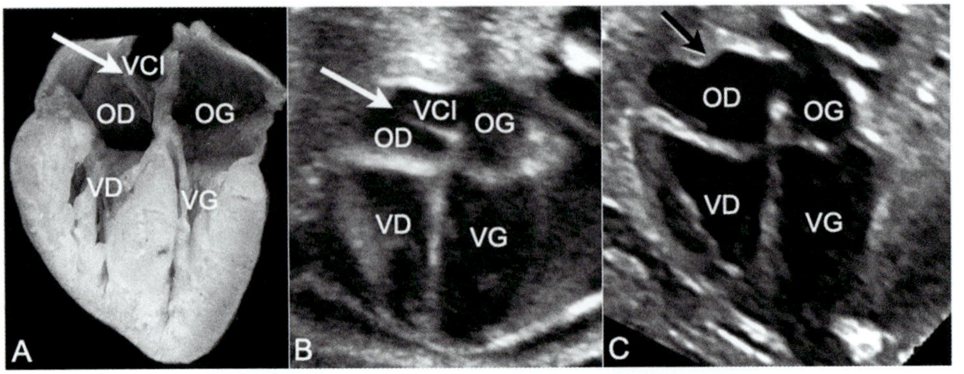

FIGURE 2.10 **Oreillette droite : image anatomique et échographie.**
A. Image anatomique en coupe des quatre cavités. **B.** Image échographique en coupe des quatre cavités plutôt postérieure. **C.** Image échographique en coupe des quatre cavités plutôt antérieure. CI : veine cave inférieure; flèches blanches : valvule d'Eustachi; flèche noire : crista terminalis.

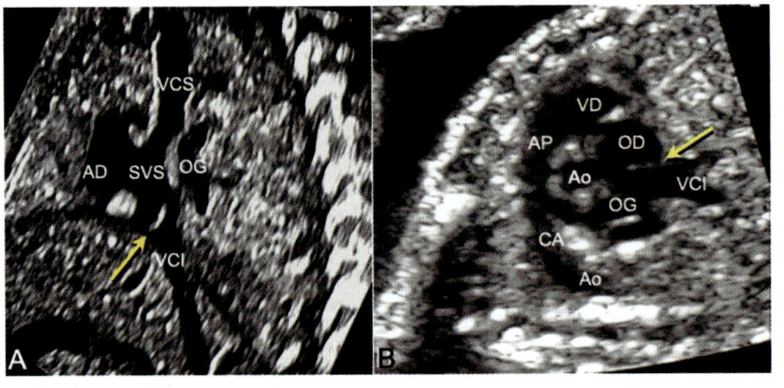

FIGURE 2.11 **Valvule d'Eustachi (flèches jaunes) : échographie.**
A. Coupe sagittale paravertébrale droite. **B.** Coupe petit axe du cœur. AD : auricule droite; CA : canal artériel; SVS : sinus veineux systémique; VCI : veine cave inférieure; VCS : veine cave supérieure.

2.2 Oreillette gauche

L'oreillette gauche visible sur la coupe des quatre cavités, se reconnaît par sa forme quadrangulaire et la présence de la valvule de Vieussens.

a. Description

L'oreillette gauche est formée de deux parties, la confluence veineuse pulmonaire et l'auricule gauche. Sa face postérosupérieure est formée par la confluence veineuse pulmonaire lui conférant son aspect rectiligne; sa face inférolatérale est formée par l'auricule gauche. La valve mitrale forme sa face antérieure et le septum interauriculaire sa face interne.

b. Comment l'étudier en échographie

- Balayage axial du thorax depuis le sinus coronaire jusqu'à la voie d'éjection gauche :
  – au niveau du sinus coronaire qui chemine le long de l'anneau mitral, sur sa face postérieure, l'oreillette gauche a un aspect arrondi comme l'oreillette droite (voir figure 2.6B) ;
  – l'oreillette gauche prend sa silhouette quadrangulaire caractéristique sur la coupe des quatre cavités au niveau de l'abouchement de la confluence veineuse pulmonaire inférieure et la garde jusqu'à celui de la confluence des veines pulmonaires supérieures au niveau de l'éjection gauche (voir figure 2.7B et C).
- Coupe sagittale oblique passant par la voie droite :
  – l'oreillette gauche est en avant de l'aorte descendante qui longe le rachis, repérable par la valvule de Vieussens qui y bat (voir figures 2.8A et 2.11B).
- Coupe axiale ou sagittale oblique de la voie d'éjection gauche (coupe ventricule gauche–aorte) :
  – l'oreillette gauche est visible en arrière de la racine de l'aorte (voir figure 2.6C).

2.3 Auricules

> Les auricules réputées non visibles en échographie et sans grand intérêt dans la pratique de dépistage, sont en fait intéressantes à identifier.

a. Description

Elles forment, nous l'avons vu, les parois latérales des oreillettes (figures 2.9A et 2.12) dont elles se détachent pour cheminer vers l'avant et le haut, entourant le pédicule vasculaire (figure 2.13A).

L'auricule droite est le prolongement vers l'extérieur du sinus veineux systémique. Son origine est donc large. Elle représente la partie la plus externe de l'oreillette droite. Facile à identifier lorsque la crista terminalis est visible, elle est située à sa droite (voir figure 2.9). Ses muscles pectinés sont parfois visibles, surtout dans sa partie supérieure.

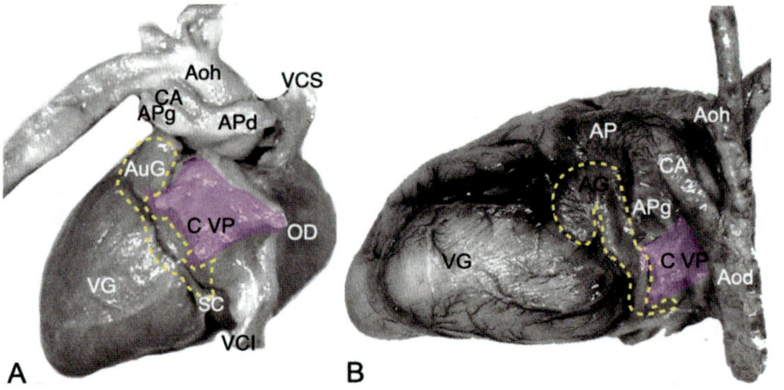

FIGURE 2.12 **Auricule gauche (pointillés jaunes) et confluence veineuse pulmonaire (violet) : images anatomiques.**

A. Vue postérolatérale gauche du cœur. **B.** Vue latérale gauche du cœur. AD : auricule droite ; AG : auricule gauche ; Aod : aorte descendante ; Aoh : aorte horizontale ; APd : artère pulmonaire droite ; APg : artère pulmonaire gauche ; CA : canal artériel ; CVP : confluence veineuse pulmonaire ; SC : sinus coronaire ; VCI : veine cave inférieure ; VCS : veine cave supérieure.

L'auricule gauche a une origine étroite peu ou pas visible sur la coupe des quatre cavités. Elle est longue, tortueuse et monte le long du tronc pulmonaire (voir figure 2.12).

b. Comment les étudier en échographie

• Balayage axial du thorax depuis le sinus coronaire jusqu'à la coupe des trois vaisseaux de Yoo :

– l'auricule droite forme, à tous les niveaux de ce balayage, la partie la plus externe de l'oreillette droite ; dans la partie la plus haute du balayage, après l'abouchement de la veine cave supérieure, le relief des muscles pectinés est souvent visible (figure 2.13D).

– l'origine étroite de l'auricule gauche est rarement visible sur la coupe des quatre cavités, en revanche en remontant vers la coupe des trois vaisseaux, on suit son cheminement vers l'avant au bord gauche du ventricule gauche (figure 2.13C) puis du tronc de l'artère pulmonaire (figure 2.13D).

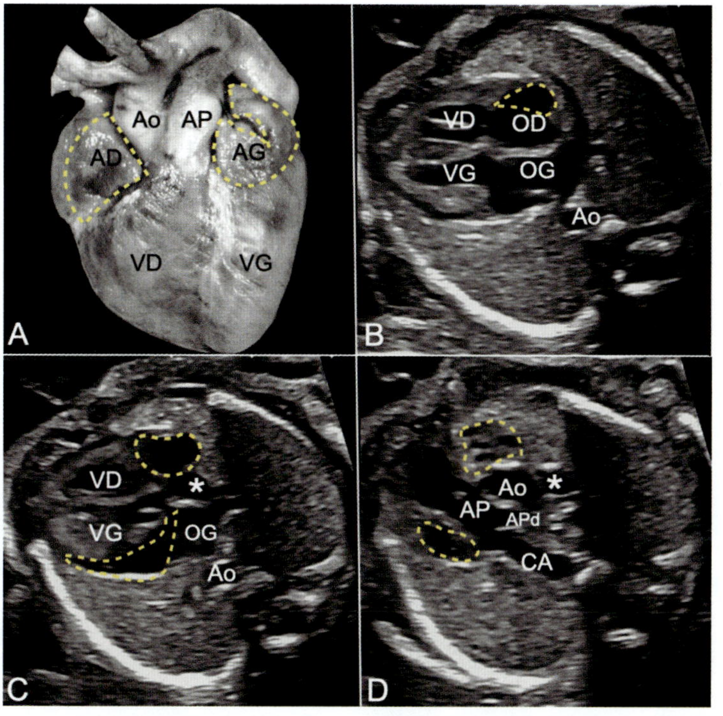

FIGURE 2.13 **Auricules (pointillés jaunes) : image anatomique et échographie.**
A. Image anatomique. Cœur, vue face supéro-antérieure. **B, C, D.** Aspect échographique des auricules (pointillés jaunes) sur un balayage axial du thorax : en **B**, au niveau de la coupe des quatre cavités; en **C**, au niveau de l'éjection gauche; en **D**, au niveau de la coupe des trois vaisseaux de Yoo. AD : auricule droite; AG : auricule gauche; APd : artère pulmonaire droite; CA : canal artériel; étoile : veine cave supérieure.

2.4 Septum interauriculaire

La cloison interauriculaire comprend une partie fine et mobile, la valvule de Vieussens qui bat devant un orifice, le foramen ovale. Cette partie centrale qui occupe environ un tiers de la hauteur du septum est entourée d'une cloison plus épaisse.

a. Description

Le septum primum, perforé dans sa partie haute et antérieure par l'ostium secundum, forme la face gauche du septum interauriculaire. Il est doublé du côté droit, en haut et en arrière, par le septum secundum et muscularisé en bas et en avant au contact du septum vestibulaire plus épais. Septum secundum et partie muscularisée du septum primum délimitent la fosse ovale. La partie centrale du septum primum qui reste fine, mobile (valvule de Vieussens) permet, grâce à l'ostium secundum, un shunt droite-gauche auriculaire pendant la vie fœtale et fermera le foramen ovale après la naissance (figure 2.14).

b. Comment l'étudier en échographie

- Balayage axial du thorax du sinus coronaire à la voie d'éjection gauche :
  - va couper sur toute la hauteur de l'admission la valvule de Vieussens, fine et mobile dans l'oreillette gauche, et le septum secundum et vestibulaire plus épais qui entoure la fosse ovale centrale (figure 2.14).
- Coupe petit axe du cœur au niveau des oreillettes :
  - on voit surtout dans cette incidence la valvule de Vieussens (voir figure 2.8).

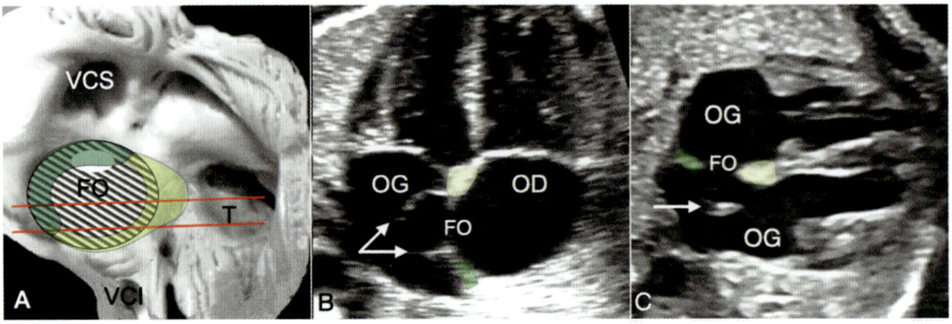

FIGURE 2.14 **Septum interauriculaire : image anatomique et échographie.**
A. Image anatomique, vue face droite. **B, C.** Images échographiques : en **B**, coupe des quatre cavités postérieure, le foramen ovale paraît étroit ; en **C**, coupe des quatre cavités centrée sur le foramen ovale. FO : foramen ovale ; OD : oreillette droite ; OG : oreillette gauche ; T : orifice tricuspide ; VCI : veine cave inférieure ; VCS veine cave supérieure ; flèches : valvule de Vieussens.

3. Valves auriculoventriculaires

Les valves auriculoventriculaires assurent la connexion entre oreillette et ventricule, elles délimitent l'espace d'admission du cœur. La valve tricuspide est toujours la valve d'entrée du ventricule droit, et la valve mitrale, celle du ventricule gauche. Elles sont attachées sur un anneau et comportent des feuillets valvulaires reliés par des cordages et des piliers ou muscles papillaires. Les deux valves auriculoventriculaires sont d'anatomie différente, la valve tricuspide avec trois feuillets valvulaires et la valve mitrale avec deux feuillets.

3.1 Valve tricuspide

La valve tricuspide est la valve d'entrée du ventricule droit. En coupe des quatre cavités, elle est décalée, plus apicale que la valve mitrale.

a. Description

Elle comporte trois feuillets implantés, à l'entrée du ventricule, sur un anneau : un feuillet septal dont le pilier est fixé sur la face droite du septum interventriculaire, un feuillet supérieur et un feuillet inférieur dont les piliers sont implantés vers la pointe du ventricule droit (figures 2.15 et 2.16).

b. Comment l'étudier en échographie

- Balayage axial du thorax du sinus coronaire à la voie d'éjection gauche :
  – en arrière, au niveau de l'abouchement du sinus coronaire, on ne voit que l'anneau valvulaire; il semble aligné avec l'anneau mitral; l'ouverture des feuillets n'est pas visible (voir figure 2.16A);

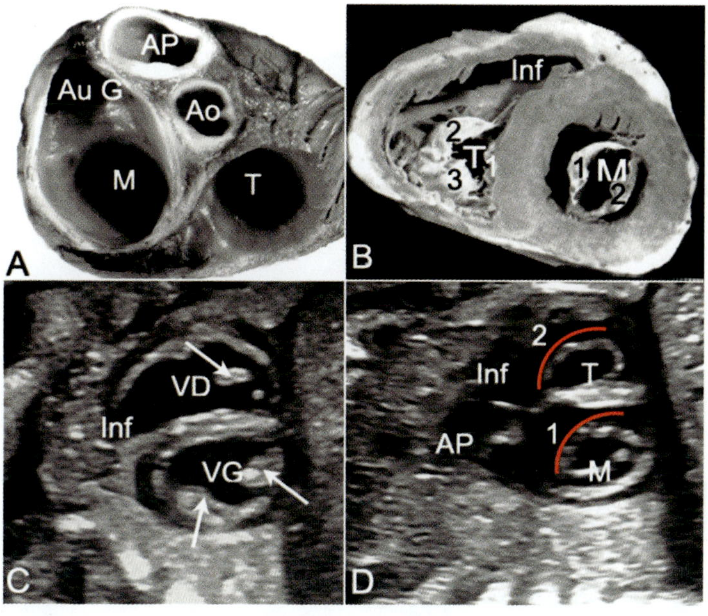

FIGURE 2.15 **Valves auriculoventriculaires : images anatomiques et échographie.**
A. Coupe anatomique d'un cœur tronqué sectionné au niveau de la jonction auriculoventriculaire, vue par les oreillettes. **B.** Coupe anatomique petit axe du cœur passant par les valves auriculoventriculaires. **C.** Coupe échographique petit axe du cœur au niveau des piliers. **D.** Coupe échographique petit axe du cœur au niveau des feuillets valvulaires. AG : auricule gauche; Inf : infundibulum pulmonaire; M : valve mitrale avec : 4. grande valve (feuillet antérieur), 5. petite valve (feuillet postérieur); T : valve tricuspide avec : 1. feuillet antérieur, 2. feuillet postérieur, 3. feuillet septal; flèches : muscles papillaires; en jaune : zone de l'admission; lignes rouges : feuillet supérieur de la valve tricuspide et grande valve mitrale.

– en balayant vers le pôle céphalique, l'ouverture valvulaire devient visible : d'abord le feuillet septal et le feuillet inférieur, puis le feuillet septal et le feuillet supérieur. Lorsque l'ouverture des feuillets est visible, coupe des quatre cavités, le décalage mitrotricuspidien le devient (voir figure 2.16B) ;
– lorsque la coupe des quatre cavités est latérale, on voit bien le muscle papillaire du feuillet antérieur (voir figure 2.16C).

• Coupe petit axe du cœur sur les valves :
– seule incidence où l'on peut voir les trois feuillets. Le feuillet septal longe le bord droit du septum, le feuillet supérieur forme un arc qui se dirige de l'avant vers le septum, le feuillet inférieur longe le bord inférieur du ventricule droit (voir figure 2.15B, C et D).

• Coupe sagittale oblique passant par la voie droite :
– le feuillet supérieur et le feuillet septal sont visibles. Le feuillet septal est au contact de l'anneau aortique (voir figure 2.8A).

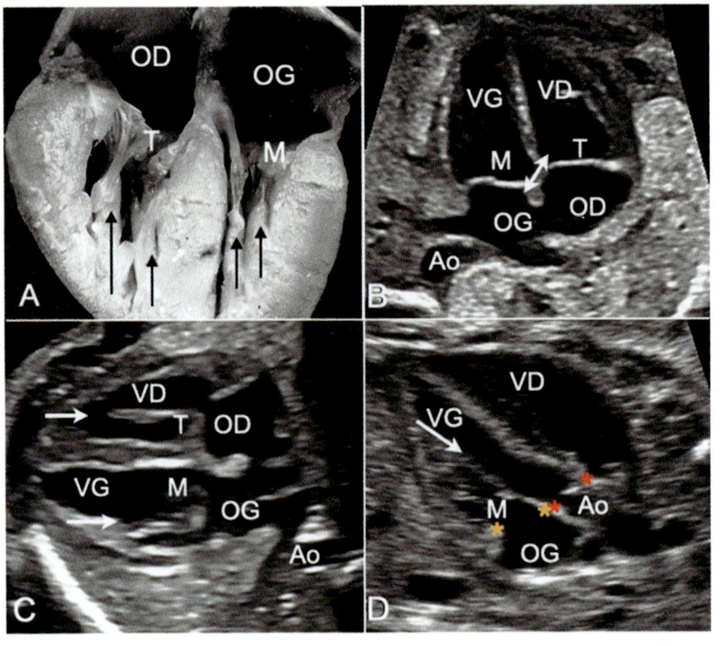

FIGURE 2.16 **Valves auriculoventriculaires : image anatomique et échographie.**
A. Coupe anatomique en quatre cavités. **B.** Coupe des quatre cavités apicale avec décalage des valves AV. **C.** Coupe des quatre cavités latérale avec muscle papillaire de la tricuspide. **D.** Coupe axiale oblique passant par la voie gauche avec continuité septo- et mitro-aortique.
M : valve mitrale avec : 4. feuillet antérieur, 5. feuillet postérieur ; OD : oreillette droite ; OG : oreillette gauche ; T : valve tricuspide avec : 1. feuillet supérieur, 2. feuillet inférieur, 3. feuillet septal ; flèche double : décalage mitrotricuspidien ; Flèches simples : muscles papillaires ; étoiles rouges : anneau aortique ; étoiles oranges : anneau mitral.

3.2 Valve mitrale

La valve mitrale est la valve d'entrée du ventricule gauche. En coupe des quatre cavités, elle est décalée, plus basale que la valve tricuspide.

a. Description

La valve mitrale est composée de deux feuillets, l'un antérieur (grande valve) au contact de l'anneau aortique et l'autre postérieur (petite valve mitrale). Les cordages des deux feuillets valvulaires sont rattachés sur deux piliers équilibrés.

b. Comment l'étudier en échographie

- Balayage axial du thorax du sinus coronaire à la voie d'éjection gauche :
  – en arrière, au niveau de l'abouchement du sinus coronaire, on ne voit que l'anneau valvulaire, il semble aligné avec l'anneau tricuspide ; l'ouverture des feuillets n'est pas visible (voir figure 2.6A) ;
  – en balayant vers le pôle céphalique, l'ouverture des deux feuillets devient visible, grande valve antérieure vers le septum et petite valve postérieure vers la paroi latérale (voir figure 2.16A). Sur cette coupe, le décalage mitrotricuspidien est bien visible (voir figure 2.16B).
- Coupe petit axe du cœur sur les valves :
  – la grande valve mitrale fait un arc qui se dirige de l'avant vers la paroi postérieure du ventricule gauche. Il apparaît parallèle à l'arc de la valve supérieure de la valve tricuspide (voir fig 2.15D).
- Coupe axiale ou sagittale oblique de la voie d'éjection gauche (coupe ventricule gauche–aorte) :
  – la valve mitrale est visible en arrière et au contact de la valve aortique. L'absence de zone fibreuse entre les deux anneaux atteste de la continuité mitro-aortique (voir figure 2.16D).

4. Ventricules

4.1 Ventricule droit

Le ventricule droit s'ouvre par une valve tricuspide et se vide par l'infundibulum pulmonaire. Il est reconnu par sa valve d'entrée plus apicale que la valve gauche, par la bandelette modératrice qui barre sa pointe et par sa voie d'éjection toujours en avant de la gauche, derrière le sternum.

a. Description

Le ventricule droit est formé de trois composants :
- la chambre de remplissage à l'étage d'admission entre la valve tricuspide et la bandelette modératrice ;
- la pointe située à l'étage d'admission au-delà de la bandelette modératrice ;
- la chambre d'éjection ou infundibulum, antérieure, rétrosternale entre la pointe et la valve de l'artère pulmonaire.

b. Comment l'étudier en échographie

- Balayage axial du thorax du sinus coronaire à la coupe des trois vaisseaux :
  - il permet d'analyser l'ensemble du ventricule droit. En arrière, au niveau des anneaux auriculoventriculaires, les deux ventricules ont un aspect très voisin (voir figure 2.6A). On voit la partie la plus postérieure de l'admission et de la pointe du ventricule droit ;
  - apparaissent, plus en avant, la bandelette modératrice transversale qui sépare admission et pointe et, sur le bord droit du ventricule au niveau de l'anneau tricuspide qu'il refoule vers l'intérieur, le relief de la bande pariétale. La bande pariétale donne au ventricule droit son aspect triangulaire caractéristique avec trois côtés : le septum interventriculaire, le bord droit, et le « petit côté » (bande pariétale) au contact de l'auricule (figure 2.17A1 et A2) ;
  - plus haut, la bande pariétale reste visible au bord droit de l'infundibulum, au contact de l'auricule toujours visible.
- Coupe axiale ou sagittale oblique ou voie aortique long axe (coupe ventricule gauche–aorte) :
  - on ne voit du ventricule droit que sa partie antérieure rétrosternale (voir figure 2.16D).
- Coupe sagittale oblique ou voie pulmonaire long axe (ventricule droit–artère pulmonaire) :
  - on ne voit que l'infundibulum, la valve et le tronc pulmonaire avec en arrière une partie du ventricule gauche (voir plus loin figure 2.25A et B).
- Coupe sagittale oblique :
  - déroule l'ensemble du ventricule droit depuis la valve tricuspide jusqu'à l'artère pulmonaire (2.17B1 et B2).
- Coupes petit axe du cœur sur les ventricules et les valves auriculoventriculaires :
  - le ventricule droit est le ventricule antérieur et contient la valve tricuspide ; selon l'obliquité de la coupe, on verra plus haut l'infundibulum et la valve pulmonaire (voir figure 2.15C et D).

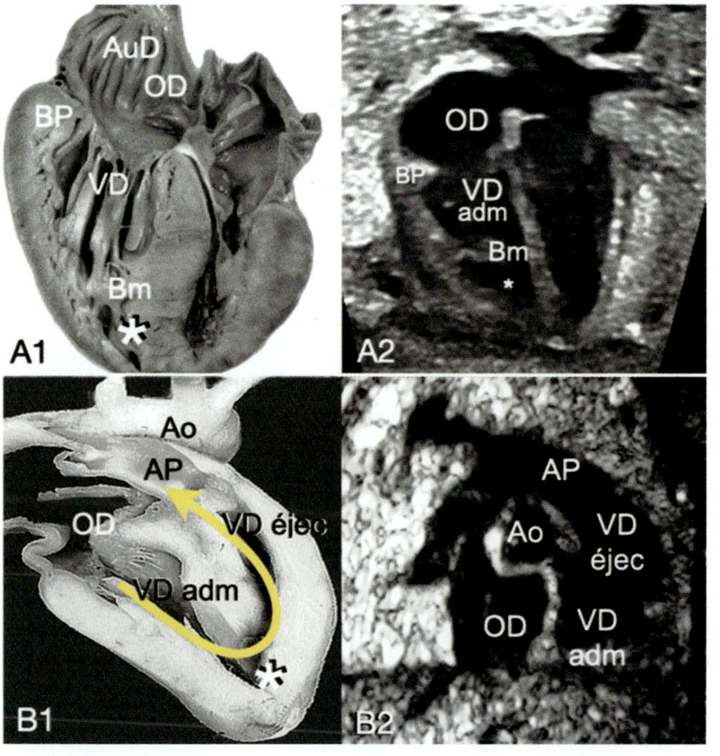

FIGURE 2.17 **Ventricule droit : image anatomique et échographie.**
A1. Image anatomique en coupe des quatre cavités. **A2.** Image échographique correspondante. **B1.** Image de l'ensemble de la voie droite en coupe sagittale. **B2.** Image échographique correspondante. AD : auricule droite; Bm : bandelette modératrice; BP : bande pariétale; Adm : admission du ventricule droit; VD éjec : éjection du ventricule droit; étoile : pointe du ventricule.

4.2 Ventricule gauche

Le ventricule gauche s'ouvre par une valve mitrale; il a une forme ovalaire, un septum lisse et sa pointe est vide d'écho.

a. Description

Le ventricule gauche est formé de trois composants (figure 2.18) :
- la chambre de remplissage, ou d'admission;
- la pointe;
- la chambre d'éjection un peu plus en avant entre la grande valve mitrale et le septum interventriculaire.

b. Comment l'étudier en échographie

- Balayage axial du thorax du sinus coronaire à la voie d'éjection gauche :

– il permet d'analyser l'ensemble du ventricule gauche avec dans la partie initiale du balayage, toute la zone d'admission entre les deux feuillets de la valve mitrale et la pointe vide d'écho;
– la seconde partie du balayage passe par la partie la plus antérieure de la pointe et la chambre de chasse située entre la grande valve mitrale et le septum interventriculaire qui est lisse, sans attaches valvulaires.

- Coupe axiale oblique de la voie d'éjection gauche :
  – la chambre de remplissage s'ouvre par la valve mitrale qui la sépare de l'oreillette gauche;
  – à la pointe fait suite en avant, entre admission et septum interventriculaire, la chambre de chasse qui se termine par la valve aortique figure 2.18B).
- Coupes petit axe du cœur sur les ventricules et les valves auriculoventriculaires :
  – le ventricule gauche est le ventricule postérieur et contient la valve mitrale à deux feuillets (voir figure 2.15D);
  – sur une coupe passant par la pointe, on reconnaît les deux muscles papillaires (piliers) de la valve mitrale caractéristiques du ventricule gauche (voir figure 2.15C).

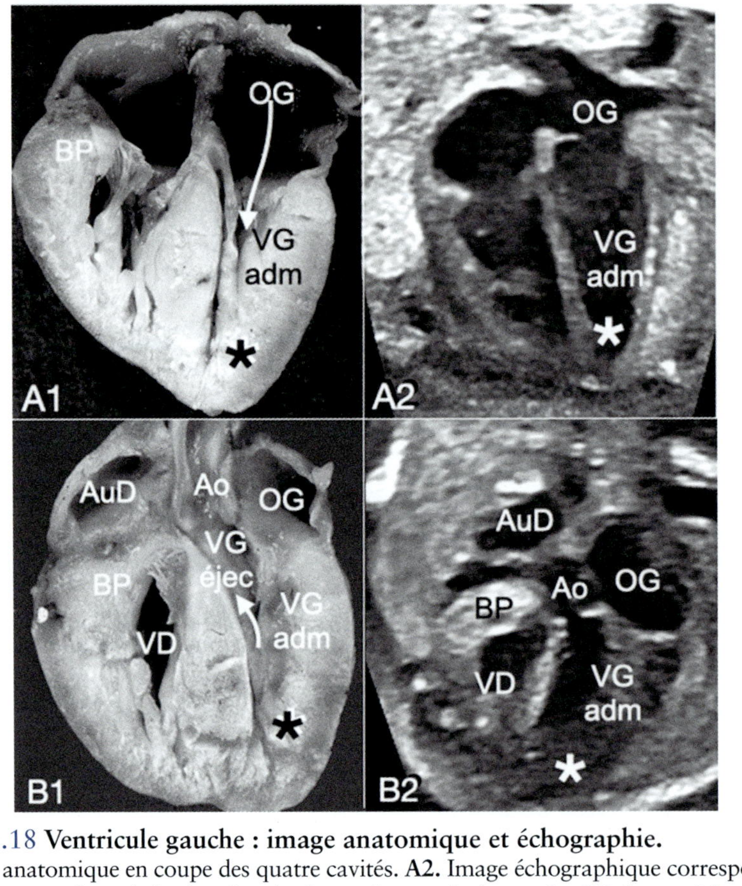

FIGURE 2.18 **Ventricule gauche : image anatomique et échographie.**
A1. Image anatomique en coupe des quatre cavités. **A2.** Image échographique correspondante. **B1.** Image anatomique de la chambre de chasse du ventricule gauche. **B2.** Image échographique correspondante AD : auricule droite; Ao : aorte; BP : bande pariétale; VG Adm : admission du ventricule gauche; étoile : pointe du ventricule.

4.3 Septum interventriculaire

Le septum interventriculaire est formé de quatre parties d'origine embryologique différente : le septum d'admission entre les deux valves auriculoventriculaires, le septum d'éjection sous les vaisseaux, le septum musculaire partout ailleurs avec à l'union des trois septa, le septum périmembraneux.

a. Description

Le septum d'admission est localisé entre et sous les anneaux auriculoventriculaires. Il s'étend sur toute la hauteur de l'admission. Le septum d'éjection (septum conal) est situé entre et sous les anneaux aortique et pulmonaire. Le septum musculaire s'étend de la pointe vers le septum d'admission en arrière et de la pointe au septum d'éjection en avant. Le septum périmembraneux, fibreux est à la jonction des trois septa, derrière le feuillet septal de la tricuspide (figure 2.19).

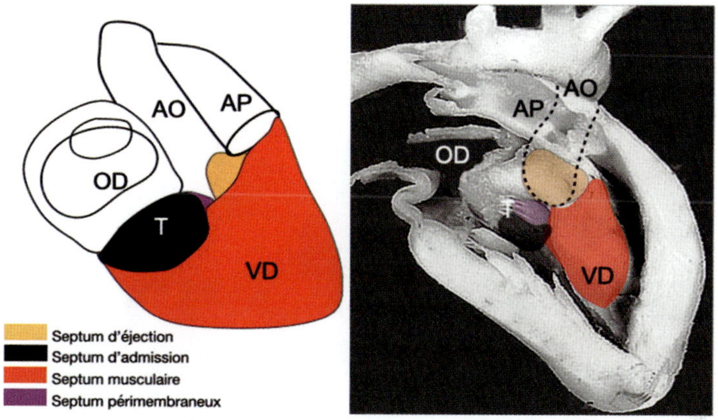

FIGURE 2.19 **Septum interventriculaire : schéma et image anatomique, vue du ventricule droit.**
T : valve tricuspide; VD : ventricule droit.

b. Comment l'étudier en échographie

- Balayage axial du thorax du sinus coronaire à la voie d'éjection gauche :
  – il explore, sur la coupe des quatre cavités, la partie postérieure et moyenne du septum musculaire qui occupe les trois quarts de la cloison en partant de la pointe, et le septum d'admission qui occupe le quart restant près des valves auriculoventriculaires (figure 2.20A et C);
  – en arrivant au niveau de la chambre de chasse du ventricule gauche, on coupe la partie antérieure du septum musculaire, le septum périmembraneux et le septum d'éjection (figure 2.20B et D).
- Coupe axiale oblique de la voie d'éjection gauche (coupe ventricule gauche–aorte) :
  – on y voit le septum d'éjection sous la valve aortique et une partie du septum musculaire entre le septum d'éjection et la pointe;

– en modifiant un peu l'inclinaison de la sonde, on peut voir le septum périmembraneux derrière le feuillet septal de la tricuspide (figure 2.20B et D).

- Coupes petit axe du cœur :
  – au niveau de la pointe, on étudie le septum musculaire (figure 2.21A et D);
  – au niveau des valves auriculoventriculaires entre les valves, on étudie le septum d'admission et, en avant des valves, le septum d'éjection (figure 2.21B et E).
- Coupe axiale oblique passant par la voie droite :
  – elle permet de différencier le septum d'éjection sous la valve pulmonaire du septum périmembraneux sous la valve tricuspide (figure 2.21C et F).

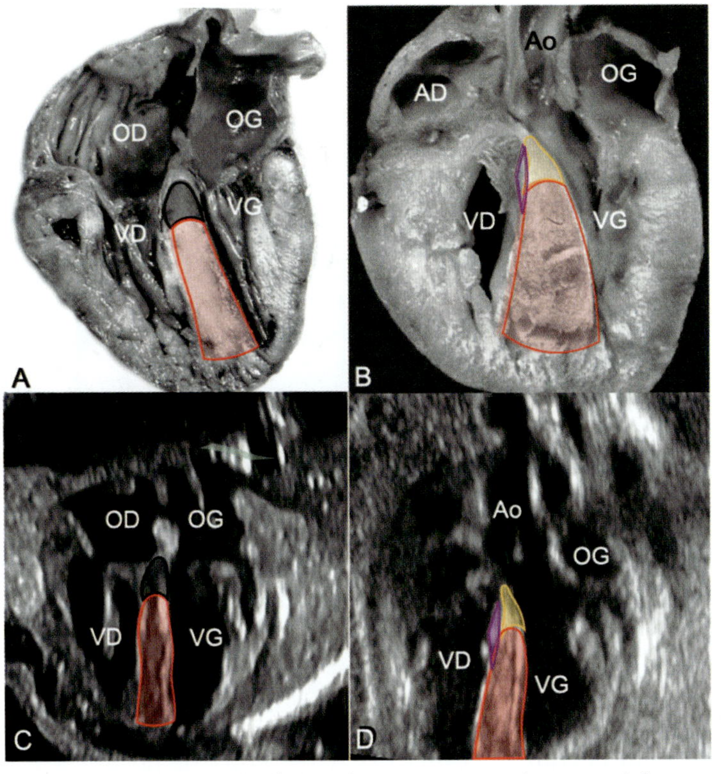

Figure 2.20 **Septum interventriculaire : images anatomiques et échographie.**
A, C. Coupes des quatre cavités. **B, D.** Coupes de la voie d'éjection gauche. AD : auricule droite; AD : auricule droite.

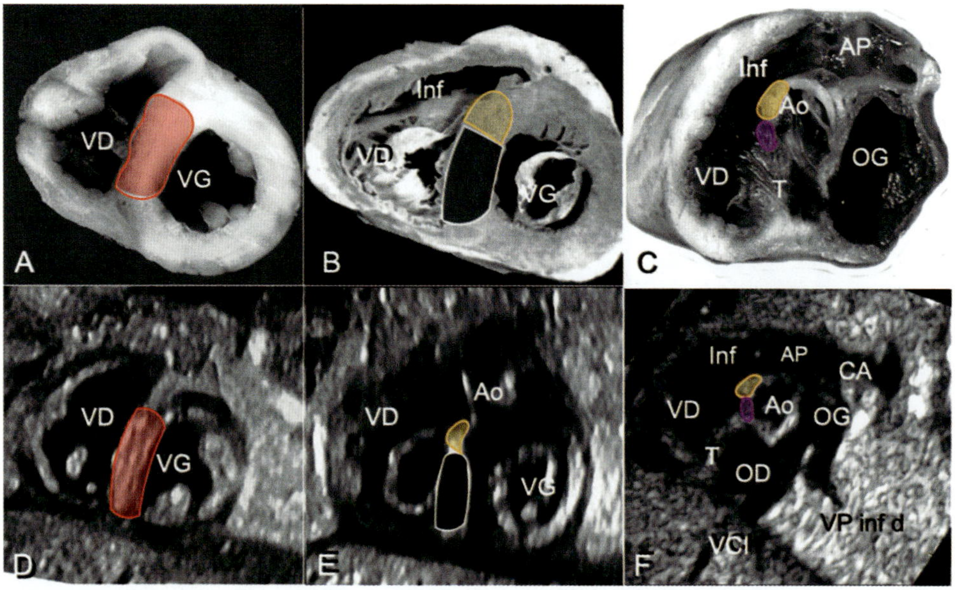

Figure 2.21 **Anatomie et échographie du septum interventriculaire.**
A, D. Coupes petit axe du cœur passant par la pointe. **B, E.** Coupes petit axe du cœur passant par les valves auriculoventriculaires. **C, F.** Coupes petit axe du cœur passant par la voie droite. CA : canal artériel; Inf : infundibulum pulmonaire; T : tricuspide; VCI : veine cave inférieure; VP inf d : veine pulmonaire inférieure droite.

5. Artères

5.1 Aorte

L'aorte est le vaisseau qui sort du ventricule gauche, juste en avant de l'admission. Elle a un long trajet tubulaire à concavité gauche avant de retrouver le canal artériel au niveau de l'isthme aortique.

a. Description

L'aorte débute par la valve aortique, à la sortie de la chambre de chasse du ventricule gauche, en avant et au contact des anneaux mitral et tricuspide. Elle a un court trajet horizontal et se dirige rapidement vers le haut et la droite formant la portion ascendante. L'aorte ascendante, de calibre régulier, se poursuit par l'aorte horizontale où vont naître les vaisseaux de la base. La portion horizontale se dirige de la droite vers le bord antérieur gauche du rachis. Elle se termine à l'isthme aortique où elle rencontre le canal artériel (figure 2.22A).

b. Comment l'étudier en échographie

- Balayage axial du thorax de la valve aortique jusqu'aux vaisseaux du cou :
  – la valve aortique est la première valve visible, juste en avant de l'admission (coupe des cinq cavités; figure 2.22C);

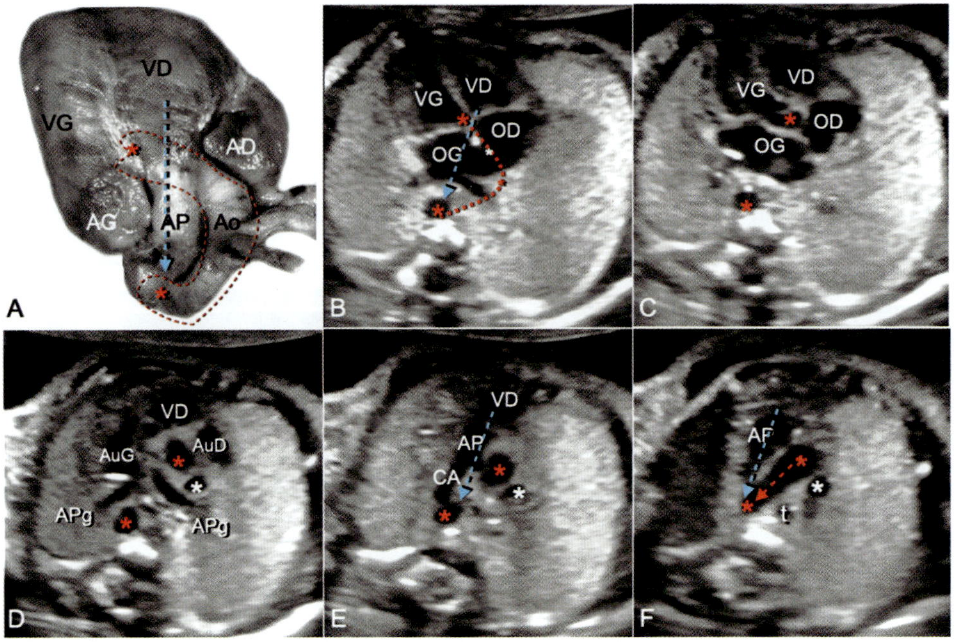

FIGURE 2.22 **Aorte : image anatomique et échographie.**
A. Anatomie. **B** à **F.** Balayage axial du thorax depuis la coupe des quatre cavités jusqu'à la coupe trois vaisseaux–trachée de l'aorte. AP : artère pulmonaire; APg : artère pulmonaire gauche; AD : auricule droite; AG : auricule gauche; CA : canal artériel; VCS : veine cave supérieure; pointillés et étoile rouges : trajet de l'aorte; pointillés et étoiles bleus : trajet artère pulmonaire–canal artériel.

– puis l'aorte est vue en coupe axiale jusqu'à sa portion horizontale, elle longe l'auricule droite puis la veine cave supérieure à droite; les branches de l'artère pulmonaire puis le tronc et la bifurcation pulmonaire (coupe de Yoo) sont vus à sa gauche (figure 2.22D et E);
– en continuant le balayage vers la tête, l'aorte horizontale apparaît en coupe longitudinale, à gauche de la veine cave supérieure et de la trachée, le long et à droite de l'artère pulmonaire et du canal artériel (coupe des trois vaisseaux–trachée; figure 2.22F);
– en poursuivant le balayage céphalique au-delà de l'aorte horizontale, on peut voir, en arrière du tronc veineux innominé, les artères de la gerbe aortique dont l'identification varie en fonction du niveau de la coupe (figure 2.23).

• Coupe axiale ou sagittale oblique de la voie d'éjection gauche (coupe long axe ventricule gauche–aorte) :
  – on ne voit, selon l'obliquité de la coupe, que la valve aortique et la partie initiale de l'aorte ascendante, ou l'aorte ascendante et horizontale (figures 2.24A et B, et 2.25C et D).
• Coupe sagittale oblique passant par la crosse de l'aorte :
  – on voit la partie terminale de l'aorte ascendante, l'aorte horizontale et les vaisseaux de la gerbe, la confluence de l'aorte horizontale et du canal artériel à l'isthme, et l'aorte descendante (figure 2.24C).

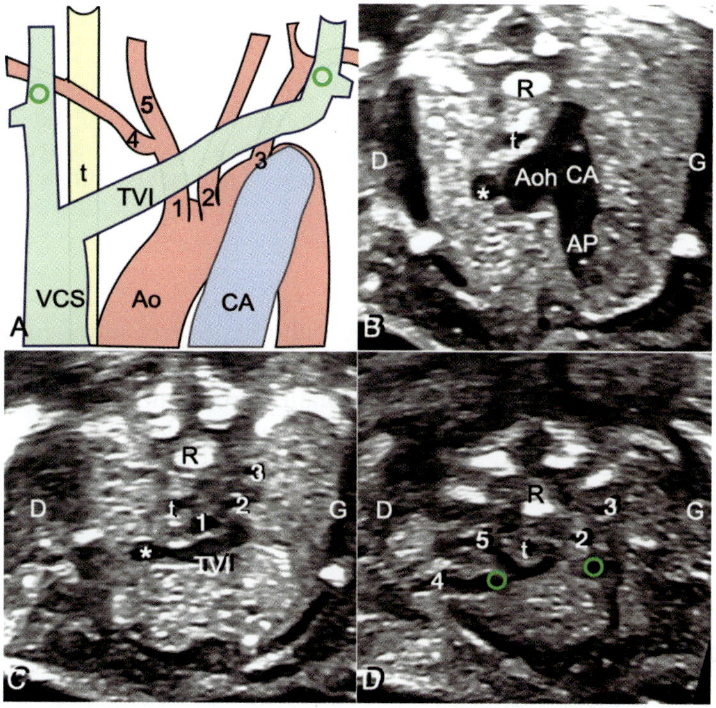

FIGURE 2.23 **Artères de la gerbe aortique : schéma et échographie.**
A. Schéma. **B, C, D.** Coupes axiales du thorax en échographie : en **B**, coupe au niveau des trois vaisseaux–trachée ; en **C**, coupe au niveau du tronc veineux innominé ; en **D**, coupe au niveau de l'artère sous-clavière droite.
Ao : aorte ; Aoh : aorte horizontale ; AP : artère pulmonaire ; CA : canal artériel ; R : rachis ; VCS : veine cave supérieure ; t : trachée ; TVI : tronc veineux innominé ; 1 : tronc artériel brachiocéphalique ; 2 : carotide gauche ; 3 : sous-clavière gauche ; 4 sous-clavière droite ; 5 : carotide droite ; étoiles : veines jugulaires.

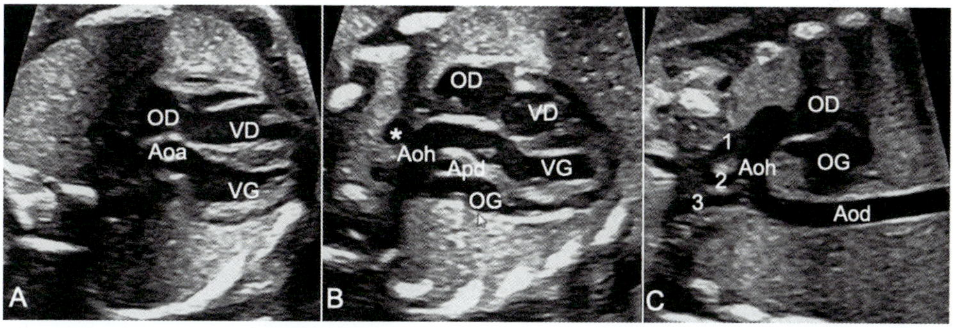

FIGURE 2.24 **Aorte : échographie.**
A. Coupe axiale oblique passant par la valve. **B.** Coupe axiale plus oblique montrant l'aorte ascendante. **C.** Coupe sagittale oblique de la crosse. Aoa : aorte ascendante ; Aod : aorte descendante ; Aoh : aorte horizontale ; Apd : branche droite de l'artère pulmonaire ; VCS : veine cave supérieure ; VD : ventricule droit ; VG : ventricule gauche ; 1 : tronc artériel brachiocéphalique ; 2 : artère carotide gauche ; 3 : artère sous-clavière gauche.

5.2 Artère pulmonaire

L'artère pulmonaire est le vaisseau qui sort du ventricule droit par l'infundibulum, derrière le sternum. Vaisseau horizontal, court et trapu qui se bifurque rapidement en deux branches et se poursuit par le canal artériel qui rejoint l'isthme aortique.

a. Description

L'artère pulmonaire débute par la valve pulmonaire très antérieure, en avant et à gauche de la valve aortique. Le tronc de l'artère pulmonaire se divise rapidement en deux branches, l'artère pulmonaire droite qui se dirige vers le hile pulmonaire droit en passant derrière l'aorte horizontale et l'artère pulmonaire gauche qui se dirige en bas et à gauche. Le tronc pulmonaire après sa bifurcation se continue par le canal artériel qui a un trajet horizontal vers l'arrière pour rejoindre l'isthme aortique en avant et à gauche du rachis.

b. Comment l'étudier en échographie

- Balayage axial du thorax de la coupe des cinq cavités jusqu'aux vaisseaux du cou :
  - en arrière de l'aorte ascendante, on trouve les branches de l'artère pulmonaire, puis le tronc pulmonaire avec sa bifurcation à gauche et en avant de l'aorte (coupe de Yoo; voir figure 2.22D et E), enfin le canal artériel qui se dirige horizontalement vers le bord gauche du rachis, à gauche et en avant de l'aorte horizontale (coupe trois vaisseaux–trachée; voir figure 2.22F).
- Coupe sagittale oblique de la voie d'éjection droite (coupe long axe ventricule droit–artère pulmonaire) :
  - permet de voir la chambre de chasse du ventricule droit (infundibulum), la valve pulmonaire et le tronc pulmonaire avec parfois la bifurcation (voir figure 2.25A et B).
- Coupe axiale oblique ou sagittale paravertébrale gauche passant par la voie droite :
  - déroule l'ensemble de la voie pulmonaire depuis la valve, derrière le sternum, le tronc qui se dirige vers l'arrière, la bifurcation avec le canal artériel qui rejoint l'aorte descendante à l'isthme et l'origine de l'une ou l'autre des branches, voire les deux (voir figure 2.21F).
- Coupe sagittale oblique passant par la crosse de l'aorte :
  - on y voit la branche pulmonaire droite dans la concavité de la crosse (voir figure 2.24B et C).

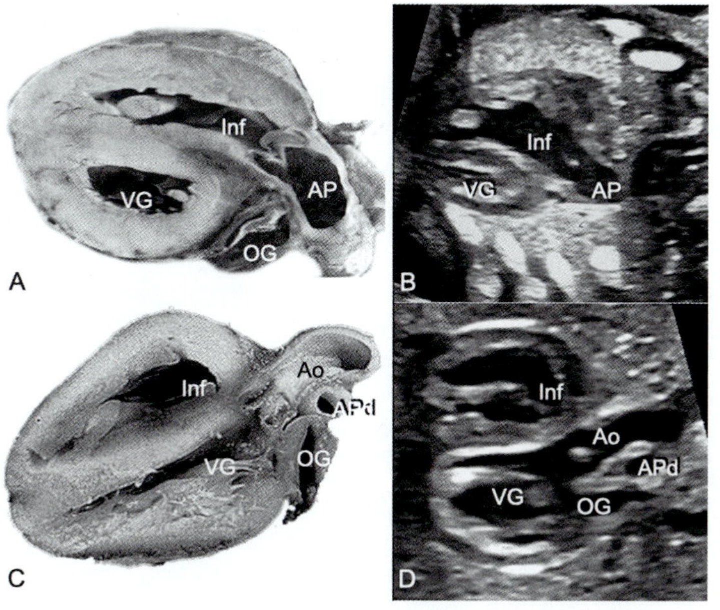

FIGURE 2.25 **Voies d'éjection en long axe (VD-AP et VG-Ao) : images anatomiques et échographie.**
Apd : artère pulmonaire droite; Inf : infundibulum pulmonaire.

6. Structures autour du cœur

6.1 Hiles pulmonaires

Les hiles pulmonaires contiennent les artères pulmonaires, les veines pulmonaires et les bronches souches. Ils sont symétriques, situés en avant, à droite et à gauche du rachis. Ils sont vus en échographie sur la coupe des quatre cavités sous forme de petites images vides d'écho : artères coupées transversalement et veines plus longitudinales (figure 2.26).

6.2 Œsophage

L'œsophage longe le rachis sur son flanc droit, puis descend vers l'avant et la gauche.

Il a en échographie un aspect feuilleté caractéristique mais lorsqu'il est en réplétion (état transitoire lié à la déglutition), il ressemble à un vaisseau, vide d'écho.

Il est visible entre l'oreillette gauche et l'aorte descendante sur la coupe des quatre cavités, en arrière des bronches sur la coupe des trois vaisseaux de Yoo et en arrière de la trachée plus haut (figures 2.26D, E et F et 2.27).

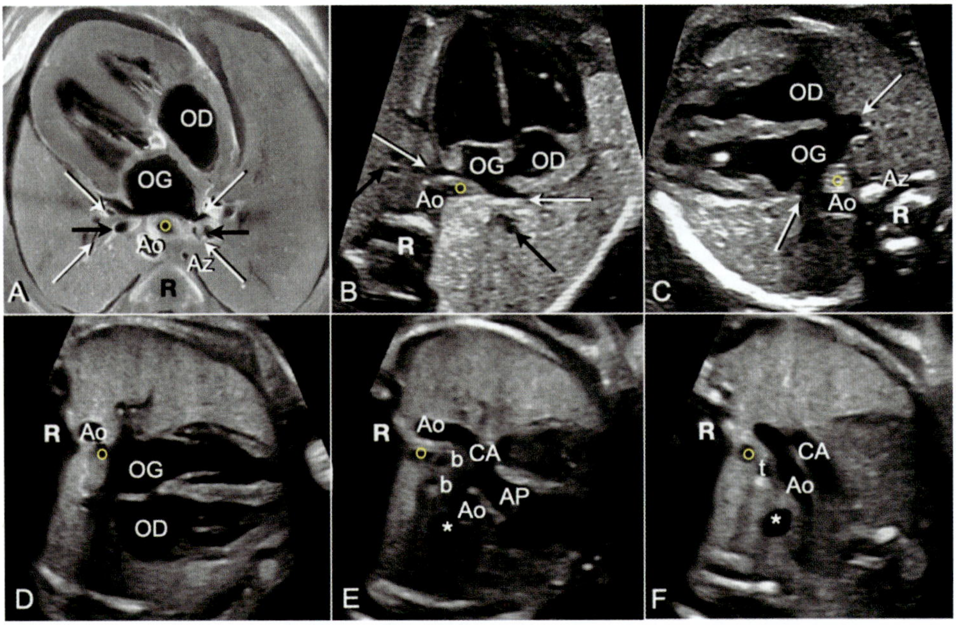

Figure 2.26 **Hiles pulmonaires et œsophage : image anatomique et échographie.**
A. Aspect anatomique en coupe transversale du thorax au niveau de la coupe des quatre cavités. **B, C, D.** Aspect échographique en coupe des quatre cavités. **E, F.** Œsophage sur la coupe de Yoo et la coupe trois vaisseaux trachée. Ao : aorte; AP : artère pulmonaire; Az : veine azygos; B : bronches; CA : canal artériel; R : rachis; t : trachée; Vcs : veine cave supérieure; étoile : œsophage; flèches blanches : veines pulmonaires; flèches noires : artères pulmonaires.

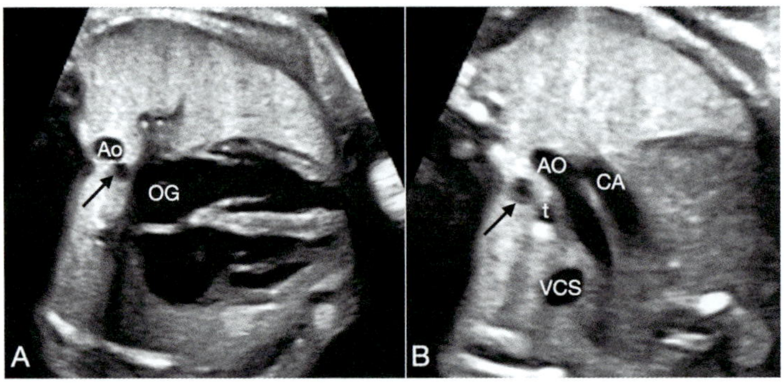

Figure 2.27 **Œsophage en réplétion : échographie**
A. Au niveau de la coupe des quatre cavités. **B.** Au niveau de la coupe trois vaisseaux–trachée. CA : canal artériel; t : trachée; VCS : veine cave supérieure ; flèche noire : oesophage.

Bibliographie

Mori S, Tretter JT, Spicer DE, Bolender DL, Anderson RH. What is the real cardiac anatomy ? Clin Anat 2019;32(3):288–309.

Chapitre 3

Circulation et hémodynamique fœtales

1. Généralités et définitions

Cœur droit et cœur gauche : le cœur est formé de deux parties anatomiquement et physiologiquement différentes :

– le cœur droit, composé des veines systémiques, de l'oreillette droite, du ventricule droit et de l'artère pulmonaire, est destiné après la naissance à recevoir le sang systémique désoxygéné pour le conduire aux poumons ;

– le cœur gauche composé des veines pulmonaires, de l'oreillette gauche, du ventricule gauche et de l'aorte, est destiné à recevoir le sang veineux pulmonaire oxygéné pour l'irrigation de l'ensemble des viscères.

Systole : période de contraction ventriculaire (éjection).

Diastole : période de remplissage ventriculaire.

Pression systolique : pression qui règne dans les ventricules et les artères durant la systole.

Pression diastolique : pression qui règne dans les ventricules et les artères durant la diastole.

Précharge : quantité de sang qui arrive dans une cavité cardiaque.

Postcharge : résistance à la vidange d'un ventricule (résistance vasculaire).

Volume d'éjection systolique : volume de sang éjecté par le ventricule à chaque systole. Dépend de la précharge, des capacités de contraction et de relaxation du myocarde, de la précharge et de la fréquence cardiaque.

Débit cardiaque : c'est la quantité de sang éjectée par les ventricules chaque minute. Il est égal au volume d'éjection systolique multiplié par la fréquence cardiaque par minute.

Dilatation d'une cavité cardiaque : augmentation de longueur des fibres myocardiques donc du diamètre des cavités; elle est proportionnelle à la précharge.

Hypertrophie d'une cavité cardiaque : augmentation de l'épaisseur des parois de la cavité en réaction à la pression à générer; elle est proportionnelle à la pression systolique donc à la postcharge.

Échocardiographie fœtale
© 2022, Elsevier Masson SAS. Tous droits réservés

Insuffisance cardiaque : impossibilité du cœur à assurer un débit cardiaque satisfaisant.

2. Circulation fœtale

L'oxygénation du fœtus est assurée par la circulation placentaire.
Le sang oxygéné de la veine ombilicale rejoint le sang veineux systémique du fœtus au niveau de la veine cave inférieure par le canal d'Arantius.
Le sang du canal d'Arantius est dirigé, par la valvule d'Eustachi, en grande partie vers le foramen ovale et le cœur gauche pour oxygéner au mieux les artères coronaires et le cerveau, et en partie vers le ventricule droit.
Le sang désoxygéné de la veine cave supérieure est préférentiellement dirigé vers le ventricule droit et l'artère pulmonaire qui se poursuit par le canal artériel.
Le sang du canal artériel et une petite partie du sang venu du cœur gauche se retrouvent dans l'aorte descendante pour vasculariser la partie inférieure du fœtus et surtout retourner au placenta par l'intermédiaire des artères ombilicales.
Canal d'Arantius, foramen ovale et canal artériel sont trois structures indispensables à la circulation fœtale.
Grâce à ces trois shunts fœtaux, la circulation du cœur droit et du cœur gauche se fait en parallèle.

Certaines structures sont essentielles à la circulation fœtale

A. Veine ombilicale

Elle apporte au fœtus le sang oxygéné par le placenta. Elle se termine dans le foie au niveau de la veine portale gauche où naît le canal d'Arantius. Le sang veineux ombilical oxygéné se partage donc entre le canal d'Arantius pour le cœur et le système porte pour le foie (figure 3.1A).

La répartition du sang oxygéné et riche en nutriments entre le foie et le cœur est variable avec l'état du fœtus. Normalement la répartition est de 80 % pour le foie et 20 % pour le cœur. En cas d'insuffisance vasculaire placentaire, ce rapport peut s'inverser.

À la naissance, l'arrêt de la circulation dans la veine ombilicale entraîne son oblitération.

B. Canal d'Arantius

Il reçoit le sang oxygéné de la veine ombilicale et se vide dans la veine cave inférieure. La paroi de sa partie proximale est épaisse réalisant une striction. Ce rétrécissement génère une accélération du flux dans le vaisseau. Cette accélération, la position de l'abouchement du canal d'Arantius dans la partie terminale de la veine cave inférieure et l'orientation de la valvule d'Eustachi expliquent la direction préférentielle de son flux vers le foramen ovale.

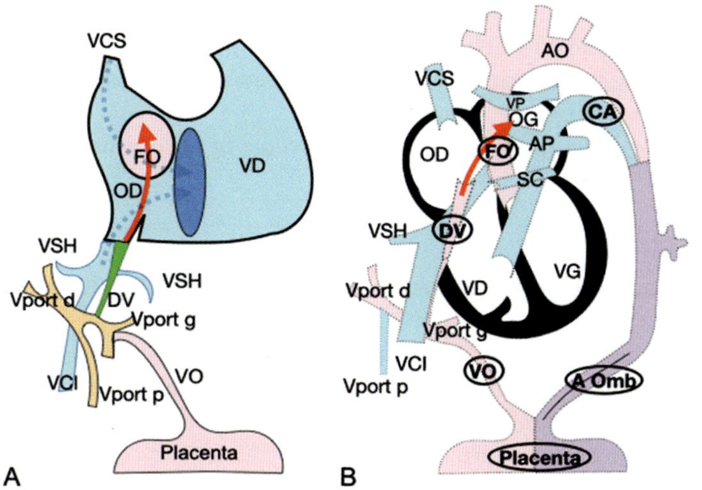

FIGURE 3.1 **Circulation fœtale avec canal d'Arantius, foramen ovale et canal artériel : schémas.**
A Omb : artère ombilicale; CA : canal artériel; DV : ductus venosus (canal d'Arantius); FO : foramen ovale; SC : sinus coronaire; VCI : veine cave inférieure; VCS : veine cave supérieure; VSH : veines sus-hépatiques; VO : veine ombilicale; VP : veine pulmonaire; Vport d : veine porte droite; Vport g : veine porte gauche; Vport p : veine porte principale.

Il est parfois absent, soit par agénésie, soit par fermeture anténatale par « vol vasculaire » lorsqu'une fistule ombilico-porto-cave existe.

À la naissance, le canal d'Arantius, qui était maintenu perméable en grande partie par le débit veineux ombilical, se ferme rapidement après l'arrêt de la circulation fœtoplacentaire.

C. Foramen ovale

La valvule de Vieussens, partie centrale fine du septum primum perforé de l'ostium secundum, permet, lorsqu'elle est refoulée vers l'oreillette gauche par un gradient de pression, un shunt de l'oreillette droite vers l'oreillette gauche (figure 3.1B).

Pendant la vie fœtale, l'oreillette droite, qui reçoit tout le sang veineux systémique du fœtus plus le sang veineux ombilical, a une précharge importante. Du fait des résistances pulmonaires très élevées du poumon fœtal non aéré, la circulation pulmonaire est faible, donc le retour veineux pulmonaire dans l'oreillette gauche est peu important. La précharge de l'oreillette gauche est donc très faible. Cette différence de remplissage des deux oreillettes permet pendant toute la vie fœtale un shunt droite-gauche par le foramen ovale qui contribue à l'essentiel du remplissage du cœur gauche, donc du cerveau, par du sang oxygéné et riche en nutriments.

Il peut se fermer pendant la vie fœtale lorsqu'une malformation cardiaque élève la pression auriculaire gauche.

À la naissance, le rapport de pression s'inverse et le foramen ovale se ferme.

D. Canal artériel

Il est la continuité du tronc de l'artère pulmonaire après sa bifurcation en deux branches.

Les résistances pulmonaires étant très élevées et les résistances de l'aorte descendante où s'abouche le canal artériel plus faibles (résultante des pressions élevées dans le fœtus mais basses dans le placenta), l'essentiel du débit du ventricule droit passe dans le canal artériel.

Grâce au canal artériel, le sang désoxygéné du cœur droit regagne pour sa réoxygénation le placenta par l'intermédiaire de l'aorte descendante et des artères ombilicales.

Il peut se fermer pendant la vie fœtale lors de l'administration de certaines substances comme les anti-inflammatoires non stéroïdiens.

À la naissance, le canal artériel se ferme dans les premiers jours de vie sous l'effet de l'oxygénation pulmonaire.

E. Artères ombilicales

Elles sont au nombre de deux. Branches des artères iliaques internes, elles conduisent le sang du cœur droit et du cœur gauche, réunis au niveau de l'isthme, vers le cordon et le placenta pour son oxygénation.

Il n'existe parfois qu'une seule artère ombilicale.

À la naissance, elles s'oblitèrent après le clampage du cordon, sauf dans leur partie proximale où elles donnent des branches artérielles à destinée pelvienne.

3. Hémodynamique fœtale

Le débit cardiaque dépend de la précharge, de la postcharge, de la capacité de contraction du myocarde et de la fréquence cardiaque.

Le myocarde fœtal est immature donc peu capable de s'adapter aux différentes variations de circulation fœtale.

Comme la circulation fœtale se fait en parallèle, les modifications de circulation sur le cœur droit ou le cœur gauche pourront être compensées par des modifications de circulation du côté opposé : redistribution des flux.

3.1 Cœur droit

A. Précharge

a. Normale

La précharge ou remplissage du ventricule droit dépend du débit dans les veines systémiques du fœtus, du débit veineux ombilical, du fonctionnement des valves tricuspide et pulmonaire et de la perméabilité du foramen ovale (figure 3.2A).

Le débit veineux systémique et le débit veineux ombilical augmentent avec le terme.

b. Pathologie

La précharge du ventricule droit peut augmenter avec l'augmentation du débit veineux systémique ou ombilical (figure 3.3).

B. Postcharge

a. Normale

La postcharge du ventricule droit est une résultante des résistances vasculaires des structures alimentées par le ventricule droit (artère pulmonaire et canal artériel) : les branches de l'artère pulmonaire et les membres inférieurs qui sont à haute résistance, les viscères à résistance variable selon les organes et le placenta à résistance basse. Elle dépend aussi du bon fonctionnement de la valve pulmonaire (figure 3.2B).

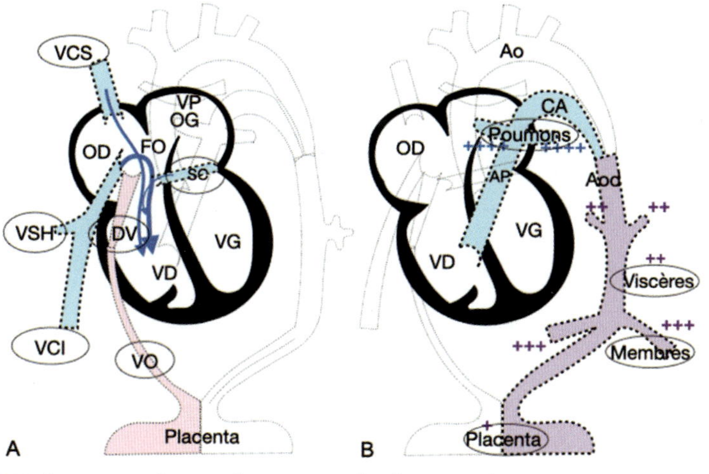

FIGURE 3.2 **Pré- et postcharge du ventricule droit : schéma.**
Ao : aorte; Aod : aorte droite; AP : artère pulmonaire; CA : canal artériel; DV : ductus venosus (canal d'Arantius); FO : foramen ovale; SC : sinus coronaire; VCI : veine cave inférieure; VCS : veine cave supérieure; VSH : veines sus-hépatiques; VO : veine ombilicale; VP : veine pulmonaire.

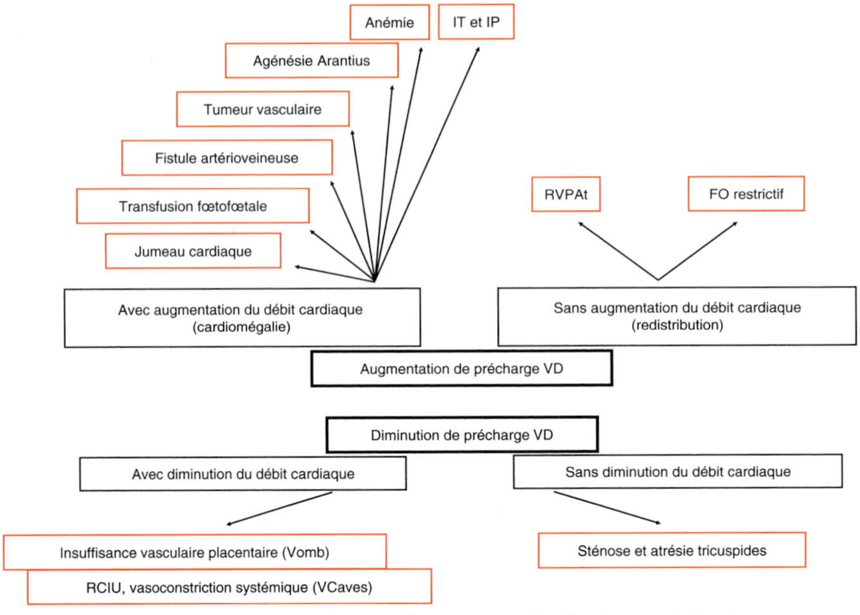

FIGURE 3.3 **Variations de la précharge du ventricule droite : étiologie.**
FO : foramen ovale; IP : insuffisance pulmonaire; IT : insufisance tricuspide; RCIU : retard de croissance intra-utérin; RVPAt : retour veineux pulmonaire anormal total; Vcaves : veines caves; Vomb : veine ombilicale.

La postcharge du ventricule droit évolue peu pendant la grossesse.

b. Pathologie

La postcharge du ventricule droit augmente anormalement en cas d'obstacle sur la valve pulmonaire ou sur le canal artériel, en cas d'hypertension artérielle fœtale (retard de croissance intra-utérin [RCIU] et syndrome transfuseur–transfusé) et en cas d'augmentation des résistances placentaires (figure 3.4).

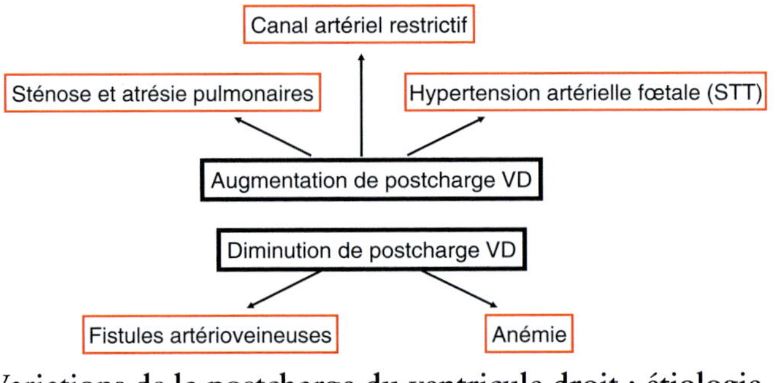

FIGURE 3.4 **Variations de la postcharge du ventricule droit : étiologie.**
STT : syndrome transfuseur–transfusé; VD : ventricule droit.

3.2 Cœur gauche

A. Précharge

a. Normale

La précharge du ventricule gauche dépend du débit dans les veines pulmonaires du fœtus, du shunt par le foramen ovale et du fonctionnement des valves mitrale et aortique.

Le débit veineux pulmonaire faible en début de grossesse augmente légèrement à la fin 2e trimestre.

Le shunt par le foramen ovale augmente régulièrement pendant les deux premiers trimestres et se stabilise au 3e trimestre expliquant la différence de remplissage droit et gauche en fin de grossesse (figure 3.5A).

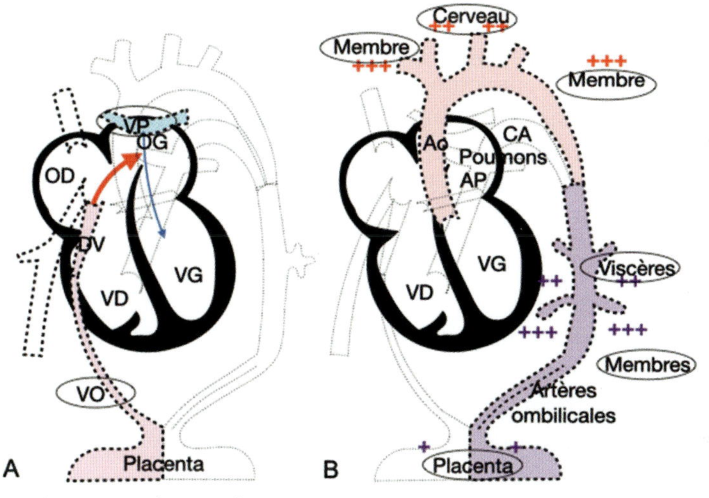

FIGURE 3.5 **Pré- et postcharge du ventricule gauche : schéma.**
Ao : aorte; AP : artère pulmonaire; CA : canal artériel; DV : ductus venosus (canal d'Arantius); VO : veine ombilicale; VP : veine pulmonaire.

b. Pathologie

Le débit veineux pulmonaire peut augmenter anormalement en cas de fistule artérioveineuse pulmonaire et il est nul en cas de retour veineux pulmonaire anormal total.

Le shunt par le foramen ovale augmente anormalement dans toutes les pathologies où la précharge et/ou la postcharge du ventricule droit augmentent, par redistribution des flux; il diminue, voire s'annule, dans toutes les pathologies gauches qui augmentent la pression dans l'oreillette gauche (figure 3.6).

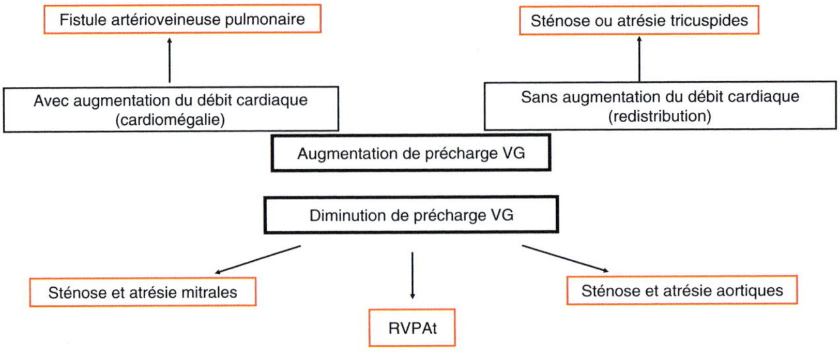

FIGURE 3.6 **Variations de la précharge du ventricule gauche : étiologie.**
RVPAt : retour veineux pulmonaire anormal total.

B. Postcharge

a. Normale

La postcharge du ventricule gauche est une résultante des résistances des structures alimentées par le ventricule gauche : les membres supérieurs à haute résistance, le cerveau à résistance plutôt élevée et l'aorte descendante avec comme pour le ventricule droit, les viscères à résistance variable selon les organes et le placenta à résistance basse. Elle dépend aussi du bon fonctionnement de la valve aortique (figure 3.5B).

b. Pathologie

La postcharge du ventricule gauche augmente en cas d'obstacle valvulaire aortique et d'hypertension artérielle fœtale. La postcharge du ventricule gauche est peu modifiée par l'augmentation des résistances vasculaires placentaires car contrebalancée par la diminution secondaire des résistances cérébrales par vasodilatation (figure 3.7).

3.3 Redistribution du débit cardiaque chez le fœtus

Le débit cardiaque est égal au volume d'éjection systolique multiplié par la fréquence cardiaque par minute. Le volume d'éjection systolique dépend de la précharge du ventricule et de sa capacité de distension (fonction diastolique). Il dépend de la force contractile du ventricule (fonction systolique) et de la postcharge (figure 3.8).

Chez l'adulte, l'augmentation de la précharge et de la fréquence cardiaque augmente le débit cardiaque.

Le myocarde fœtal est immature, ses capacités de relaxation sont limitées, une augmentation importante de précharge sera mal tolérée; il est peu capable d'augmenter sa force contractile, s'adapte donc mal aux modifications de postcharge.

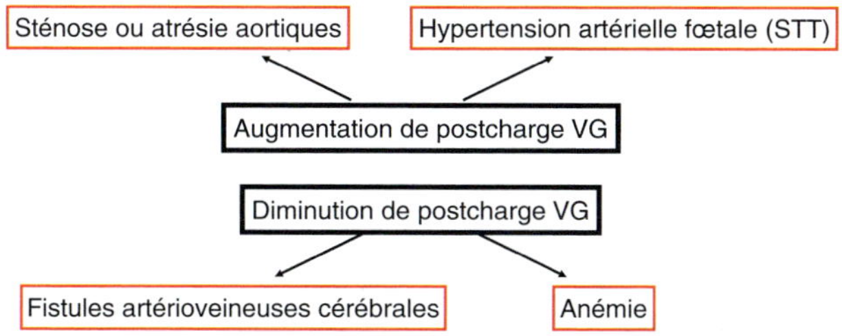

FIGURE 3.7 **Variations de la postcharge du ventricule gauche : étiologie**
STT : syndrome transfuseur–transfusé; VD : ventricule gauche.

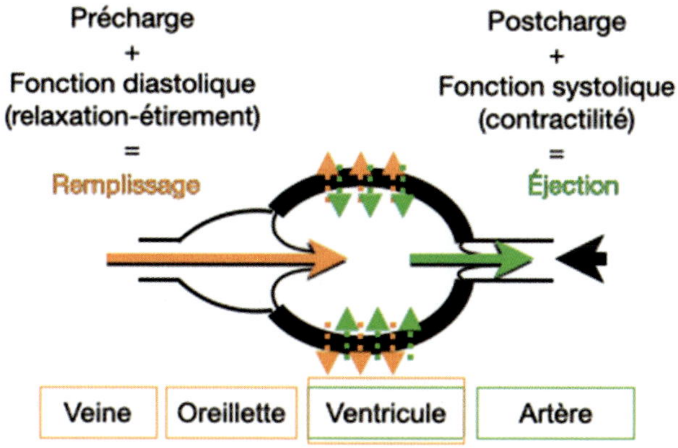

FIGURE 3.8 **Volume d'éjection systolique : schéma.**

L'augmentation de la fréquence cardiaque n'augmente le débit cardiaque que si la fréquence reste proche des limites physiologiques, moins de 200 battements/min.

En revanche, il existe chez le fœtus dans des conditions pathologiques une possibilité, grâce aux shunts intracardiaques, de variation de fonctionnement de chaque ventricule; on parle de redistribution des flux (figure 3.9) : toute gêne à l'écoulement du sang dans le cœur droit va augmenter le shunt auriculaire et augmenter le débit cardiaque gauche; toute gêne à l'écoulement dans le cœur gauche va privilégier la circulation dans le cœur droit et augmenter son débit.

Le débit cardiaque fœtal augmente avec la croissance fœtale mais le débit cardiaque combiné des deux ventricules reste stable, à environ 500 mL par kilogramme et par minute. En fin de grossesse, le ventricule droit assure 65 % de ce débit et le ventricule gauche, 35 %. Les deux cœurs sont de taille voisine avec une légère prédominance pour le cœur droit.

En situation normale, la postcharge des deux ventricules est voisine, le travail des deux ventricules est voisin, le myocarde des deux ventricules est donc d'épaisseur voisine.

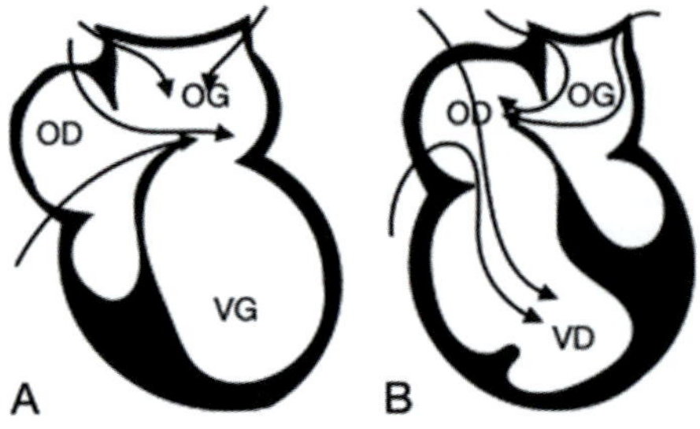

FIGURE 3.9 **Redistribution des flux : schéma.**
A. Pathologie obstructive du cœur droit, redistribution des flux vers le cœur gauche.
B. Pathologie obstructive du cœur gauche, redistribution vers le cœur droit.

4. Variations hémodynamiques à la naissance

Après la naissance, la pression pulmonaire diminue et le cœur droit diminue son travail.
La pression ventriculaire gauche augmente et le cœur gauche augmente son travail.
Les shunts fœtaux – canal d'Arantius, foramen ovale et canal artériel – se ferment, la circulation des deux cœurs se fait en série.

4.1 Cœur droit

À la naissance, le clampage du cordon prive le nouveau-né de sa source maternelle d'oxygénation et la respiration se met en route.

Sous l'effet de la respiration qui déploie et oxygène les alvéoles, les artérioles pulmonaires se dilatent et les résistances vasculaires pulmonaires baissent rapidement. De ce fait, dès les premières heures de vie, la postcharge du ventricule droit baisse entraînant une baisse de son travail de sa pression donc de sa masse musculaire. Cette baisse, importante dans les premiers jours de vie, se poursuivra progressivement pendant tout le premier mois.

Le cœur droit privé du retour veineux ombilical diminue sa précharge, donc dès la naissance le cœur droit diminue son volume et son diamètre (figure 3.10A).

4.2 Cœur gauche

À la naissance, avec la disparition du placenta et de ses résistances basses, la postcharge du ventricule gauche augmente brutalement. Le myocarde ventriculaire gauche doit augmenter son travail pour assurer une pression systolique normale.

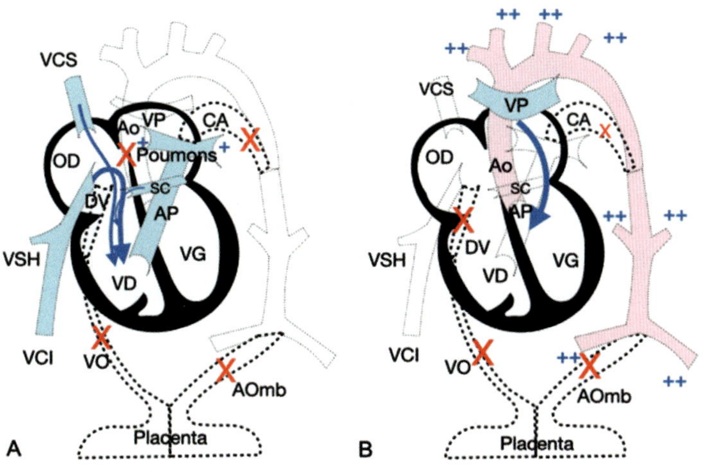

FIGURE 3.10 **Modifications hémodynamiques à la naissance : schéma.**
A. Pré- et postcharge du cœur droit. **B.** Pré- et postcharge du cœur gauche.
AOmb : artère ombilicale; CA : canal artériel; DV : ductus venosus (canal d'Arantius); SC : sinus coronaire; VCI : veine cave inférieure; VCS : veine cave supérieure; VSH : veines sus-hépatiques; VO : veine ombilicale; VP : veine pulmonaire.

La maturation du myocarde se fait en quelques jours et sa capacité contractile augmente rapidement. Le myocarde ventriculaire gauche s'épaissit.

Le débit veineux pulmonaire, peu important pendant la vie fœtale, augmente rapidement avec la baisse des résistances pulmonaires. La pression dans l'oreillette gauche augmente et le foramen ovale se ferme. L'augmentation du retour veineux pulmonaire est donc compensée par la disparition du shunt auriculaire et la précharge du ventricule gauche est peu modifiée (figure 3.10B).

5. Hémodynamique fœtale dans les malformations cardiaques

L'hémodynamique particulière du fœtus lui permet le plus souvent une bonne adaptation aux cardiopathies congénitales. Les modifications hémodynamiques importantes liées à la naissance doivent être prises en compte pour prévoir l'état clinique d'un nouveau-né atteint d'une malformation cardiaque.

5.1 Shunts isolés

Une communication anormale entre les deux ventricules ou les deux vaisseaux est un shunt. Le sens du shunt se fait toujours de la pression la plus élevée vers la pression la plus basse (figure 3.11).

a. Avant la naissance

Sauf pour les shunts artérioveineux, l'existence de communications anormales n'a aucune conséquence sur la circulation fœtale, les shunts anormaux ne font que s'ajouter aux shunts déjà existants et ne modifient pas la répartition des flux sanguins.

b. Après la naissance

L'augmentation de la pression gauche et la diminution progressive de la pression droite créent un gradient de pression de part et d'autre de la communication et l'apparition d'un shunt gauche-droite. Il a pour conséquence l'augmentation de la précharge des deux ventricules et l'apparition progressive d'une insuffisance cardiaque congestive, généralement vers l'âge de 15 jours.

Parfois les résistances vasculaires pulmonaires restent élevées, dans ce cas il n'y a pas de shunt du fait de l'égalité de pression de part et d'autre de la communication; la malformation reste alors méconnue si elle n'a pas été dépistée avant la naissance avec un risque d'évolution vers l'hypertension artérielle pulmonaire (HTAP) fixée.

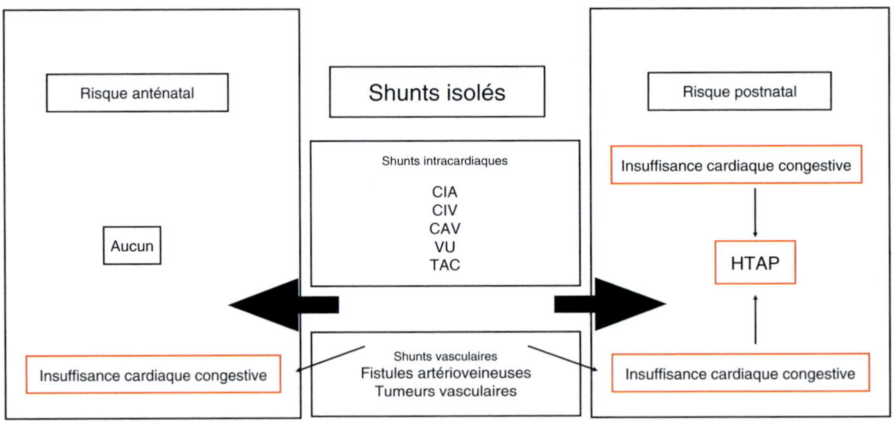

FIGURE 3.11 **Évolution des shunts isolés.**
CAV : canal atrioventriculaire; CIA : communication interauriculaire; CIV : communication interventriculaire; HTAP : hypertension artérielle pulmonaire; TAC : tronc artériel commun; VU : ventricule unique.

5.2 Obstacles valvulaires

A. Sténose ou atrésie tricuspides (figure 3.12)

a. Avant la naissance

La gêne à la vidange de l'oreillette droite vers le ventricule droit par un obstacle entraîne une augmentation de la pression de l'oreillette droite. Le shunt par le foramen ovale augmente et le flux est redistribué vers le cœur gauche. Si la redistribution du flux est insuffisante, l'augmentation de pression dans l'oreillette droite et dans les veines afférentes peut être responsable d'une anasarque.

Le remplissage du ventricule droit dépend en cas de sténose tricuspide de l'importance du flux la traversant. En cas d'atrésie tricuspide, le remplissage du ventricule droit dépend de la taille de la communication interventriculaire (CIV) toujours associée.

La vascularisation pulmonaire dépend des possibilités de remplissage du ventricule droit et du canal artériel rétrograde.

b. Après la naissance

La pression reste élevée dans l'oreillette droite, le foramen ovale reste perméable, la cardiopathie est cyanogène. Le degré de cyanose dépend de la vascularisation pulmonaire après fermeture du canal artériel.

Parfois un foramen ovale restrictif conduit à la défaillance cardiaque droite par élévation importante de la pression veineuse (voir figure 3.12).

B. Sténose ou atrésie mitrales (figure 3.13)

a. Avant la naissance

Une gêne à la vidange de l'oreillette gauche vers le ventricule gauche, qu'elle soit due à une pathologie mitrale ou secondaire à un obstacle aortique, entraîne rarement une fermeture du foramen ovale, mais le plus souvent une inversion du shunt auriculaire et la redistribution du flux veineux pulmonaire vers la

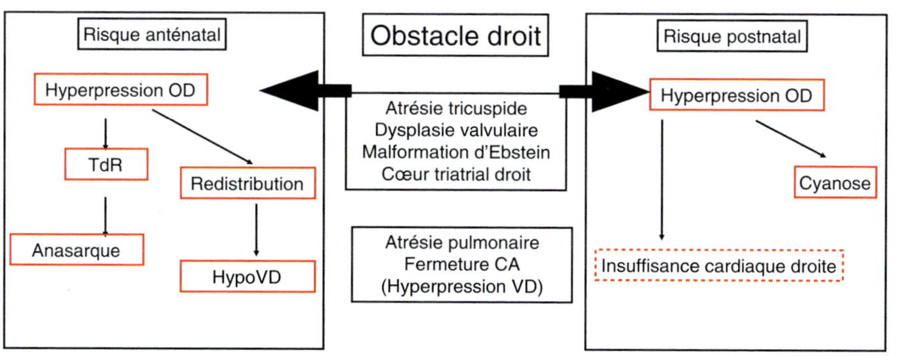

FIGURE 3.12 **Évolution des pathologies droites sans shunt.**
CA : canal artériel; TdR : troubles du rythme.

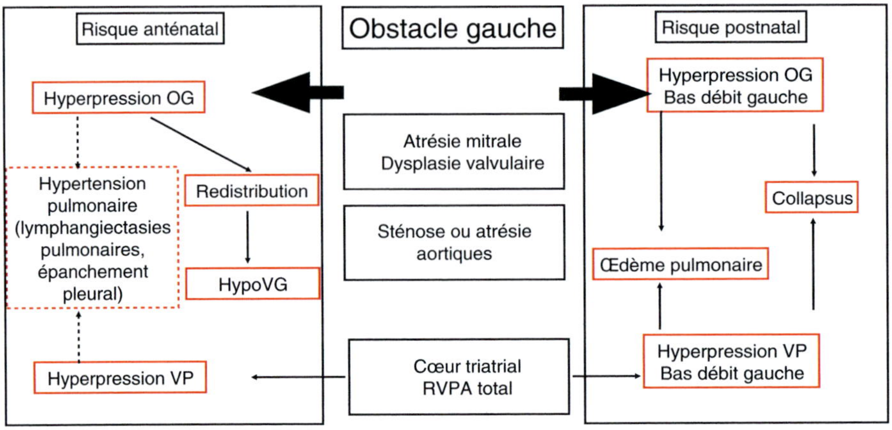

FIGURE 3.13 **Évolution des obstacles gauches isolés.**
RVPA : retour veineux pulmonaire anormal; VP : veine pulmonaire.

droite. Si le foramen ovale est restrictif, la pression veineuse pulmonaire s'élève avec risque de lymphangiectasies pulmonaires et/ou d'épanchements pleuraux (exceptionnels).

Le remplissage du ventricule gauche dépend du flux mitral dans les sténoses et de l'existence ou non d'une CIV dans les atrésies. Le ventricule est toujours de petite taille, voire inexistant, en cas d'atrésie mitrale isolée.

b. Après la naissance

La circulation systémique est essentiellement assurée par le ventricule droit via le canal artériel. À la fermeture du canal artériel, un bas débit systémique apparaît en cas d'obstacle mitral et/ou aortique sévère.

En cas de foramen ovale restrictif, l'hyperpression veineuse pulmonaire entraîne un œdème pulmonaire avec hypertension pulmonaire et une hypoxémie réfractaire avec bas débit systémique rapidement mortels.

C. Sténose ou atrésie pulmonaires (voir figure 3.12)

a. Avant la naissance

L'augmentation de la postcharge du ventricule droit entraîne une augmentation de sa pression systolique et une hypertrophie. L'augmentation de pression ventriculaire droite est rapidement responsable d'une fuite valvulaire tricuspide. La pression auriculaire droite augmente et le shunt par le foramen ovale augmente. Si la redistribution du flux par le foramen ovale est insuffisante, l'augmentation de pression dans l'oreillette droite et dans les veines afférentes peut être responsable d'une anasarque. Si l'atrésie existe dès les premières semaines de gestation, le shunt précoce par le foramen ovale limite le remplissage du ventricule droit qui ne grandit pas et évolue vers une hypoplasie du ventricule droit.

b. Après la naissance

L'hémodynamique est inchangée avec un shunt droite-gauche par le foramen ovale qui reste perméable (cardiopathie cyanogène). La cyanose sera importante si le débit pulmonaire est faible (ou nul) après la fermeture du canal artériel (voir figure 3.12).

D. Sténose ou atrésie aortiques (voir figure 3.13)

a. Avant la naissance

L'augmentation de la postcharge du ventricule gauche entraîne une augmentation de la pression systolique et une hypertrophie myocardique. L'oreille gauche se vidant mal, sa pression augmente, le shunt auriculaire diminue, voire s'inverse. La valve mitrale étant une valve étanche, il faudra attendre une dilatation importante du ventricule gauche par défaillance myocardique pour qu'apparaisse une fuite. Si l'atrésie aortique existe dès les premières semaines de gestation, le shunt gauche-droite précoce par le foramen ovale limite le remplissage du ventricule gauche que ne grandit pas et devient hypoplasique.

b. Après la naissance

Le ventricule droit va assurer tout ou partie de la vascularisation systémique via le canal artériel. À sa fermeture, le ventricule gauche devra faire face à une postcharge très importante avec un risque de défaillance myocardique et de bas débit d'autant plus important que l'obstacle est serré. Dans les atrésies, la fermeture du canal artériel interrompt la circulation aortique.

Dans toutes ces pathologies obstructives, on retrouvera, en échographie, une anomalie de taille, d'épaisseur ou de contractilité des cavités cardiaques. Toutes ces malformations ayant un retentissement hémodynamique fonction de leur sévérité et de leur précocité d'apparition, elles ont un aspect échographique qui peut être très variable et sont susceptibles d'évoluer pendant la grossesse.

5.3 Shunts avec obstacles

A. Shunts avec obstacle sur le cœur droit

Un shunt entre deux cavités se faisant toujours de la pression la plus élevée vers la plus faible, un obstacle droit en augmentant la pression à droite est responsable d'un shunt droite-gauche (figure 3.14).

a. Avant la naissance

Il n'y a habituellement pas de conséquence, l'adaptation se fait par redistribution des flux : shunt droite-gauche auriculaire et canal artériel rétrograde si l'obstacle est serré.

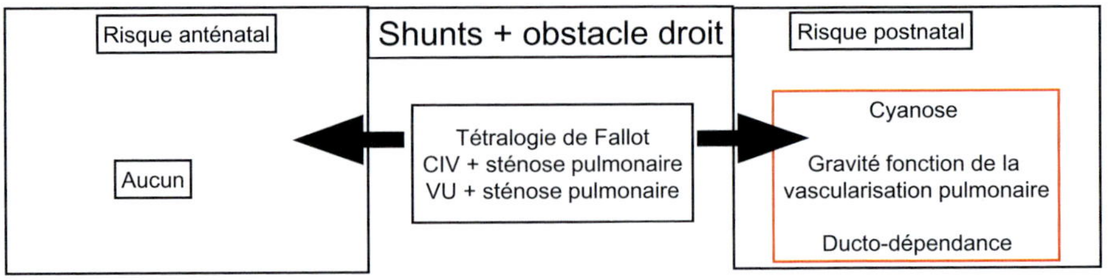

Figure 3.14 **Évolution des shunts avec obstacles droits.**
CIV : communication interventriculaire; VU : ventricule unique.

b. Après la naissance

le shunt droite-gauche persiste, responsable d'une cyanose. Il est important d'évaluer avant la naissance le risque de ducto-dépendance.

B. Shunts avec obstacle sur le cœur gauche

L'obstacle gauche entraîne une élévation de la pression gauche, donc majore le shunt gauche-droite (figure 3.15).

a. Avant la naissance

L'adaptation se fait par redistribution des flux habituellement sans conséquence.

b. Après la naissance

Le shunt gauche-droite apparaît rapidement avec une insuffisance cardiaque congestive plus précoce que dans les shunts isolés. Le risque d'hypertension artérielle pulmonaire est d'autant plus important que l'obstacle est sévère.

5.4 Fuites valvulaires

A. Fuite valvulaire tricuspide

Elle augmente la précharge dans le cœur droit avec une dilatation des cavités cardiaques (figure 3.16).

a. Avant la naissance

Un risque d'anasarque est important si la pression auriculaire est élevée. La dilatation de l'oreillette droite favorise les troubles du rythme toujours mal tolérés.

b. Après la naissance

La diminution du débit et de la pression dans le cœur droit améliore les conditions hémodynamiques et peut permettre la régression de l'insuffisance cardiaque droite.

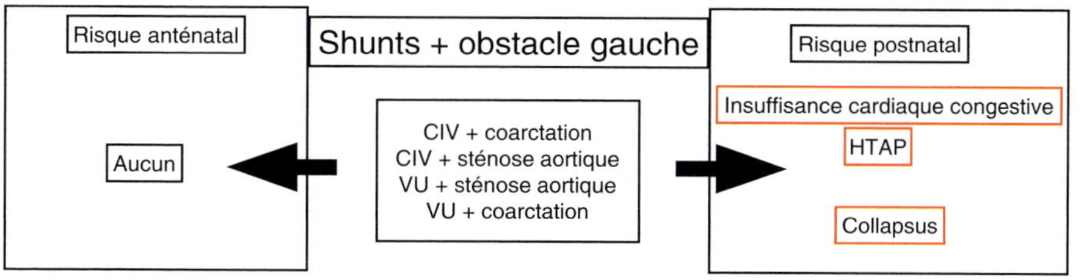

Figure 3.15 **Évolution des shunts avec obstacle gauche.**
CIV : communication interventriculaire; HTAP : hypertension artérielle pulmonaire; VU : ventricule unique.

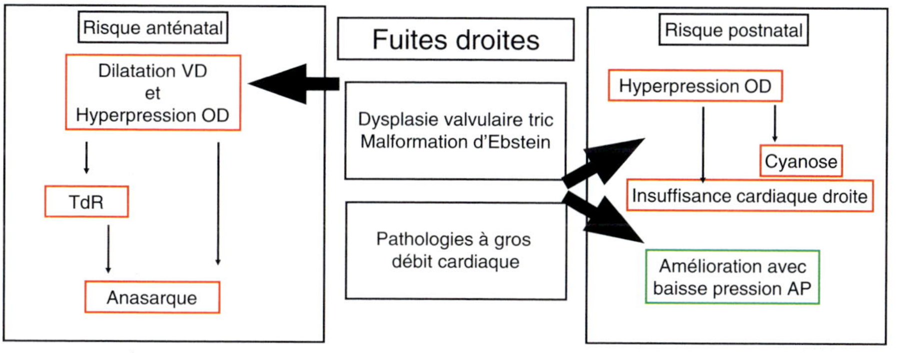

Figure 3.16 **Évolution fuites droites.**
AP : artère pulmonaire; OD : oreillette droite; TdR : troubles du rythme; tric : tricuspide; VD : ventricule droit.

B. Fuite valvulaire pulmonaire

Elle est rare sauf dans l'agénésie des valves pulmonaires.

a. Avant la naissance

Si elle est importante, elle a les mêmes conséquences qu'une fuite tricuspide avec risque d'anasarque.

Elle peut être fonctionnelle en cas de fuite tricuspide sévère.

b. Après la naissance

Comme la fuite tricuspide, elle a tendance à diminuer avec la baisse des résistances pulmonaires.

Dans les fuites tricuspides sévères, la persistance d'une fuite pulmonaire fonctionnelle est redoutable, responsable d'une cyanose réfractaire et d'un bas débit gauche (shunt circulaire).

C. Shunts extracardiaques

Dans un shunt extracardiaque (fistule artérioveineuse cérébrale, hépatique, placentaire… ; tumeur vasculaire), il y a dès la période anténatale une différence de pression entre l'artère et la veine, donc une augmentation importante de la précharge responsable d'une augmentation importante du débit cardiaque fœtal (voir figure 3.11).

a. Avant la naissance

Le retentissement sur les structures cardiaques dépend de la répartition de ce débit sur le cœur droit et le cœur gauche :

- dilatation globale des cavités si la répartition est symétrique;
- dilatation prédominant sur les cavités droites si la taille du foramen ovale limite le passage à gauche.

Le myocarde fœtal s'adapte mal à l'élongation des fibres myocardiques avec un risque d'insuffisance cardiaque. Une dilatation sévère des cavités cardiaques peut entraîner une distension des anneaux valvulaires, responsable d'une fuite des valves auriculoventriculaires qui aggrave ce risque.

b. Après la naissance

Le shunt peut s'aggraver et être responsable d'une insuffisance cardiaque sévère sauf si l'on peut le supprimer par embolisation ou chirurgicalement.

Bibliographie

Fouron JC, Skoll A. Medecine of the fetus and mother. Philadelphia: A. Reece and JC. Hobbins edition; 1999.

Friedman AH, Fahey JT. The transition from fetal to neonatal circulation: normal responses and implications for infants with heart diseases. Semin Perinatol 1993;17(2):106–21.

Kiserud T, Rasmussen S. Ultrasound assessment of the fetal foramen ovale. Ultrasound Obstet Gynecol 2001;17(2):119–24.

Kleinman CS. Cardiovascular physiologie of the human fetus. Progress in Pediatric Cardiologie 1996;5:123–34.

Liu L, Wang H, Cui C, Li Y, Liu Y, Wang Y, et al. Prenatal echocardiographic classification and prognostic evaluation strategy in fetal pulmonary atresia with intact ventricular septum. Medicine (Baltimore) 2019;98(42), e17492.

Ong CW, Ren M, Wiputra H, Mojumder J, Chan WX, Tulzer A, et al. Biomechanics of human fetal hearts with critical aortic stenosis. Ann Biomed Eng 2021;49(5):1364–79.

PARTIE II

Technique échographique – dépistage des cardiopathies

Plan

Chapitre 4
Technique échocardiographique chez le fœtus

1. Échographie bidimensionnelle

1.1 Principes de base

A. Réglages

- Indispensables :
  - ajustement de la focale sur la zone d'intérêt;
  - diminution de la largeur du champ.
- Variables car diminuant la profondeur étudiée :
  - augmentation de la fréquence d'émission de la sonde;
  - augmentation de la cadence image.
- Variables avec l'échogénicité de chaque patiente :
  - augmentation du gain;
  - augmentation du contraste.

B. Analyse

Le cœur étant une structure en perpétuel mouvement, son étude en direct est difficile. Il est prudent d'étudier chaque coupe en cinéloop sur une boucle au ralenti ou image par image.

C. Images

Après avoir trouvé une fenêtre acoustique, le cœur doit être étudié et photographié au sein du thorax qui doit occuper au moins les deux tiers de l'écran.

1.2 Latéralisation de la sonde

Le repère de latéralisation situé sur la sonde doit être du même côté que le point de latéralisation situé sur l'écran.

© 2022, Elsevier Masson SAS. Tous droits réservés

1.3 Latéralisation du fœtus

Il existe plusieurs méthodes pour apprendre à localiser les côtés droit et gauche du fœtus, préalable à tout examen échographique.

Une parmi d'autres : la main gauche tient le fœtus en position céphalique dos postérieur, la main droite, le fœtus en position podalique dos postérieur. Le pouce localise le côté gauche du fœtus que l'on peut suivre en faisant pivoter les mains (figure 4.1).

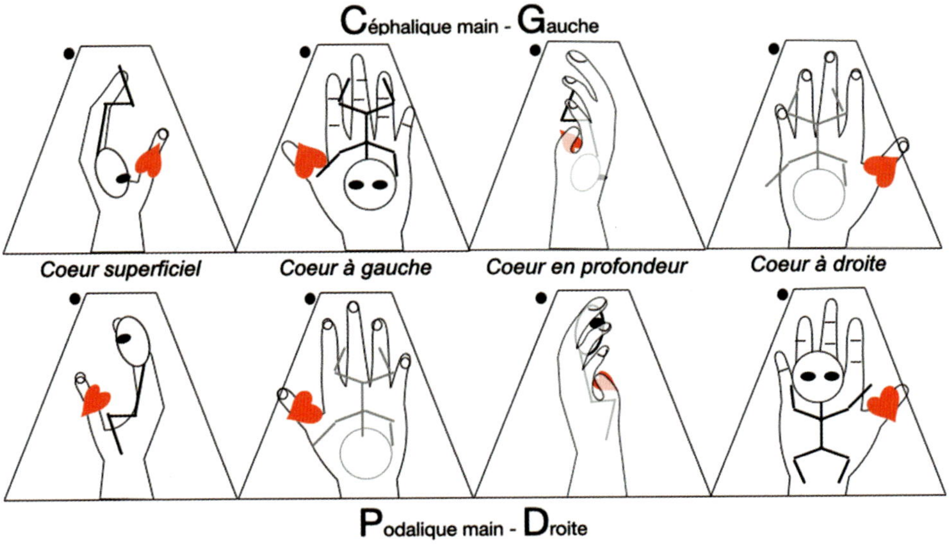

FIGURE 4.1 **Latéralisation du fœtus.**
D : droite; G : gauche.

1.4 Mouvements de sonde

Deux éléments importants sont à connaître pour comprendre les manipulations de la sonde : l'axe de la sonde et l'axe des ultrasons (figure 4.2).

Il existe quatre types de mouvement de sonde (figure 4.3).

A. Glissement

La sonde se déplace de façon :
- aléatoire pour la recherche d'une fenêtre;
- dirigée dans l'axe de la sonde ou perpendiculairement à l'axe de la sonde pour balayer une structure (figure 4.4).

B. Pivotement (rotation)

La sonde tourne sur elle-même autour de l'axe des ultrasons (visse dans le sens horaire ou dévisse dans le sens antihoraire). Sert à ajuster une coupe dans un axe donné (figure 4.5A) et à explorer une structure dans différents axes (figure 4.5B).

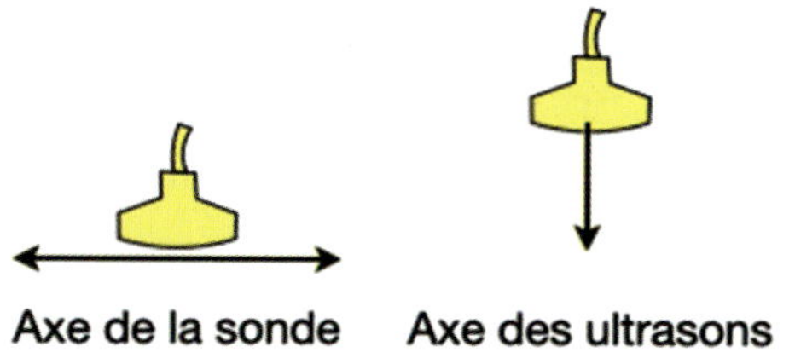

FIGURE 4.2 **Différents axes en échographie.**
1 : axe de la sonde; 2 : axe des ultrasons.

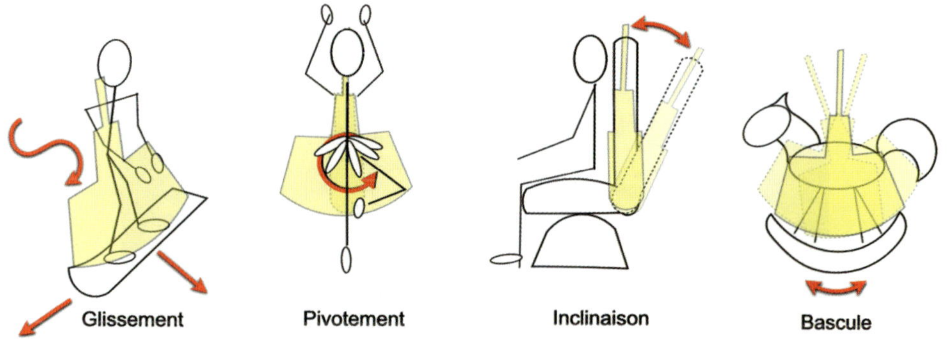

FIGURE 4.3 **Mouvements de sonde.**

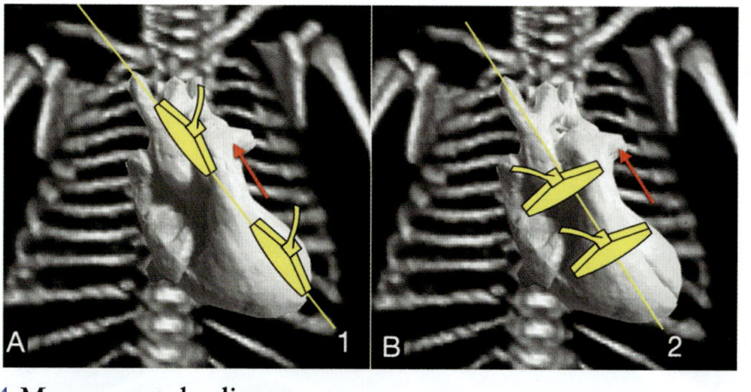

FIGURE 4.4 **Mouvement de glissement.**
1 : glissement dans l'axe de la sonde; 2 : glissement dans un axe perpendiculaire à la sonde.

C. Inclinaison

La sonde oscille perpendiculairement à son axe. L'inclinaison permet, comme le glissement perpendiculaire, le balayage d'une structure mais sans modifier l'emplacement de la sonde donc en gardant la même fenêtre (figure 4.6).

D. Bascule (roulis)

La sonde oscille sur son axe. La bascule sert à centrer une image sans modifier l'emplacement de la sonde, donc en gardant la même fenêtre (figure 4.7).

Il est souvent nécessaire d'associer deux mouvements. Le glissement dans l'axe de la sonde associé à une bascule de la sonde permet de tourner autour de la structure pour l'examiner dans des abords différents tout en la gardant comme cible (figure 4.8).

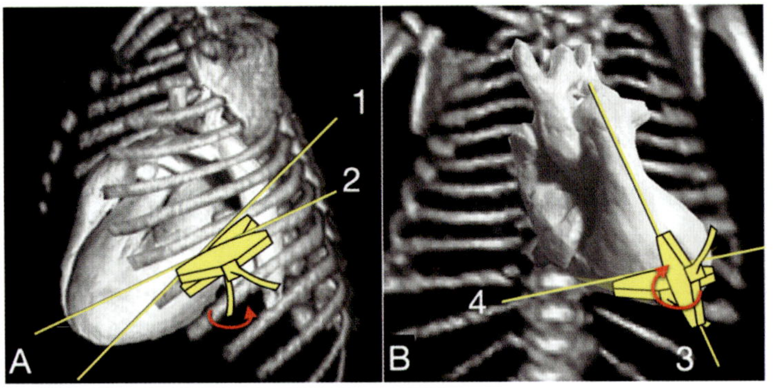

FIGURE 4.5 **Mouvement de pivotement.**
1 et 2 : recherche d'une coupe des quatre cavités. Pivotement de 15° pour trouver la coupe axiale passant dans l'espace intercostal; 3 et 4 : pivotement à 90° pour passer d'une coupe axiale à une coupe sagittale.

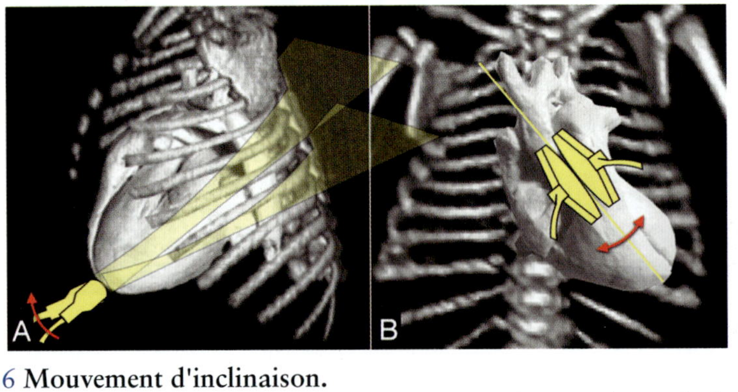

FIGURE 4.6 **Mouvement d'inclinaison.**
A. Inclinaison de sonde caudo-crâniale, vue de profil. **B.** Inclinaison de sonde de droite à gauche, vue de face.

Tout mouvement de sonde doit être pensé pour atteindre son but et limiter ainsi le temps d'examen.

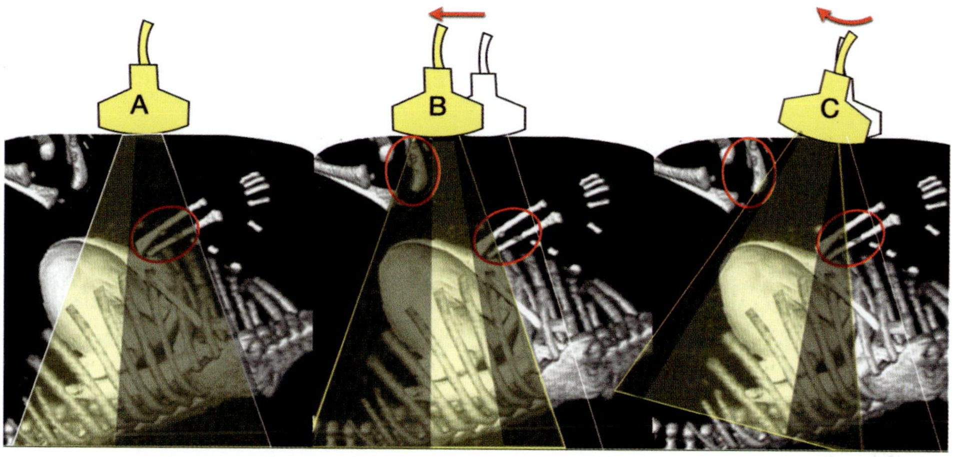

FIGURE 4.7 **Mouvement de bascule.**
A. Image mal centrée et cône d'ombre lié au membre supérieur. **B.** Tentative de centrage de l'image par glissement, le membre inférieur va ajouter un cône d'ombre. **C.** Centrage de l'image par bascule, permet d'éviter au mieux les deux membres.

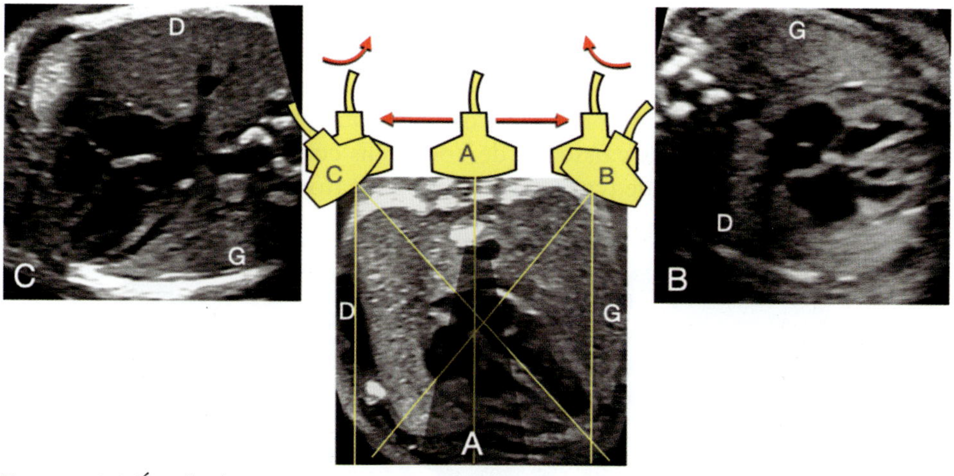

FIGURE 4.8 **Étude d'une structure par des abords différents.**
A. Fœtus dos antérieur, exploration gênée par l'ombre du rachis. **B.** Abord latéral grâce au déplacement de la sonde par glissement, puis au recentrage par bascule; **C.** Abord basal par glissement et bascule dans l'autre sens. D : droite; G : gauche.

1.5 Incidences de coupe

Elles permettent d'étudier l'ensemble du cœur : coupe des quatre cavités et voies d'éjection.

- La coupe des quatre cavités est toujours une coupe axiale du thorax dans le sixième espace intercostal, seule la voie d'abord apicale, basale ou latérale peut varier.
- Les voies d'éjection peuvent être étudiées dans plusieurs incidences :
  - coupes axiales du thorax sur les coupes des trois vaisseaux;
  - coupes axiales obliques sur la voie d'éjection gauche et la voie d'éjection droite;
  - coupes sagittales, long axe et petit axe de l'éjection droite ou gauche.

A. Coupes axiales du thorax (coronales du cœur)

Balayage du cœur depuis la coupe abdominale transverse jusqu'au médiastin supérieur. Elles explorent l'ensemble du volume cardiaque de bas en haut, en le reconstituant étage par étage.

Elles sont obtenues soit par inclinaison, soit par glissement de la sonde (figure 4.9).

Selon la position du fœtus, on obtiendra des coupes apicales si le dos du fœtus est plutôt postérieur, basales si le dos du fœtus est plutôt antérieur et latérales si le dos est droit ou gauche (voir plus loin figure 4.22).

Ces coupes, réalisables quelle que soit la position fœtale, permettent l'étude :

- du situs abdominal sur la coupe abdominale transverse;
- de l'étage d'admission par la coupe des quatre cavités;
- des voies d'éjection par une succession de trois incidences : voie de sortie du ventricule gauche (coupe des cinq cavités), puis voie de sortie du ventricule droit (coupe des trois vaisseaux de Yoo), puis confluence des vaisseaux au niveau de l'isthme aortique (coupe des trois vaisseaux–trachée).

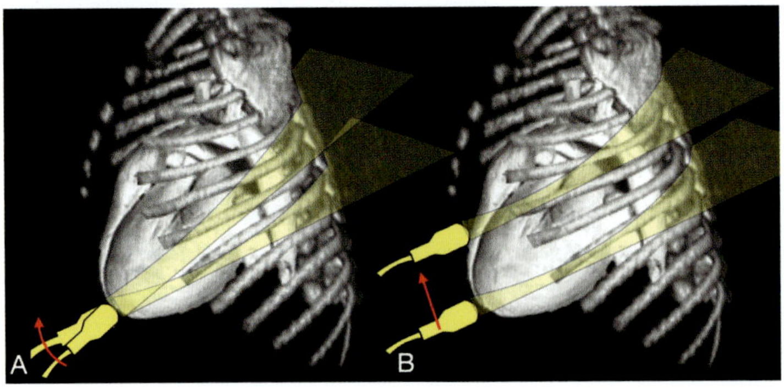

FIGURE 4.9 **Coupes axiales du thorax à partir de la coupe des quatre cavités.**
A. Par inclinaison de la sonde. **B.** Par glissement de la sonde.

a. Situs abdominal

- Coupe axiale stricte de l'abdomen un peu en dessous du diaphragme à un niveau où sont visibles l'estomac, l'aorte descendante et la veine cave inférieure (figure 4.10A).
- Permet de définir le situs abdominal.
- Critères de qualité : abdomen rond, symétrique.

b. Coupe des quatre cavités

- Coupe axiale du thorax dans le sixième espace intercostal, donc légèrement oblique d'avant en arrière (figure 4.10B).
- Permet l'étude du situs cardiaque, de la position du cœur et de toutes les structures de l'étage d'admission.
- Critères de qualité : thorax rond symétrique. Passe par la pointe du cœur, l'ouverture des valves auriculoventriculaires et le massif auriculaire; rachis et aorte descendante visibles.

c. Coupe de la chambre de chasse du ventricule gauche ou coupe des cinq cavités

- Coupe axiale du thorax située au niveau de la valve du vaisseau qui sort du ventricule gauche, obtenue à partir de la coupe des quatre cavités par une légère inclinaison ou un léger glissement de la sonde vers la tête fœtale (figure 4.10C).

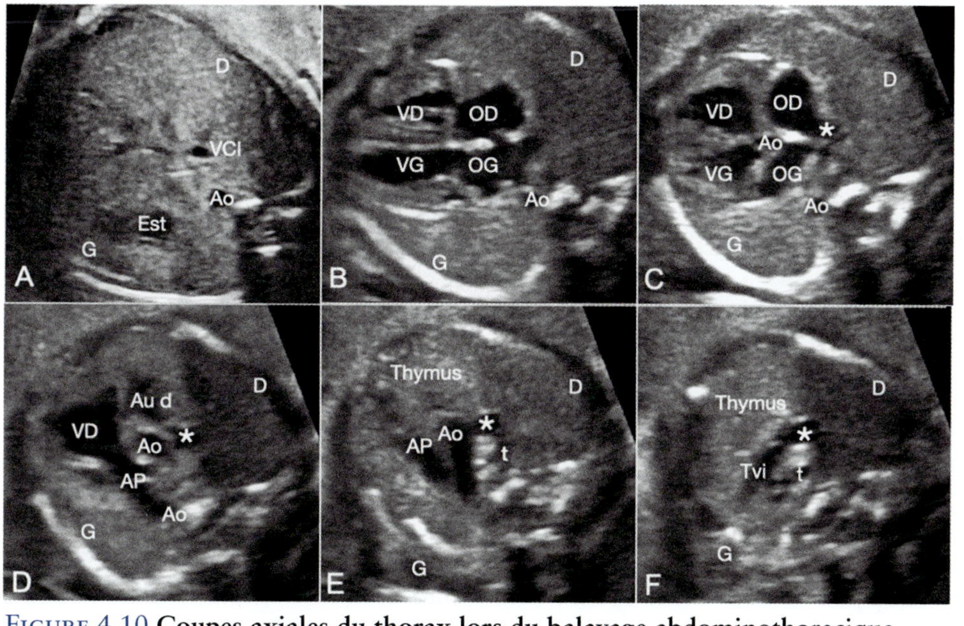

FIGURE 4.10 Coupes axiales du thorax lors du balayage abdominothoracique.
A. Situs abdominal. **B.** Coupe des quatre cavités. **C.** Coupe des cinq cavités ou niveau de la valve de sortie du ventricule gauche. **D.** Coupe des trois vaisseaux de Yoo. **E.** Coupe des trois vaisseaux–trachée. **F.** Coupe des vaisseaux de la base. Aur D : auricule droite; D : droite; Est : estomac; G : gauche; t: trachée; Tvi : tronc veineux innominé; VCI : veine cave inférieure; étoile : VCS.

• Permet de localiser la valve du vaisseau qui sort du ventricule gauche et de voir les auricules.
• Critères de qualité : thorax rond et symétrique

d. Coupe des trois vaisseaux de Yoo

• Coupe axiale du thorax obtenue à partir de la précédente par une nouvelle légère inclinaison ou un léger glissement de la sonde vers la tête fœtale.
• Située au niveau du tronc et de la bifurcation pulmonaire (figure 4.10D).
• Elle permet de compter les vaisseaux, de vérifier leur position respective et de comparer leur diamètre.
• Critères de qualité : thorax rond et symétrique, passe par la bifurcation pulmonaire.

e. Coupe des trois vaisseaux-trachée

• Coupe axiale du thorax obtenue à partir de la coupe de Yoo par une nouvelle légère inclinaison ou un léger glissement de la sonde vers la tête fœtale.
• Située au niveau de l'isthme aortique, confluence du canal artériel et de l'aorte horizontale (figure 4.10E).
• Elle permet de compter les vaisseaux, de vérifier leur position respective et de comparer leur diamètre.
• Critères de qualité : thorax rond symétrique.

Avec une nouvelle inclinaison vers la tête fœtale, le balayage axial peut se poursuivre au niveau du tronc veineux innominé qui longe le thymus en arrière et des vaisseaux de la gerbe aortique pour la recherche de l'artère sous-clavière droite (figure 4.10F).

B. Coupes axiales obliques du thorax (coronales obliques du cœur)

Les coupes axiales obliques du thorax sont obtenues, à partir d'une coupe des quatre cavités, par pivotement de la sonde d'environ 30° dans un sens et dans l'autre. Elles explorent les voies d'éjection.

a. Coupe axiale oblique gauche (de l'estomac vers l'épaule droite)

• Elle passe par la voie d'éjection gauche : coupe dite « VG-Ao » (ventricule gauche–aorte). Elle est obtenue à partir de la coupe des quatre ou cinq cavités en pivotant (vissant ou dévissant) la sonde de 10 à 45° selon que le cœur est abordé par la pointe, la base ou latéralement.
• Elle a pour but de vérifier les continuités septo- et mitro-aortiques (figure 4.11 : 2).
• Critères de qualité : voir le septum interventriculaire depuis la pointe jusqu'à l'anneau aortique et une partie de l'aorte ascendante.

b. Coupe axiale oblique droite (du foie à l'épaule gauche)

• C'est la coupe de l'enroulement de la voie droite autour de l'aorte.

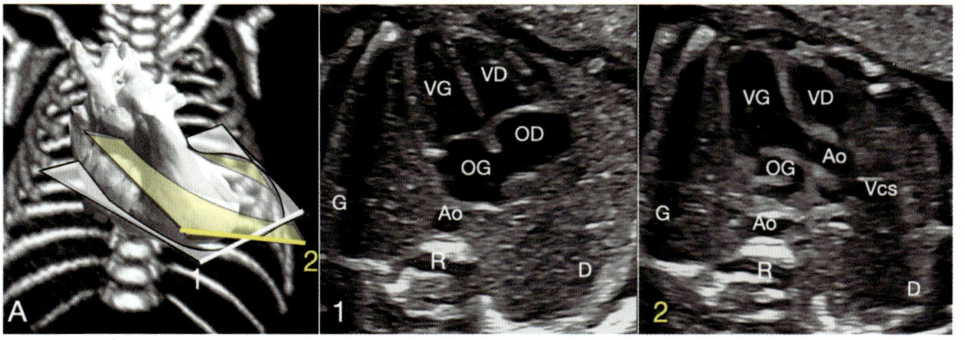

FIGURE 4.11 Coupe axiale oblique gauche ou coupe VG-Ao à partir d'une coupe des quatre cavités apicale.
Plans de coupe d'un cœur vu sur fœtus de face. 1 : image échographique dans le plan des quatre cavités; 2 : coupe VG-Ao. D : droite; G : gauche; R : rachis; Vcs : veine cave supérieure.

- Elle permet sur une seule incidence de voir les deux vaisseaux, leur position relative et leur diamètre (figure 4.12 : 2).
- Critères de qualité : voir l'artère pulmonaire avec sa bifurcation, l'infundibulum, la valve tricuspide et l'oreillette droite, autour de l'aorte.

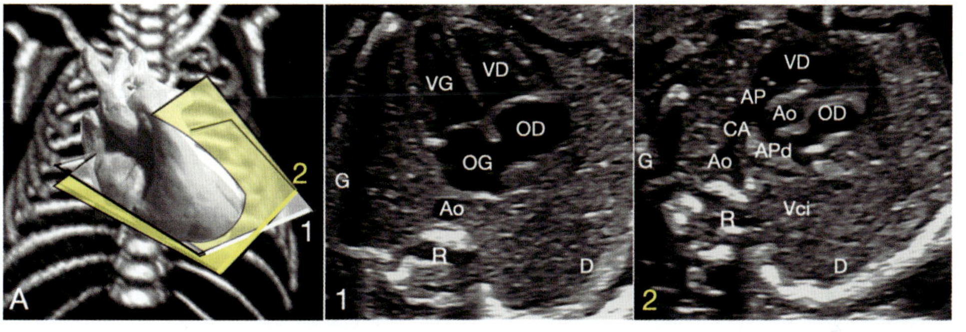

FIGURE 4.12 Coupe axiale oblique droite ou coupe de la voie pulmonaire à partir d'une coupe des quatre cavités apicale.
Plans de coupe d'un cœur vu sur fœtus de face. 1 : image échographique dans le plan des quatre cavités; 2 : coupe de la voie droite. AP : artère pulmonaire; APd : artère pulmonaire droite; CA : canal artériel; D : droite; G : gauche; R : rachis; VCI : veine cave inférieure.

C. Coupes sagittales du thorax

Perpendiculaires aux coupes axiales qui explorent le cœur de bas en haut, les coupes sagittales balayent le cœur de droite à gauche (ou gauche à droite).

a. Coupe sagittale paravertébrale droite ou coupe bicave

- Elle explore les veines caves et leurs branches afférentes (figure 4.13A et B : 1). Facile à obtenir lorsque le dos est antérieur ou postérieur.
- Critère de qualité : strictement sagittale, au bord droit du rachis.

b. Coupe sagittale médiane

• Passe par la racine de l'aorte. Difficile à interpréter, elle n'a pas de véritable intérêt si ce n'est de visualiser l'aorte entre les veines caves et l'artère pulmonaire dans le balayage (figure 4.13A et B : 2).
• Critères de qualité : strictement sagittale, médiane.

c. Coupe sagittale paravertébrale gauche ou coupe de la crosse du canal

• Elle déroule l'ensemble de la voie pulmonaire (figure 4.13A et B : 3). Facile à obtenir lorsque le dos est postérieur ou antérieur et alors particulièrement intéressante pour l'étude des vaisseaux.
• Critères de qualité : strictement sagittale, au bord gauche du rachis.

D. Coupes sagittales obliques du thorax (petit axe et long axe du cœur)

a. Coupes petit axe du cœur

Coupe petit axe passant par les valves auriculoventriculaires

• Elle est perpendiculaire à une coupe des quatre cavités latérale, donc obtenue facilement à partir de cette coupe en pivotant la sonde de 90°. Elle est aussi perpendiculaire à la coupe long axe sur les vaisseaux (figure 4.14A).
• Elle sert à identifier deux ventricules séparés par un septum intact et deux valves auriculoventriculaires (figure 4.14 : 1).
• Critères de qualité : les deux valves doivent être vues simultanément avec leur mouvement d'ouverture et de fermeture.

Coupe petit axe par la pointe

• Elle est obtenue à partir de la précédente en inclinant légèrement la sonde vers le siège fœtal. Elle sert à identifier deux ventricules séparés par un septum ainsi que les appareils sous-valvulaires, c'est la seule coupe permettant d'éliminer formellement un CAV (figure 4.14 : 2).
• Critères de qualité : piliers mitraux bien visibles.

b. Coupes long axe du cœur

Coupe long axe du cœur passant par la voie d'éjection gauche

Elle est perpendiculaire à une coupe des quatre cavités par la pointe (figure 4.15A) ou à une coupe petit axe du cœur (figure 4.16 : 1). Plus sagittale que la coupe axiale oblique, dite VG-Ao, elle donne les mêmes renseignements sur les continuités septo- et mitro-aortiques.

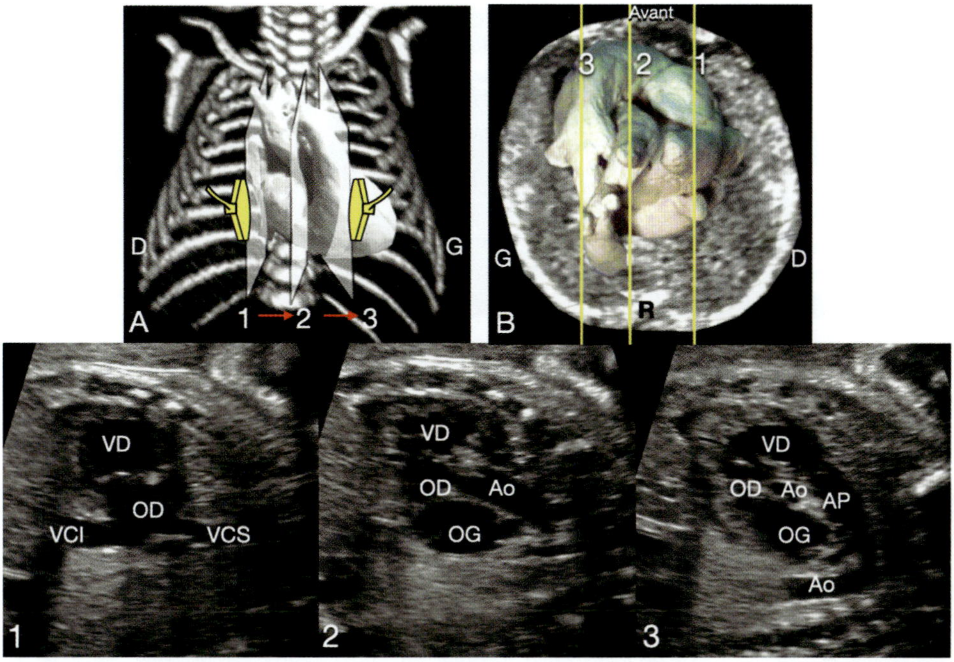

FIGURE 4.13 **Coupes sagittales du thorax.**
A. Plans de coupe du cœur vu sur un fœtus de face. **B.** Mêmes plans de coupe du cœur vu par la base. 1 : coupe bicave; 2 : coupe sagittale par l'aorte médiane; 3 : coupe de la voie pulmonaire (crosse du canal artériel). D : droite; G : gauche; R : rachis; VCI : veine cave inférieure; VCS : veine cave supérieure.

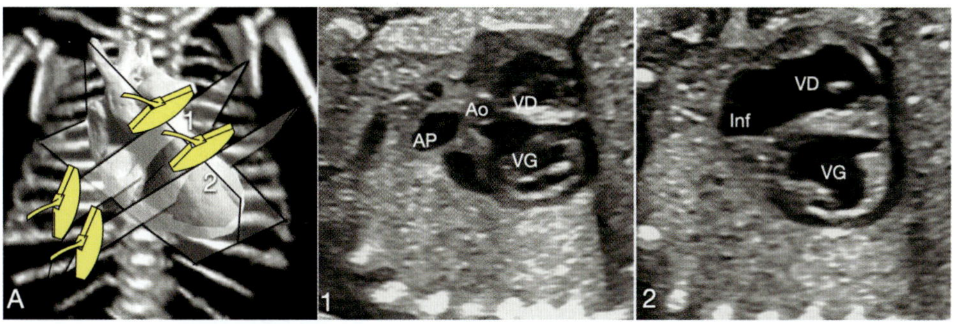

FIGURE 4.14 **Coupes petit axe du cœur.**
Plans de coupe du cœur vu sur un fœtus de face (abord latéral et abord antérieur).
1 : image échographique de la coupe petit axe par les valves auriculoventriculaires;
2 : image échographique de la coupe petit axe par les ventricules. Inf : infundibulum.

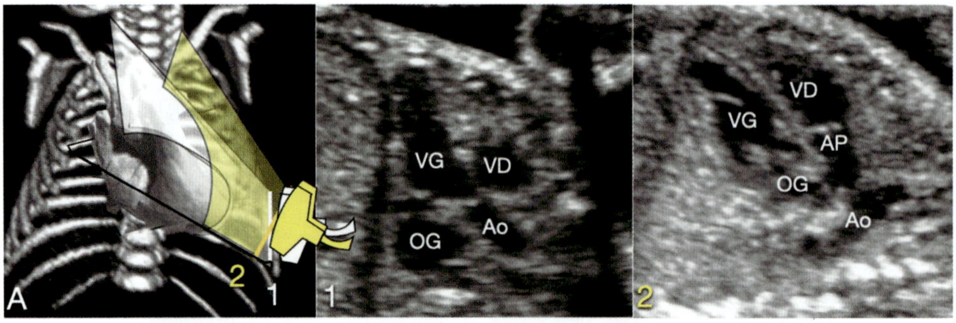

FIGURE 4.15 **Coupes long axe du cœur.**
Plans de coupe du cœur vu sur un fœtus de face. Voie d'abord par la pointe, perpendiculaire à une coupe des quatre cavités. 1 : VG-Ao ; 2 : VD-AP.

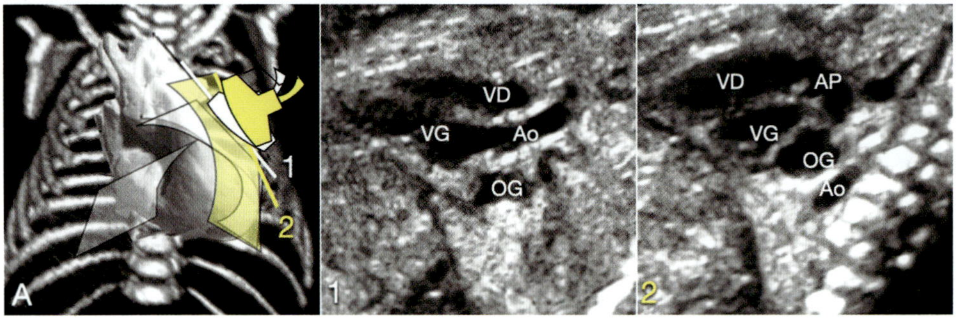

FIGURE 4.16 **Coupes long axe du cœur.**
Plans de coupe du cœur vu sur un fœtus de face, voie d'abord antérieure, perpendiculaire à une coupe petit axe du cœur. Abord par la pointe. 1 : VG-Ao ; 2 : VD-AP.

Coupe long axe du cœur passant par la voie d'éjection droite

Coupe ventricule droit–artère pulmonaire (VD-AP) obtenue à partir de la précédente en faisant légèrement pivoter et incliner la sonde vers la tête fœtale. Elle permet, couplée à la coupe VG-Ao, de voir les deux vaisseaux dans les incidences voisines, d'apprécier leur position relative et leur diamètre (figure 4.15 : 2 et figure 4.16 : 2).

c. Coupe sagittale oblique passant par la crosse de l'aorte

• Sagittale oblique d'avant en arrière et de droite à gauche, facile lorsque le dos est postérieur ou antérieur. Déroule la crosse de l'aorte depuis la partie distale de l'aorte ascendante jusqu'à l'isthme et l'aorte descendante. Permet de visualiser l'aorte horizontale avec la naissance des vaisseaux de la base (figure 4.17).
• Critères de qualité : bonne visualisation des vaisseaux de la base ; mais attention, critère insuffisant : on peut artificiellement construire une crosse par la superposition du canal sur une aorte hypoplasique ou interrompue.

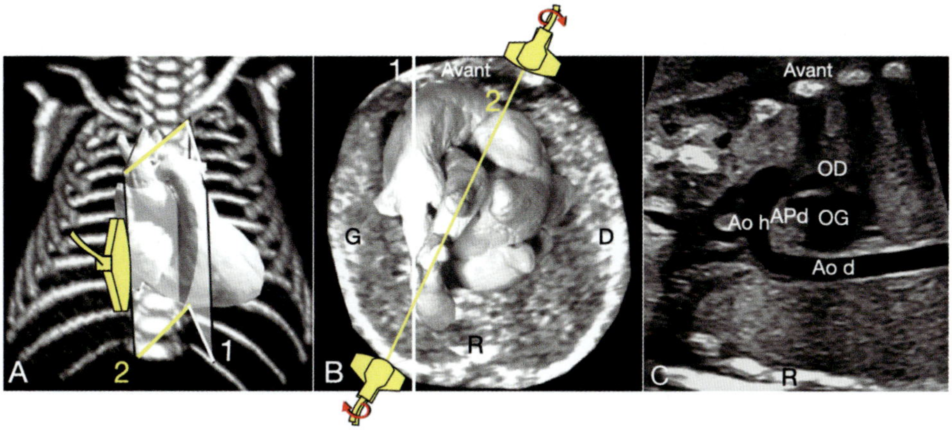

FIGURE 4.17 **Coupe sagittale oblique par la crosse de l'aorte.**
A. Plans de coupe du cœur vu sur un fœtus de face. **B.** Mêmes plans de coupe du cœur vu par la base. **C.** Image échographique de la coupe sagittale oblique passant par la crosse de l'aorte. 1 : coupe sagittale gauche passant par la voie pulmonaire ; 2 : coupe sagittale oblique passant par la crosse de l'aorte ; Ao d : aorte descendante ; Ao h : aorte horizontale ; APd : artère pulmonaire droite ; D : droite ; G : gauche ; R : rachis.

1.6 À comprendre pour améliorer sa technique

A. Coupes orthogonales

Toute coupe du cœur (ou du fœtus) peut être couplée à une coupe orthogonale par pivotement de la sonde à 90° :

- coupe quatre cavités ou trois vaisseaux abordée par le ventricule droit : coupe de la voie droite (figure 4.18) ;

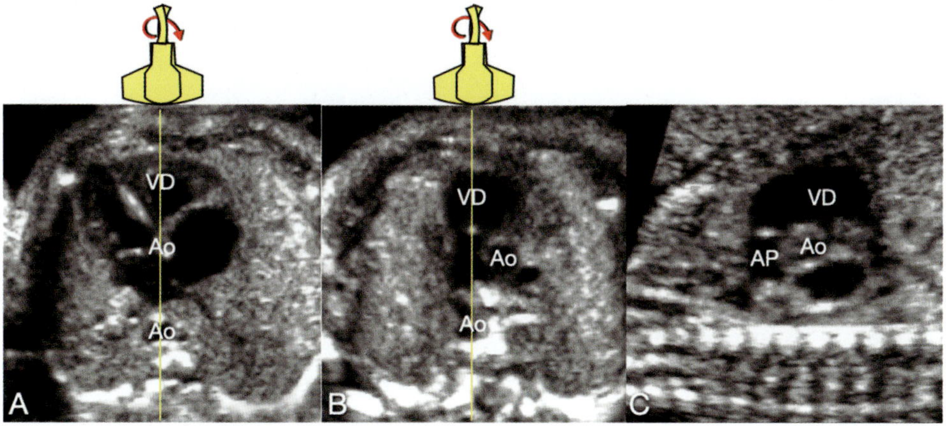

FIGURE 4.18 **Coupe de la voie droite à partir des coupes axiales dos postérieur.**
A. Avec la coupe quatre cavités comme repère. **B.** Avec la coupe des trois vaisseaux de Yoo comme repère. **C.** Image échographique de la voie droite.

• coupe trois vaisseaux–trachée face à l'aorte horizontale : coupe de la crosse aortique (figure 4.19D à F);
• coupe trois vaisseaux–trachée face au canal artériel : coupe de la crosse du canal; particulièrement intéressante pour l'étude des vaisseaux chez un fœtus dos antérieur (figure 4.19A à C);
• coupe quatre cavités par la pointe ou la base : coupe long axe par l'aorte (figure 4.20);
• coupe quatre cavités latérale : coupe petit axe du cœur (figure 4.21);
• coupe sagittale du fœtus face au diaphragme antérieur : coupe des quatre cavités (figure 4.22).

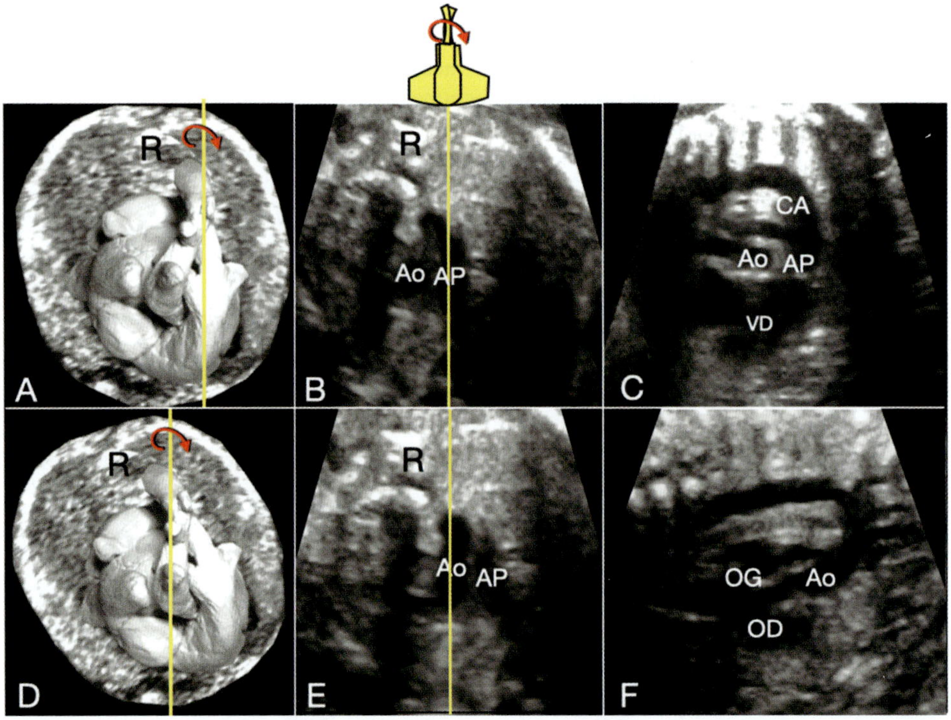

FIGURE 4.19 **Coupes des crosses/coupes axiales par les vaisseaux .**
A, D. Plans de coupe du cœur vu par la base. **B, C.** Coupes de la crosse du canal par pivotement de 90° à partir d'une coupe trois vaisseaux–trachée centrée sur l'artère pulmonaire. **E, F.** Coupes de la crosse de l'aorte à partir d'une coupe des trois vaisseaux–trachée centrée sur l'aorte horizontale. CA : canal artériel; R : rachis.

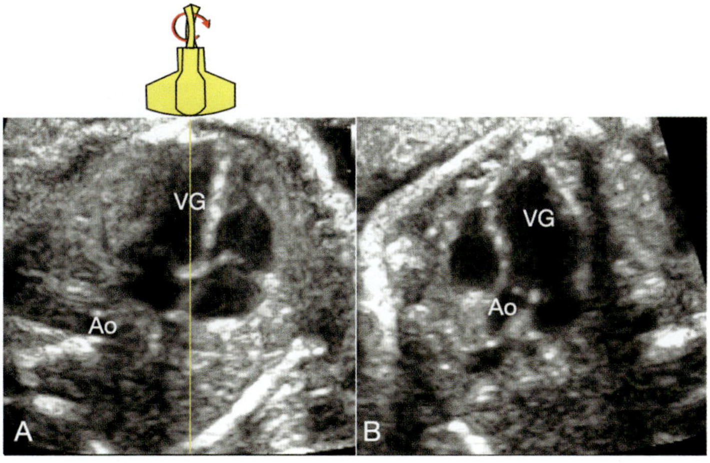

FIGURE 4.20 **Coupe quatre cavités apicale/coupe VG-Ao.**
A. Coupe des quatre cavités centrée sur la pointe du ventricule gauche. **B.** Coupe VG-Ao après pivotement de 90°.

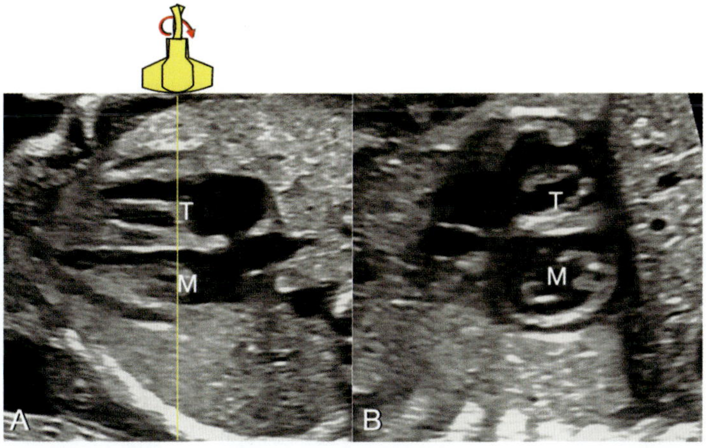

FIGURE 4.21 **Coupe quatre cavités latérale/coupe petit axe sur les valves auriculoventriculaires.**
M : mitrale ; T : tricuspide.

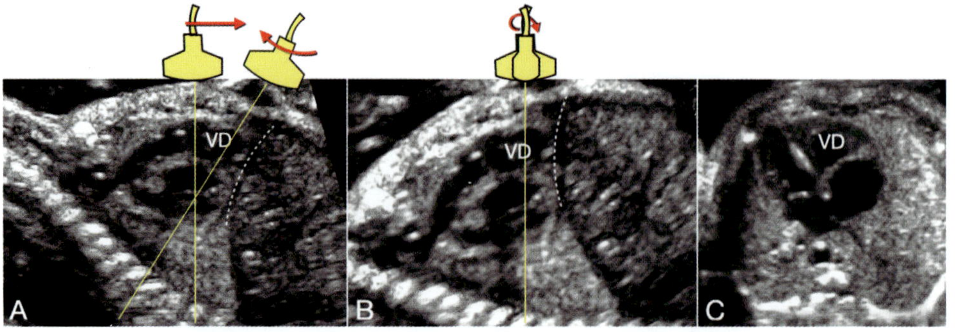

FIGURE 4.22 **Coupe sagittale du fœtus/coupe quatre cavités.**
A, B. Glissement pour verticaliser et centrer le diaphragme antérieur. **B, C.** Pivotement à 90°.

B. Abords différents d'une même coupe

• Pour trouver la bonne incidence qui permet d'obtenir une coupe orthogonale, il faut savoir se placer face à la structure d'intérêt en tournant autour de cette structure, donc en glissant et en basculant la sonde.
• Passer de n'importe quelle coupe des quatre cavités à une coupe quatre cavités face à la pointe, au ventricule droit ou par abord latérale..., là encore en glissant et en basculant la sonde (figure 4.23).

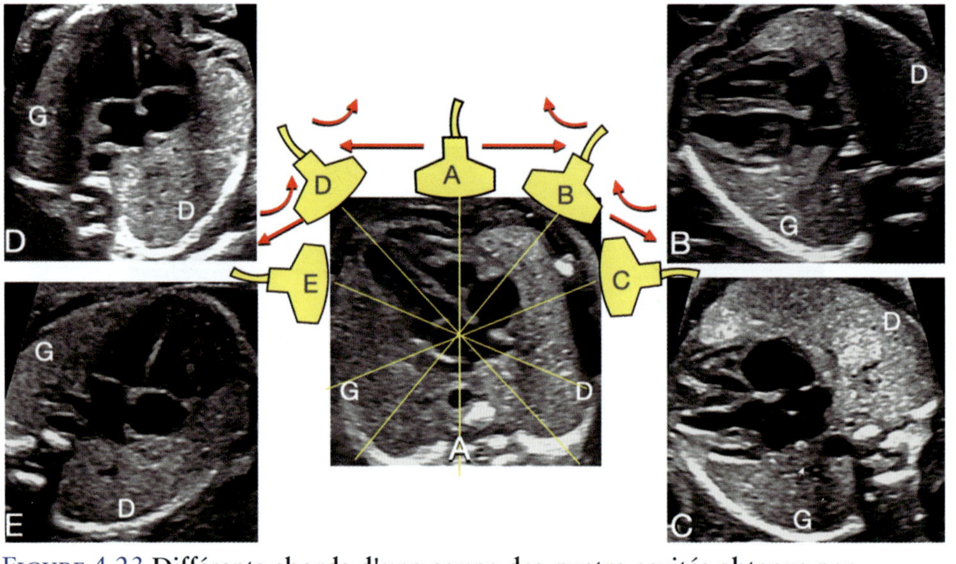

FIGURE 4.23 **Différents abords d'une coupe des quatre cavités obtenus par glissement et bascule de la sonde. Fœtus dos postérieur.**
D : droite ; G : gauche.

2. Échographie Doppler

L'échographie Doppler est complémentaire de l'échographie bidimensionnelle. Elle permet l'analyse des flux sanguins normaux et anormaux et la détermination de nombreux paramètres hémodynamiques. Trois techniques Doppler sont utilisées : le Doppler à codage couleur, le Doppler pulsé et le Doppler continu.

Quel que soit le mode Doppler utilisé, les flux ne sont interprétables que si l'axe des ultrasons est aligné sur le flux étudié. Un angle supérieur à 30° entre l'axe des ultrasons et l'axe du flux génère une erreur dans la mesure. Il est donc important, lors du suivi d'une pathologie, de coupler l'image du spectre Doppler avec l'image bidimensionnelle pour préciser la localisation du site de mesure Doppler et l'angle d'insonation.

2.1 Flux Doppler à codage couleur

Le Doppler à codage couleur est le mode Doppler le plus utilisé pour le dépistage des malformations cardiaques. Il permet de localiser les flux sur une image bidimensionnelle et d'apprécier son sens d'écoulement :

- coloration rouge du flux qui se dirige vers le capteur, rouge d'autant plus clair que le flux est rapide;
- coloration bleue s'il s'éloigne de capteur, d'autant plus clair que le flux est rapide.

Le mode Doppler couleur est un mode à émission pulsée, il est donc limité en profondeur et en vélocité. Lorsque la vélocité d'un flux dépasse la moitié de la PRF *(pulse repetition frequency)*, une ambiguïté de sens apparaît et le flux est dit aliasé (mosaïque de bleu et de rouge ne permettant pas d'apprécier le sens de circulation).

A. Principaux réglages

a. Échelle de vitesse (PRF)

L'image couleur n'est interprétable que si l'échelle de vitesse est adaptée à la structure étudiée. Une PRF trop basse donne des flux aliasés ininterprétables et une PRF trop élevée efface les flux de faible vélocité. Il est souhaitable d'étudier les veines (basse vélocité) avec une PRF entre 20 et 45 cm/s, les valves auriculoventriculaires entre 30 et 50 cm/s et les artères avec une PRF supérieure à 50 cm/s (figure 4.24).

b. Gain

Le gain en Doppler couleur doit être suffisant pour remplir les cavités cardiaques et les vaisseaux, mais il ne doit pas être trop important pour que l'image des flux ne déborde pas les structures.

c. Angle d'insonation

En Doppler couleur, comme pour toute analyse Doppler, le faisceau d'ultrasons doit être aligné sur le flux étudié pour obtenir une qualité d'image optimale. Un angle de plus de 60° efface le flux (figure 4.25).

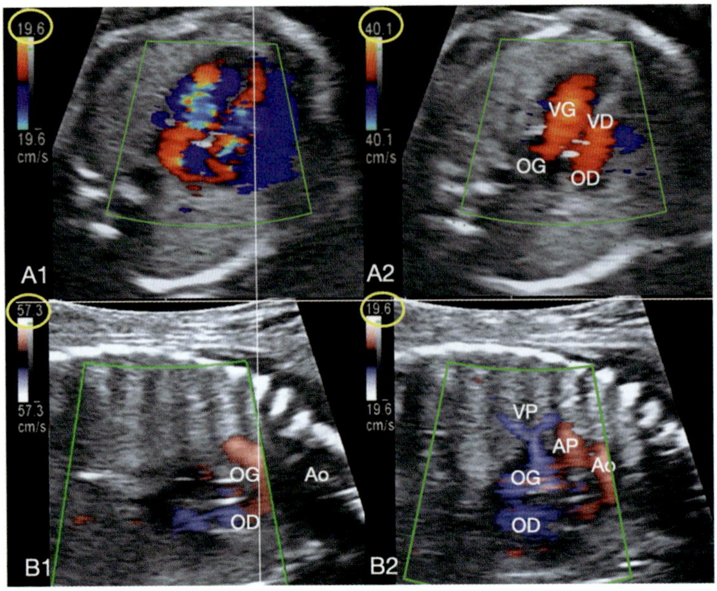

FIGURE 4.24 **Réglage de la PRF.**
A1. PRF 19,6 cm/s, trop basse, le remplissage des ventricules n'est pas analysable. **A2.** PRF 40,1 cm/s adaptée, les flux de remplissage des ventricules sont bien visibles. **B1.** PRF 57,3 cm/s, trop haute, flux veineux pulmonaire non visible. **B2.** PRF 19,6 cm/s, adaptée, flux veineux pulmonaire bien visible.

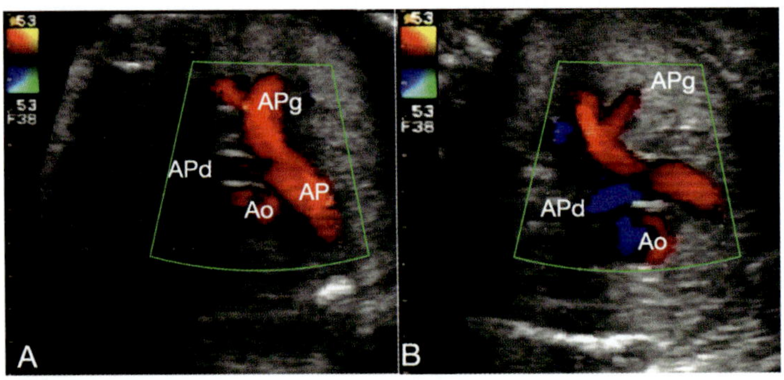

FIGURE 4.25 **Angle d'insonation.**
A. Artère pulmonaire droite (APd) perpendiculaire à l'axe des ultrasons, pas de flux visible. **B.** Axe de l'APd à 60°, apparition d'un flux Doppler.

d. *Fenêtre Doppler*

La qualité de l'image sera d'autant meilleure que la fenêtre Doppler sera réduite à la seule zone d'intérêt, tant en largeur qu'en profondeur.

B. Flux des valves auriculoventriculaires

a. *Technique*

Le flux couleur du remplissage des ventricules est bien visible sur une coupe des quatre cavités apicale ou basale. Il permet la visualisation rapide de l'amplitude d'ouverture et de l'étanchéité des valves. Les deux flux diastoliques sont de même couleur, de même importance et on ne voit habituellement pas de flux rétrograde systolique (figure 4.26).

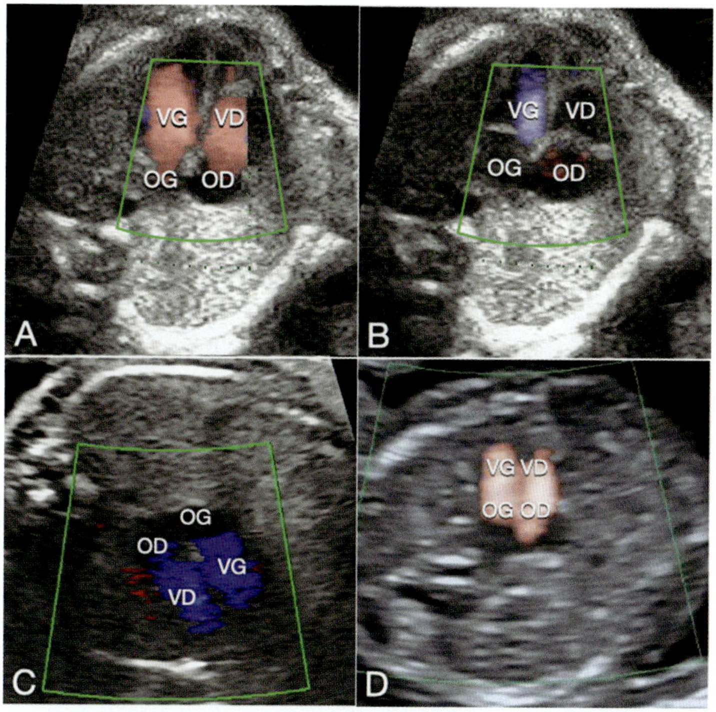

FIGURE 4.26 **Valves auriculoventriculaires : flux Doppler couleur.**
A. Remplissage ventriculaire en diastole. **B.** Absence de flux rétrograde dans les valves auriculoventriculaires; seul est visible le flux d'éjection de la chambre de chasse du ventricule gauche. **C.** Flux de remplissage ventriculaire dans de mauvaises conditions d'échogénicité bidimensionnelle; on peut affirmer la perméabilité des valves auriculoventriculaires. **D.** Flux de remplissage ventriculaire à 12 semaines d'aménorrhée.

b. Intérêt

Le Doppler couleur sur les valves auriculoventriculaires est d'autant plus intéressant, pour le contrôle du fonctionnement valvulaire en dépistage, que l'échogénicité est médiocre (figure 4.26C). Il sera systématique en cas de doute sur l'ouverture d'une valve et sur un aspect inhabituel de l'épaisseur, de l'échogénicité ou de la contraction d'un ventricule. Il est essentiel dans l'analyse des quatre cavités lors de l'examen cardiaque du 1er trimestre (figure 4.26D).

C. Flux des valves semi-lunaires

a. Technique

Le Doppler couleur sur les valves aortique et pulmonaire est obtenu au mieux en verticalisant sur l'écran l'origine du vaisseau.

b. Intérêt

Il permet une appréciation rapide et simple de la perméabilité valvulaire qui peut être utilisée en dépistage (figure 4.27).

La recherche de fuites sera plutôt du domaine de l'expertise.

D. Flux des vaisseaux

a. Technique

Les différents modes Doppler actuels permettent la visualisation des vaisseaux quelle que soit la voie d'abord.

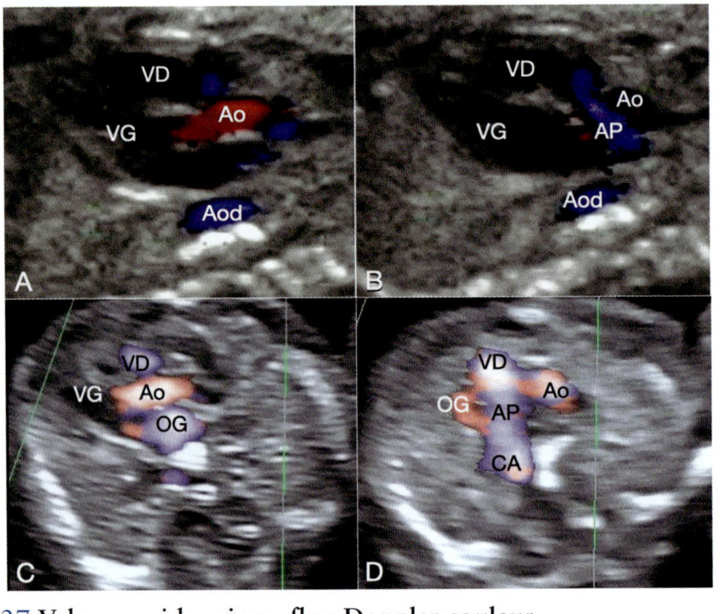

FIGURE 4.27 **Valves semi-lunaires : flux Doppler couleur.**
A. Éjection aortique. **B.** Éjection pulmonaire. **C, D.** Flux aortique et pulmonaire à 12 semaines d'aménorrhée. Aod : aorte droite; CA : canal artériel; Inf : infundibulum.

b. Intérêt

• Le Doppler couleur est particulièrement intéressant pour la mise en évidence des vaisseaux et de leur sens de circulation quelles que soient les conditions d'échogénicité. Il permet de vérifier la présence de deux vaisseaux au 1er trimestre (figure 3.27C et D).
• Le Doppler couleur doit être systématiquement utilisé en dépistage sur le canal artériel (coupe des trois vaisseaux–trachée ou coupe de la crosse du canal artériel) pour vérifier le sens antérograde du flux (du cœur vers l'aorte descendante). Faire attention à l'interprétation des flux lorsque les vaisseaux sont abordés latéralement ! Alors qu'aorte et artère pulmonaire sont de même couleur lorsque les vaisseaux sont verticaux, ils doivent être de couleur différente lorsqu'ils sont horizontaux (figure 4.28).
• En cas d'échogénicité difficile, il peut aider au repérage des vaisseaux sur la coupe des trois vaisseaux (figure 4.29).
• Enfin pour examiner un flux en Doppler pulsé, la couleur aide au repérage de l'axe du vaisseau à étudier (voir plus loin figure 4.33).

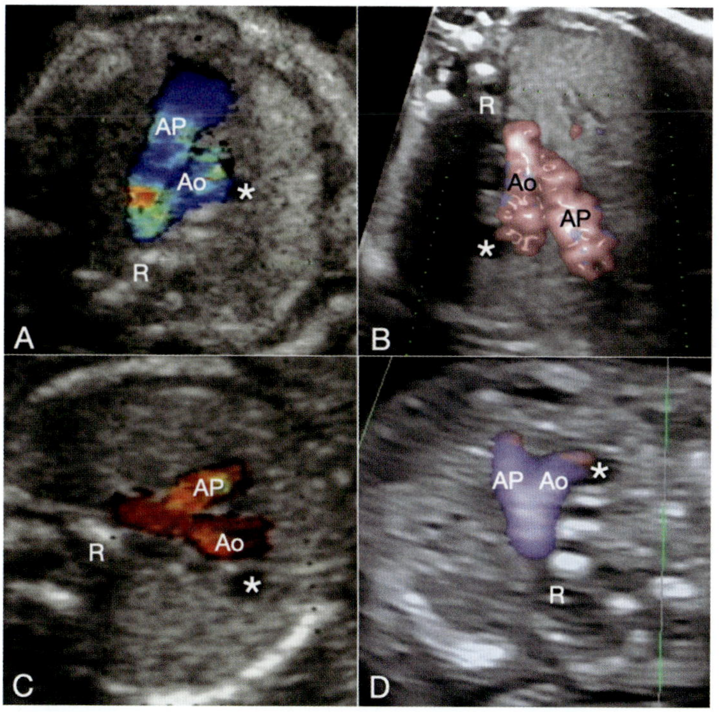

FIGURE 4.28 **Coupe des trois vaisseaux : flux Doppler couleur.**
A, B. Vaisseaux verticaux : les deux vaisseaux s'ils sont normaux sont de même couleur.
C. Vaisseaux horizontaux : aspect pathologique, le flux pulmonaire est rétrograde ;
D. Doppler couleur des trois vaisseaux chez un fœtus de 12 semaines d'aménorrhée.
R : rachis ; étoile : veine cave supérieure.

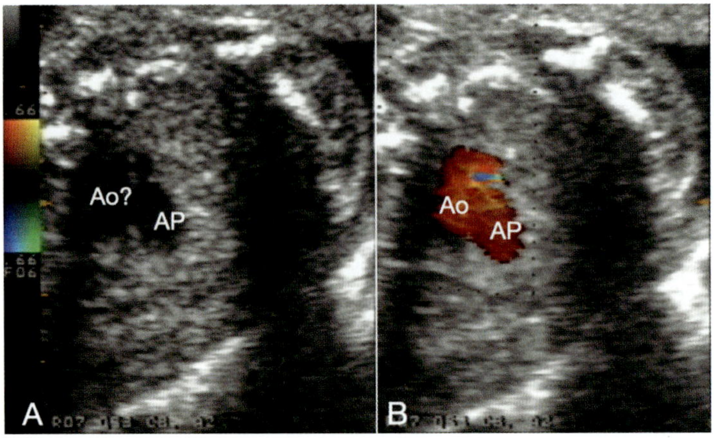

Figure 4.29 **Coupe des trois vaisseaux dos antérieur, image bidimensionnelle couplée au Doppler couleur.**
A. Image bidimensionnelle : l'aorte horizontale est mal vue dans le cône d'ombre du rachis.
B. Le flux Doppler confirme la présence de l'aorte horizontale.

2.2 Doppler pulsé

Représentation spectrale d'un flux, le Doppler pulsé permet la mesure d'un flux à un niveau précis grâce à un échantillon de mesure placé sur une ligne de tir orientable. Il est limité en profondeur et en vélocité. Lorsque les flux sont trop véloces et les structures trop profondes, on utilisera le Doppler continu. Le Doppler pulsé est utilisé pour : l'étude quantitative des flux artériels ou veineux, l'évaluation du fonctionnement des valves, l'étude des résistances vasculaires et de l'hémodynamique cardiaque.

A. Principaux réglages

a. Échantillon de mesure

Un flux Doppler pulsé est enregistré en plaçant l'échantillon de mesure sur la zone d'intérêt (figure 4.30A). La taille de l'échantillon de mesure doit être adaptée à la taille de la zone à enregistrer. Elle sera parfois élargie pour enregistrer simultanément deux structures vasculaires (figure 4.30B).

b. Échelle de vitesse (PRF)

Le spectre Doppler n'est interprétable que si l'échelle de vitesse est adaptée à la structure étudiée. Une PRF trop basse donne une image de repliement spectral (figure 4.31), une PRF trop haute écrase le flux et peut engendrer une erreur dans les mesures. Il est souhaitable que le spectre Doppler remplisse l'espace (voir plus loin figure 4.33).

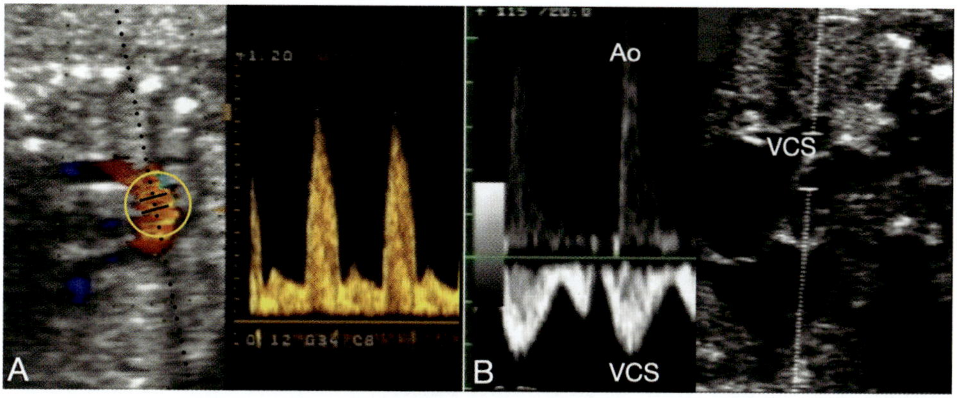

Figure 4.30 **Doppler pulsé : échantillon de mesure.**
A. Enregistrement du flux Doppler sur l'aorte horizontale. **B.** Enregistrement simultané de l'aorte (Ao) ascendante et de la veine cave supérieure (VCS) par élargissement de l'échantillon de mesure.

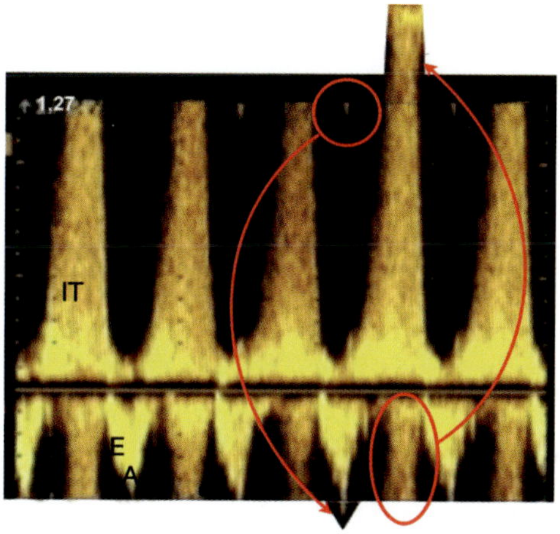

Figure 4.31 **Valve tricuspide fuyante en Doppler pulsé : ligne de base et PRF.**
La ligne de base trop basse entraîne un repliement spectral de l'onde A et la PRF trop basse entraîne un repliement spectral de la fuite. A : onde A; E : onde E; IT : fuite tricuspide (insuffisance tricuspide).

c. Ligne de base

Elle doit être adaptée au flux enregistré pour utiliser au mieux les vitesses maximales et éviter le repliement spectral de certains flux.

d. Sens du flux sur l'image du spectre

Il est souhaitable de respecter les conventions en laissant sur le spectre Doppler pulsé les flux qui se dirigent vers la sonde au-dessus de la ligne de base et les flux qui s'éloignent de la sonde sous la ligne de base (figure 4.32).

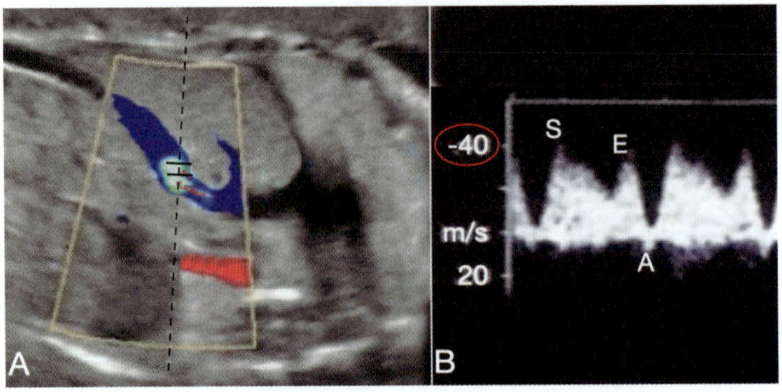

FIGURE 4.32 **Canal d'Arantius en Doppler pulsé.**
A. Le flux du canal d'Arantius s'éloigne de la sonde, il est bleu en Doppler couleur. **B.** Le flux Doppler est pathologique s'il s'agit bien du canal d'Arantius, mais l'inversion de l'échelle de mesure (les ondes S et E devraient être négatives) pourrait laisser penser qu'il s'agit d'une autre veine se dirigeant vers la sonde. A : onde A.

e. Angle d'insonation

Comme pour toute analyse Doppler, le faisceau d'ultrasons (angle de tir) doit être aligné sur le flux étudié pour obtenir un spectre de bonne qualité, donc une mesure fiable. Dans des suivis de pathologie, pour que les mesures soient comparables, il est souhaitable de garder le même angle d'insonation à chaque examen, il est donc important de photographier l'image Doppler couleur du vaisseau étudié (figure 4.33).

f. Vitesse de défilement

Pour des mesures précises et reproductibles, la vitesse de défilement du flux doit être élevée pour éviter le télescopage des différentes ondes qui est source d'erreurs de mesures (figure 4.34).

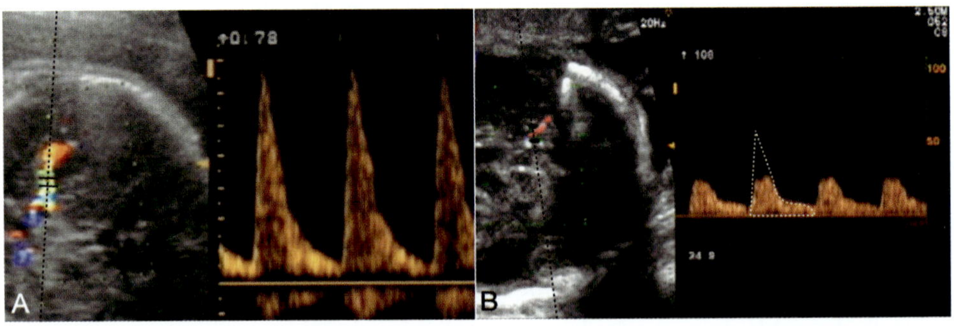

FIGURE 4.33 **Artère cérébrale moyenne en Doppler pulsé : angle d'insonation.**
A. Angle d'insonation parfait et bon réglage de la ligne de base et de la PRF, pic du flux artériel bien visible, mesure fiable. **B.** Angle d'insonation d'environ 45°, le pic du flux n'est pas visible, la mesure est sous-estimée, le réglage de la PRF trop élevée augmente encore le risque d'erreur dans la mesure.

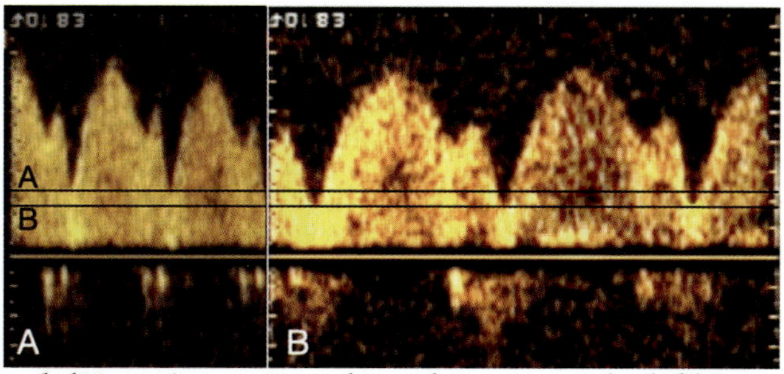

FIGURE 4.34 **Canal d'Arantius en Doppler pulsé : vitesse de défilement.**
A. Vitesse de défilement faible, l'amplitude de l'onde A est surestimée. **B.** Vitesse de défilement élevée, mesure précise de l'onde A.

B. Flux veineux

a. Spectre

Les flux veineux subissent des variations d'amplitude et de sens en fonction des variations de pression dans les oreillettes, donc en fonction des phases de la révolution cardiaque. On décrit sur un spectre veineux trois ondes.

- L'onde S (ou V) systolique, c'est-à-dire concomitante à la contraction ventriculaire, est l'onde la plus ample (jusqu'à 0,45 m/s). Elle correspond au flux antérograde de remplissage auriculaire.
- Elle est suivie de l'onde E, également antérograde, correspondant au remplissage protodiastolique du ventricule à l'ouverture de la valve auriculo-ventriculaire.
- La troisième, l'onde A, est télédiastolique, brève, rétrograde, de faible amplitude et correspond au reflux lié à l'augmentation de pression dans l'oreillette qui se contracte pour finir le remplissage ventriculaire (figure 4.35).

Spectre veineux normal

- Onde S > onde E; Vmax 15 à 45 cm/s.
- Ondes S et E antérogrades d'autant plus amples que la précharge est importante.
- Onde A normale ≤ 1/3 onde S (figure 4.36A et C).

Spectre veineux pathologique

- Inversion du rapport E/A dans les fuites tricuspides importantes.
- Augmentation de la vitesse maximale de l'onde S et de l'onde E dans les augmentations de débit veineux (figure 4.36B).
- Diminution de la vitesse maximale de l'onde S et de l'onde E dans les bas débits veineux.
- Augmentation de la vitesse maximale de l'onde A dans les hyperpressions veineuses (figure 4.36D).

Spectre Doppler pulsé normal et pathologique du canal d'Arantius

Le spectre du canal d'Arantius comme celui des veines comprend une onde S, E et A. Cependant ses parois épaisses, peu distensibles, empêchent le reflux lors de la contraction auriculaire, l'onde A reste antérograde (figure 4.37B).

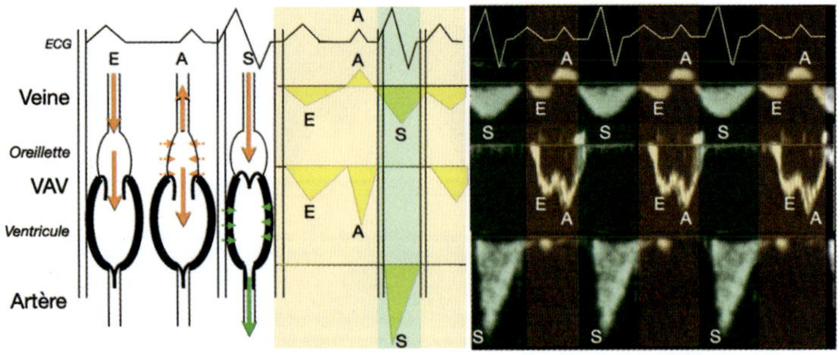

Figure 4.35 **Veine, valve auriculoventriculaire et valve semi-lunaire : Doppler pulsé et corrélation électromécanique.**
A : télédiastole, période de contraction auriculaire, phase de vidange auriculaire et de remplissage ventriculaire actif; E : protodiastole, période de relaxation ventriculaire, phase de vidange auriculaire et de remplissage ventriculaire passif; S : systole, période de contraction ventriculaire, phase de vidange ventriculaire et de remplissage auriculaire.

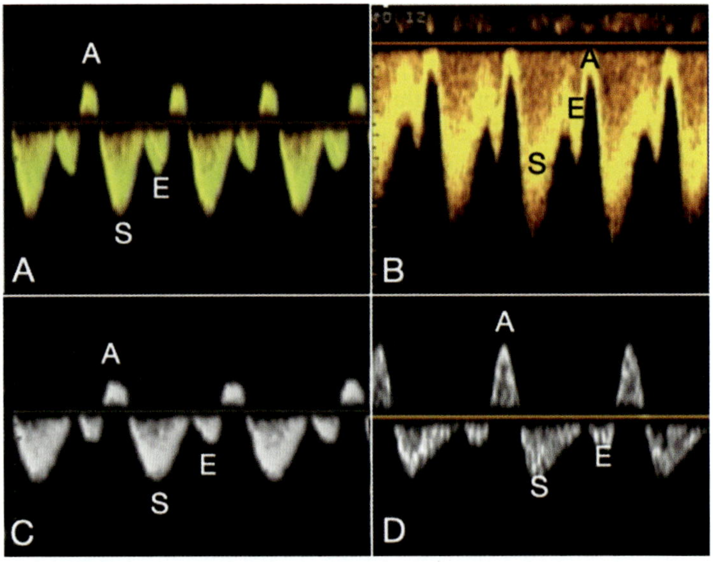

Figure 4.36 **Doppler pulsé veineux, variation du spectre.**
A. Veine cave inférieure normale, Vmax : 30 cm/s. **B.** Veine cave inférieure à débit élevé, Vmax : 70 cm/s. **C.** Veine sus-hépatique normale, onde A < 1/3 de l'onde S. **D.** Veine sus-hépatique d'hyperpression de l'oreillette droite, onde A > onde S. E : onde E.

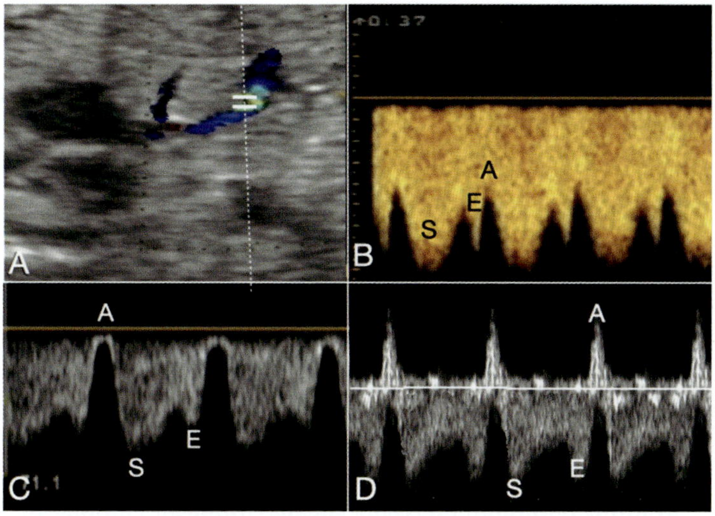

FIGURE 4.37 **Arantius : Doppler pulsé normal et pathologique.**
A. Échantillon de mesure bien placé dans l'axe de l'origine du vaisseau. **B.** Spectre normal avec onde A antérograde. **C.** Spectre anormal, onde A nulle. **D.** Spectre très anormal, onde A rétrograde. E : onde E; S : onde S.

De plus, le changement important de calibre entre la veine ombilicale et le canal d'Arantius génère une accélération du flux, sa Vmax est élevée, 45 à 75 cm/s.

• En cas d'hyperpression auriculaire, l'onde A diminue d'amplitude, devient nulle, puis s'inverse (figure 4.37C et D). Lorsque le spectre Doppler du canal d'Arantius paraît anormal, pour être certain de ne pas avoir enregistré le canal d'Arantius à sa jonction avec la veine cave inférieure où le flux est mixte, il est important d'enregistrer une veine sus-hépatique proche qui doit être, elle aussi, pathologique (figure 4.38).

• En cas d'augmentation du débit veineux ombilical, la vitesse maximale augmente.

Spectre Doppler pulsé normal et pathologique de la veine ombilicale

Dans des conditions normales, la veine ombilicale a un spectre continu, de faible vélocité, sans variation d'amplitude car isolé des variations de la pression intra-auriculaire par l'interposition du canal d'Arantius (figure 4.39A).

• En cas d'agénésie du canal d'Arantius, le spectre de la veine ombilicale est modulé comme celui de n'importe quelle veine.

• Des modulations du flux veineux ombilical peuvent aussi apparaître en cas d'hyperpression veineuse très importante (figure 4.39B).

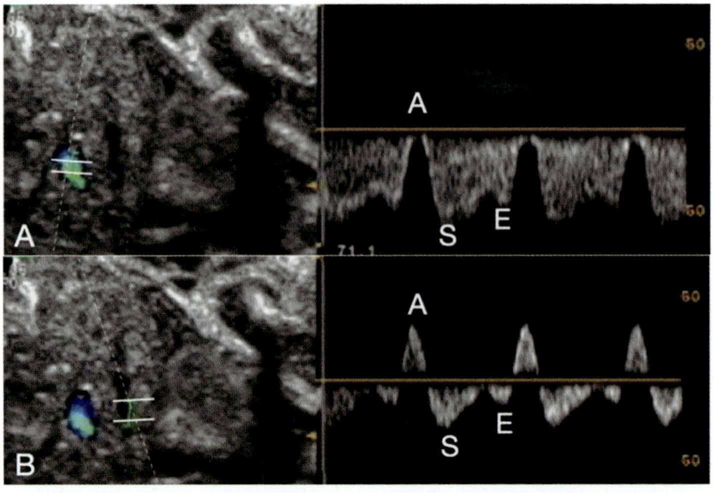

Figure 4.38 **Arantius pathologique/veine sus-hépatique en Doppler pulsé.**
Les deux flux sont pathologiques. **A.** Canal d'Arantius avec onde A nulle. **B.** Veine sus-hépatique avec onde A > 1/3 de l'onde S. E : onde E.

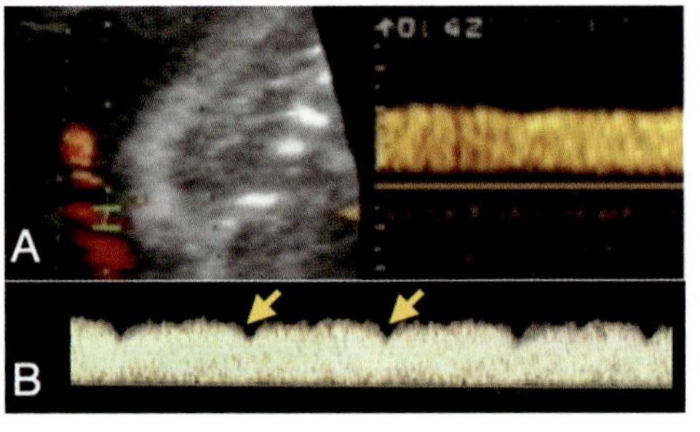

Figure 4.39 **Veine ombilicale : Doppler pulsé normal et pathologique.**
A. Flux continu monotone normal. **B.** Flux modulé anormal.

b. Intérêt du Doppler veineux

• Il permet, pour l'étude des troubles du rythme, de repérer les contractions auriculaires (onde A).

• Par l'analyse de l'onde A, le Doppler veineux est utilisé dans l'évaluation de la pression auriculaire droite et de la pression diastolique du ventricule droit en particulier dans le retard de croissance intra-utérin (RCIU).

• Par l'amplitude des ondes S et E, le Doppler veineux est utilisé pour évaluer le débit veineux, donc le débit cardiaque (vitesse élevée dans le canal d'Arantius dans l'anémie), et mettre en évidence une augmentation localisée du débit veineux dans les fistules (veine cave supérieure dans l'anévrisme de l'ampoule de Galien) ou dans les tumeurs vasculaires (veine cave inférieure dans les tératomes sacrococcygiens).

C. Flux des valves auriculoventriculaires

Le flux des valves mitrale ou tricuspide est identique. Il est enregistré pendant la diastole et correspond au remplissage des ventricules (figure 4.40).

a. Spectre normal et pathologique

La courbe du flux transvalvulaire présente les deux accidents diastoliques : l'onde E et l'onde A qui dessinent une courbe en M (ou W). L'onde E correspond au flux de remplissage protodiastolique du ventricule au moment de l'ouverture de la valve auriculoventriculaire pendant la relaxation ventriculaire. L'onde A correspond au flux dû à la contraction de l'oreillette qui termine le remplissage ventriculaire pendant la télédiastole (voir figure 4.35).

- Chez le fœtus, compte tenu des faibles capacités de relaxation myocardique, l'onde E est inférieure à l'onde A, le flux se dirige de l'oreillette vers le ventricule, sa vélocité maximale est normalement inférieure à 0,75 m/s (figure 4.41A).
- Lorsque la fréquence cardiaque est rapide, on différencie mal l'onde E de l'onde A (figure 4.41B).
- En cas de défaillance myocardique, le temps de remplissage diastolique diminue et le flux devient uniphasique (figure 4.41C).
- La systole est normalement vide de flux, mais on enregistre parfois une brève fuite tricuspide protosystolique physiologique. Une fuite mitrale même minime ou une fuite tricuspide holosystolique est toujours pathologique.

b. Intérêt

Le Doppler pulsé sur les valves auriculoventriculaires est utilisé en expertise pour les études hémodynamiques :

- évaluation de la pression ventriculaire en cas de fuite de la valve par la mesure de la vélocité maximale de la fuite. La formule de Bernoulli $\Delta P = 4 \times Vmax^2$ permet de calculer le gradient de pression transvalvulaire. Exemple : vélocité maximale d'une fuite tricuspide de 4 m/s = gradient oreillette droite/ventricule gauche de 64 mmHg, soit une pression ventriculaire droite à 68 mmHg, la pression auriculaire droite fœtale étant estimée à 4 ou 5 mmHg (figure 4.42) ;
- le flux de remplissage ventriculaire, enregistré simultanément avec le flux d'éjection, est utilisé pour l'étude de la fonction myocardique. Calcul de l'indice de performance myocardique ou indice de Tei : temps de contraction

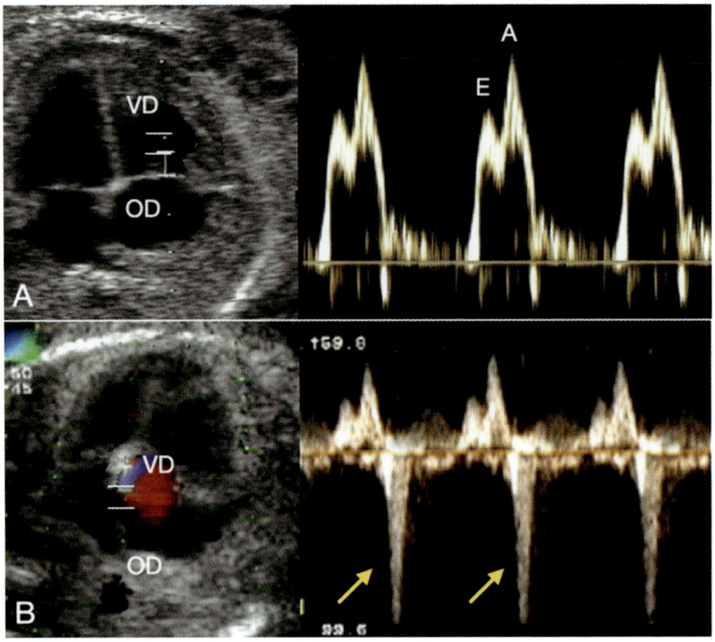

FIGURE 4.40 **Valves auriculoventriculaires : place de l'échantillon de mesure en Doppler pulsé.**
A. Emplacement de l'échantillon de mesure pour l'étude du remplissage ventriculaire et spectre normal. **B.** Emplacement de l'échantillon de mesure pour la recherche d'une fuite. Ici, petite fuite tricuspide physiologique visible en Doppler couleur (flèche). A : onde A ; E : onde E.

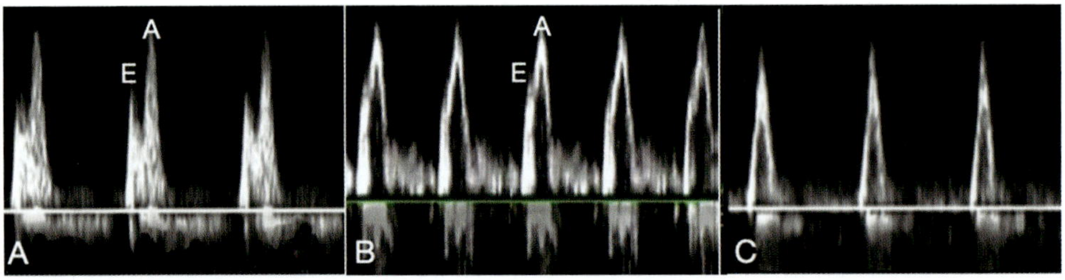

FIGURE 4.41 **Valves auriculoventriculaires : spectre Doppler pulsé normal et pathologique.**
A. Spectre normal avec E < A. **B.** Ondes E et A mal individualisées en raison d'une tachycardie. **C.** Flux pathologique uniphasique.

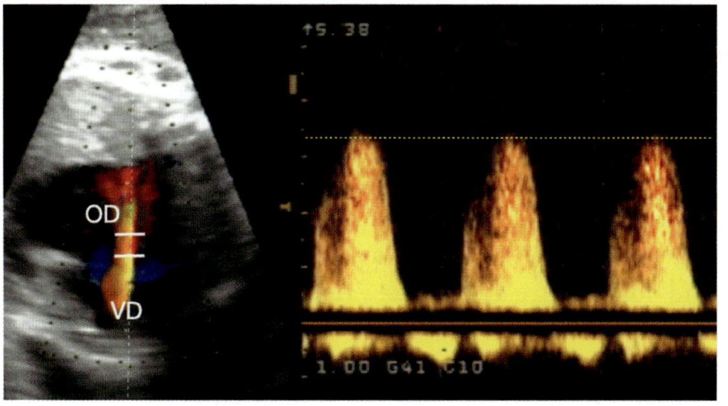

FIGURE 4.42 **Fuite tricuspide dans une malformation d'Ebstein : Doppler couleur et continu.**
Vmax normale à 3,3 cm/s, soit une pression du ventricule droit (VD) normale autour de 45 mmHg. OD : oreillette droite.

isovolumétrique (1) + temps de relaxation isovolumétrique (2) divisés par le temps d'éjection (figure 4.43A). Ce calcul peut être fait sur un Doppler tissulaire (si machine équipée de la fonction; figure 4.43B);

• le même enregistrement est utilisé pour la mesure de l'espace P-R dans la surveillance des fœtus de mères porteuses d'anticorps anti-ro/SSA et anti-la/SSB : début de l'onde A jusqu'au début de l'onde S (ou V).

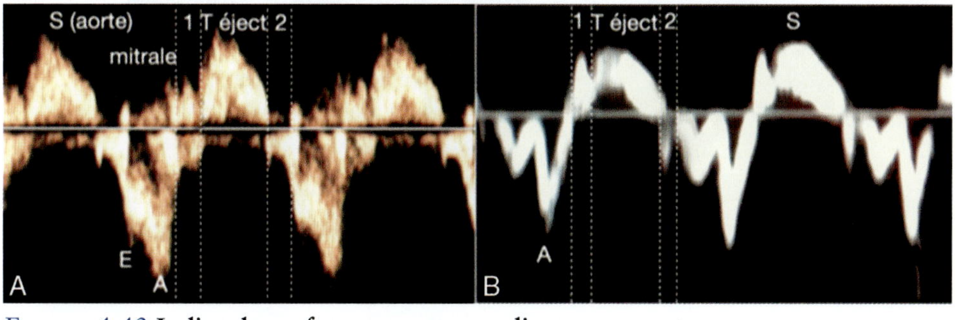

FIGURE 4.43 **Indice de performance myocardique.**
A. enregistrement Doppler pulsé simultané mitrale/aorte. **B.** Même enregistrement en Doppler tissulaire. A : onde A; E : onde E; S : onde S; T éject : temps d'éjection 1 : temps de contraction isovolumétrique ; 2 : temps de relaxation isovolumétrique.

D. Flux des valves semi-lunaires

C'est un flux qui se dirige du ventricule vers l'artère, à travers sa valve. Il correspond à la vidange des ventricules dans les gros vaisseaux.

a. Spectre normal et pathologique

Le flux à travers une valve semi-lunaire est exclusivement systolique avec une montée rapide et une décroissance un peu plus lente. La vélocité maximale de ce flux dépend du diamètre de l'orifice valvulaire et de l'importance du flux qui la traverse. Le pic de vélocité normal chez le fœtus est habituellement entre 45 et 65 cm/s. Supérieur à 1 m/s, il est le signe d'une sténose valvulaire.

La diastole est normalement libre de tout flux, la valve étant fermée. La constatation d'un flux diastolique refluant vers le ventricule témoigne d'une régurgitation valvulaire toujours pathologique (figure 4.44D).

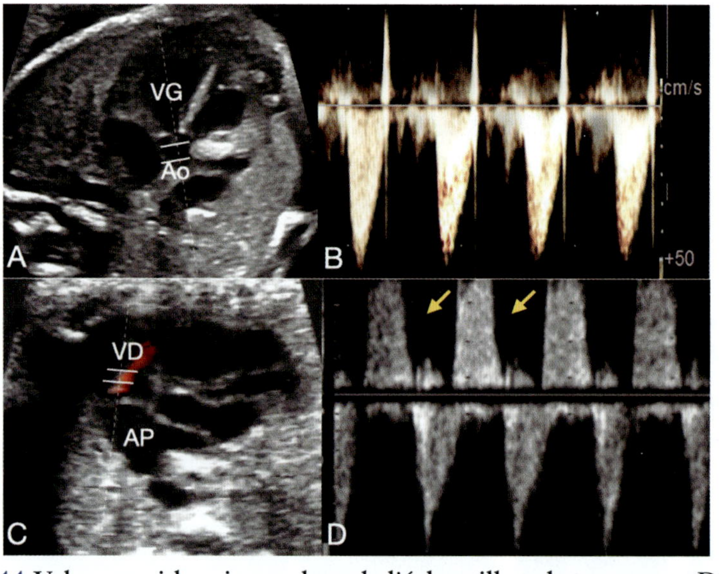

FIGURE 4.44 **Valves semi-lunaires : place de l'échantillon de mesure en Doppler pulsé.**
A. Emplacement de l'échantillon de mesure pour l'enregistrement d'un flux de valve semi-lunaire : ici, l'aorte. **B.** Spectre normal d'une valve aortique. **C.** Emplacement de l'échantillon de mesure pour la recherche d'une fuite d'une valve semi-lunaire : ici, fuite valvulaire pulmonaire. **D.** Spectre d'une fuite valvulaire : ici, fuite pulmonaire.

b. Intérêt

Le Doppler pulsé sur les valves semi-lunaires est utilisé en expertise pour les études hémodynamiques, essentiellement la mesure du gradient transvalvulaire dans les sténoses (figure 4.45). Le gradient est évalué à partir de la mesure de la vélocité maximale transvalvulaire par application de la formule de

Bernoulli : $\Delta P = 4 \times Vmax^2$. Pour les gradients importants, l'utilisation du Doppler continu est indispensable.

À noter que les mesures de gradient doivent rester critiques du fait des particularités de la circulation fœtale : incertitude sur le parallélisme entre le gradient mesuré et la sévérité d'une sténose du fait de la redistribution du débit cardiaque fœtal, les lésions sténosantes peuvent être nettement sous-estimées. Pour le pronostic postnatal, penser à interpréter les mesures en tenant compte de l'évolution de l'hémodynamique après la naissance : diminution de la pression à droite, augmentation de la pression à gauche.

Pour l'étude de la fonction ventriculaire, le Doppler pulsé sur les valves semi-lunaires et auriculoventriculaires permet de mesurer l'indice de Tei (voir figure 4.43).

Couplé à l'enregistrement d'une veine, le flux artériel permet de reconstituer la séquence P-QRS de l'électrocardiogramme et d'évaluer le temps de conduction P-R.

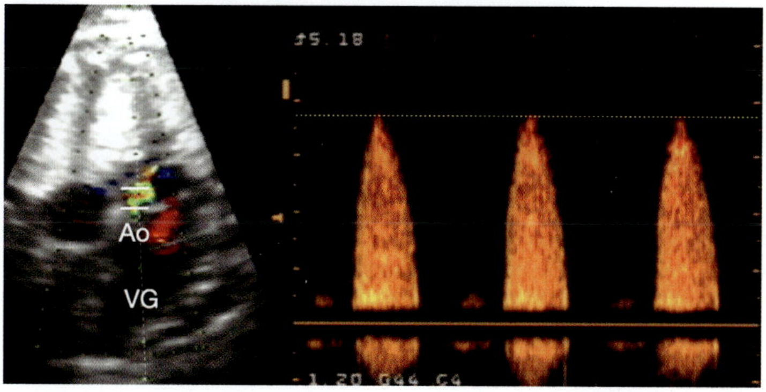

FIGURE 4.45 **Sténose valvulaire aortique serrée : Doppler couleur et continu.** Vmax 3,7 m/s, soit un gradient transvalvulaire de 55 mmHg. Ao : aorte ; VG : ventricule gauche.

E. Flux artériels extracardiaques

a. Spectre normal et pathologique

Le flux artériel est systolodiastolique avec une montée protosystolique rapide et une décroissance télésytolique d'autant plus lente que les résistances périphériques sont faibles (figure 4.46).

La vitesse résiduelle en diastole est d'autant plus importante que les résistances sont faibles (figure 4.47B).

Lorsqu'un vaisseau irrigue plusieurs territoires, lorsque les résistances s'élèvent dans un territoire, le flux diastolique diminue d'amplitude, voire s'inverse, au profit du territoire à plus faible résistance (vol vasculaire ; figure 4.47C).

En cas de rétrécissement localisé sur une artère, la vitesse systolique et la vitesse diastolique augmentent (figure 4.47A).

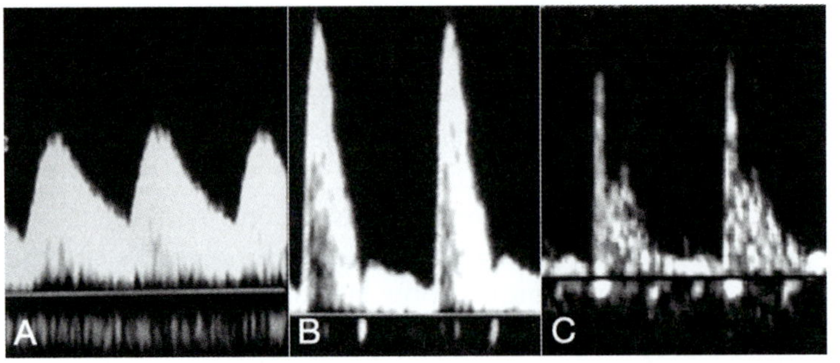

FIGURE 4.46 **Artères : spectres Doppler pulsés en fonction des résistances périphériques.**
A. Artère ombilicale normale, résistance faible. **B.** Aorte descendante, résistance moyenne. **C.** Branche de l'artère pulmonaire, résistance élevée.

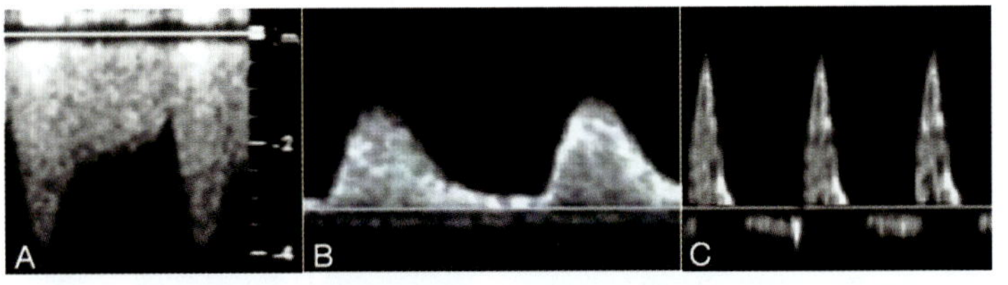

FIGURE 4.47 **Artères : flux Doppler pathologiques.**
A. Canal artériel restrictif. **B.** Artère ombilicale en cas d'élévation modérée des résistances placentaires. **C.** Artère cérébrale moyenne dans un anévrisme de l'ampoule de Galien.

La vitesse maximale des artères fœtales varie avec le débit cardiaque. Elle est normalement inférieure à 1 m/s sauf au niveau du canal artériel où elle peut atteindre 1,5 m/s.

b. Intérêt

L'enregistrement d'un Doppler artériel est surtout utilisé pour le calcul des résistances à l'écoulement, calcul des résistances placentaires par l'enregistrement des artères ombilicales : par exemple, indice de pulsatilité (IP) = vitesse systolique maximale - vitesse diastolique minimale sur vitesse systolique moyenne (S - D)/m ou indice de résistance (IR) = vitesse maximale systolique - vitesse diastolique minimale sur vitesse maximale systolique (S - D)/S.

Il est aussi utilisé pour l'évaluation du débit cardiaque par la mesure de la vitesse maximale systolique : vitesse maximale augmentée sur l'artère cérébrale moyenne dans une augmentation du débit cardiaque lié à une anémie.

2.3 Doppler continu dans l'analyse du cœur fœtal

Il permet la mesure sans ambiguïté de la vélocité des flux quelles que soient leur profondeur et leur vitesse maximale, mais ne permet pas leur localisation puisqu'il enregistre simultanément tous les flux rencontrés sur l'axe Doppler.

Il est essentiellement utilisé en expertise cardiologique pour la mesure des flux de très haute vélocité (voir figure 4.45) et requiert l'utilisation de sondes spécifiques.

3. Échographie TM

a. Technique

La ligne de tir temps–mouvement (TM) traverse les structures à étudier. Lorsque des mesures de structures sont nécessaires, la ligne de tir doit être perpendiculaire à ces structures.

b. Intérêt

L'échographie TM permet de mesurer de façon précise, à un temps précis de la révolution cardiaque, les différentes structures cardiaques, surtout le diamètre des cavités et l'épaisseur des parois (figure 4.48).

L'évaluation de la fonction ventriculaire est possible à partir de la mesure du diamètre de chaque ventricule en systole (Vs) et en diastole (Vd) par le calcul du pourcentage de raccourcissement des fibres myocardiques (FR) ou fraction de racourcissement :

$$FR = (Vd - Vs) / Vd$$

Son utilisation est limitée chez le fœtus par la nécessité d'obtenir, pour que les mesures soient fiables et reproductibles, un faisceau d'ultrasons parfaitement perpendiculaire aux parois.

L'échographie TM est également utilisée dans l'analyse des troubles du rythme pour le repérage des contractions auriculaires et ventriculaires qui permettent de reconstituer la relation P-QRS de l'électrocardiogramme : soit

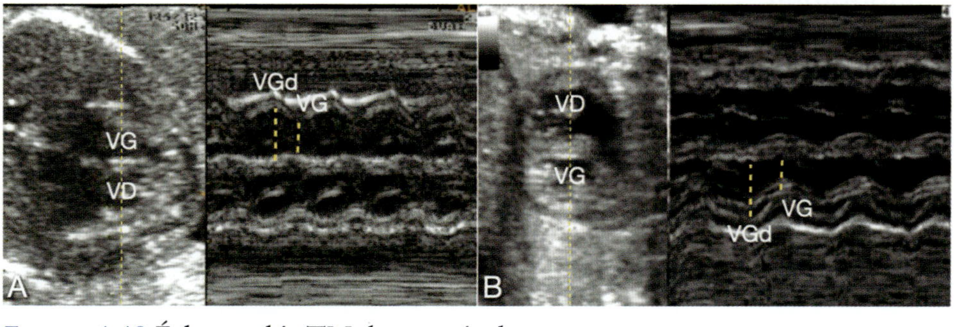

FIGURE 4.48 **Échographie TM des ventricules.**
A. Enregistrement TM des ventricules à partir d'une coupe des quatre cavités latérale. **B.** Enregistrement TM des ventricules à partir d'une coupe petit axe sur les ventricules. Dans les deux cas, la ligne de tir est parfaitement perpendiculaire au septum interventriculaire. Vd : ventricule en diastole.

enregistrement simultané des contractions de la paroi auriculaire et ventriculaire (figure 4.49), soit enregistrement de la contraction de la paroi auriculaire et de l'ouverture valvulaire aortique (figure 4.50).

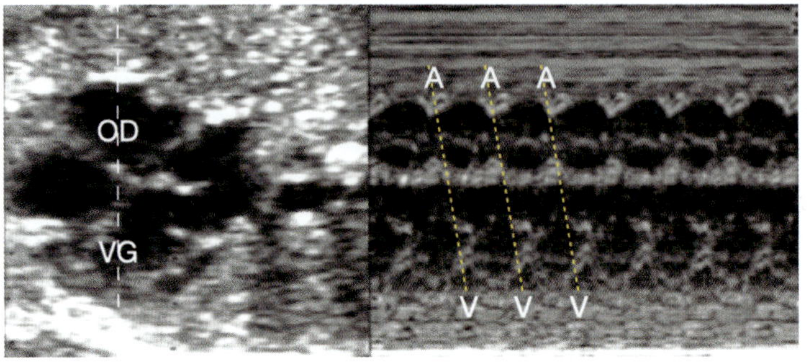

FIGURE 4.49 **Enregistrement TM simultané d'une oreillette et d'un ventricule pour établir la relation A-V permettant l'analyse d'un trouble du rythme.**

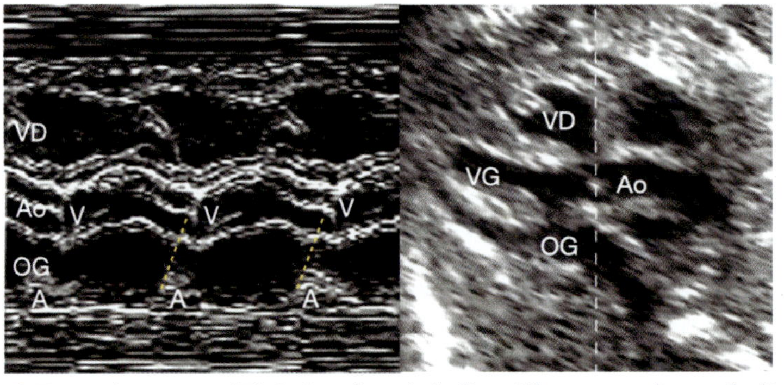

FIGURE 4.50 **Engegistrement TM simultané de l'oreillette gauche et de l'aorte pour établir la relation A-V permettant l'analyse d'un trouble du rythme.**

Bibliographie

Crispi F, Gratacós E. Fetal cardiac function : Technical considerations and potential research and clinical applications. Fetal Diagn Ther 2012;32:47–64.

Mahajan A, Henry A, Meriki N, Hernandez-Andrade E, Crispi F, Wu L, Welsh AW. The pulsed-wave Doppler fetal myocardial performance index : technical challenges, clinical applications and future research. Fetal Diagn Ther 2015;38(1):1–13.

Mari G, Hanif F. Fetal Doppler. Umbilical artery, middle cerebral artery, and venous system. Semin Perinatol 2008;32(4):253–7.

Ojala TH, Hornberger LK. Fetal heart failure. Front Biosci (Schol Ed) 2010;2:891–906.

Chapitre 5

Dépistage des cardiopathies congénitales

1. Conduite de l'examen

L'examen de dépistage doit répondre à des impératifs que sont les recommandations en vigueur, c'est-à-dire la production des coupes opposables actuellement identiques pour le cœur au 2e et au 3e trimestre : coupe des quatre cavités, coupe de la voie d'éjection gauche et coupe de l'éjection droite dont la silhouette, incomplète et imprécise, peut être interprétée (ce qui permet de choisir) comme une coupe des trois vaisseaux de Yoo ou une coupe de l'enroulement de l'ensemble de la voie droite.

Ces coupes recommandées couvrent mal certaines pathologies vasculaires en particulier les pathologies de la crosse et l'examen doit être enrichi de la coupe des trois vaisseaux–trachée. Toutes les autres coupes seront complémentaires des précédentes et conforteront l'échographiste dans la normalité ou l'aspect inhabituel du cœur.

Pour être efficace, un dépistage doit suivre, pour chaque examen, la même méthodologie non seulement dans le choix et l'ordre des coupes mais dans leur analyse. M. Lévy et B. Stos (HeBee) ont mis au point une méthode (5.4.3.2.1) « pour ne rien oublier » :

- vision du cœur en cinq points : **S**itus, **P**osition du cœur, **O**rientation de la pointe, **R**ythme, **T**aille du cœur (acronyme **SPORT**) ;
- analyse des quatre cavités en quatre points : équilibre des cavités, retour veineux pulmonaire, décalage des valves, septum ;
- trois vaisseaux en trois points : nombre, taille, disposition ;
- deux voies d'éjection en deux points : continuité septo-aortique, connexion ventricule droit–artère pulmonaire (VD-AP).
- un Doppler en plus sur la coupe trois vaisseaux–trachée.

Chacun peut choisir sa méthodologie.

Le balayage axial abdominothoracique, pratiqué d'un seul mouvement de glissement ou d'inclinaison de la sonde depuis l'abdomen immédiatement sous-diaphragmatique jusqu'au médiastin, enregistré et relu image par image ou au ralenti, permet à lui seul d'éliminer la quasi-totalité des malformations cardiaques et peut être considéré comme la base de l'examen de dépistage.

© 2022, Elsevier Masson SAS. Tous droits réservés

L'analyse est faite segment par segment sans oublier l'aspect dynamique de certaines structures (ouverture des valves, contractilité du myocarde).

Ajouter les coupes des voies d'éjection (obligatoires dans les recommandations actuelles) va augmenter l'efficacité du dépistage.

1.1 Balayage axial abdominothoracique

Le balayage axial abdominothoracique est primordial, il permet la reconstruction 3D du cœur plan par plan. Il doit impérativement se poursuivre jusqu'à l'étage 5; l'étage 6 est facultatif mais complète la reconstruction du volume cardiovasculaire.

Étage 1 Coupe abdominale transverse	Localisation de l'aorte de la VCI et de l'estomac
	Présence de vaisseaux inhabituels
	Situs, position cœur et aorte, axe cœur
Étage 2 Quatre cavités	Identification et aspect OD, OG, VD, VG Concordance AV
	Taille du cœur, équilibre des cavités
	Nombre, équilibre, ouverture, décalage des VAV
	Septation interauriculaire et ventriculaire
	Myocarde : épaisseur échogénicité et contractilité
Étage 3 Cinq cavités	Visualisation de la valve de sortie du VG : valve 1
	± Continuité septovasculaire
	± Continuité mitrovasculaire
Étage 4 Bifurcation pulmonaire Coupe trois vaisseaux de Yoo	Visualisation de la valve de sortie du VD : valve 2
	Nombre de vaisseaux
	Alignement des vaisseaux
	Diamètre des vaisseaux
Étage 5 Confluence des crosses Coupe trois vaisseaux–trachée	Nombre de vaisseaux
	Alignement des vaisseaux
	Diamètre des vaisseaux
	Orientation des vaisseaux
	Sens du flux Doppler sur le canal artériel

▶

Étage 6 TVI, sous-clavière droite	Identification et diamètre du TVI
	Identification de l'artère sous-clavière droite

AV : auriculoventriculaire; OD : oreillette droite; OG : oreillette gauche; TVI : tronc veineux innominé; VAV : valve auriculoventriculaire; VCI : veine cave inférieure; VD : ventricule droit; VG : ventricule gauche;

1.2 Coupes de l'éjection gauche et droite

La coupe de l'éjection gauche (axiale oblique gauche ou long axe) sert essentiellement à affirmer la continuité septovasculaire (septo-aortique lorsque les vaisseaux sont bien posés). Le plus souvent, elle ne permet pas à elle seule d'affirmer la concordance ventriculo-artérielle.

Elle doit être couplée à une coupe de l'éjection droite (axiale oblique droite ou long axe) pour confirmer la concordance ventriculo-artérielle.

Coupe de l'éjection gauche ventricule gauche–aorte	Continuité septovasculaire
	Diamètre de l'anneau vasculaire
	± Analyse de la valve
	± Continuité mitrovasculaire (mitro-aortique)
Coupe de l'éjection droite ventricule droit–artère pulmonaire	Identification et orientation du vaisseau antérieur
	Diamètre du vaisseau
	± Analyse de valve et sens du flux Doppler

1.3 Autres coupes

Elles ne sont pas indispensables lors d'un examen de dépistage.

La coupe petit axe du cœur sur les valves auriculoventriculaires est, cependant, la seule permettant d'éliminer formellement un canal atrioventriculaire (CAV).

Coupe sagittale oblique Petit axe par les valves auriculoventriculaires	Identification et analyse des valves auriculoventriculaires
	Analyse du septum d'admission et d'éjection
	Équilibre et contractilité des ventricules

La coupe de la crosse du canal artériel est une alternative aux autres coupes de la voie droite.

Coupe sagittale paravertébrale gauche Crosse du canal artériel	Identification et orientation du vaisseau antérieur
	Diamètre de l'anneau pulmonaire
	± Analyse de valve et sens du flux Doppler artère pulmonaire
	Diamètre de l'anneau aortique

La coupe de la crosse de l'aorte, difficile à interpréter lorsqu'elle est pathologique, est plutôt du domaine de l'expertise.

Coupe sagittale oblique Crosse de l'aorte	Confluence aorte/canal
	Diamètre de la crosse aortique
	Diamètre de la crosse du canal

La coupe bicave est surtout une coupe diagnostique, les veines caves étant plus facilement étudiables sur les coupes axiales abdominothoraciques.

Coupe sagittale paravertébrale gauche Coupe bicave	Identification et diamètre des veines caves et de leurs afférentes

2. Analyse point par point : aspect normal et pathologique

2.1 Coupes axiales abdominothoraciques

A. Coupe abdominale transverse

a. Situs abdominal

Lorsque le situs abdominal est normal (situs solitus), l'estomac et l'aorte descendante sont à gauche et la veine cave inférieure est à droite.

- Dans le situs inversus abdominal, l'estomac et l'aorte sont à droite, la veine cave inférieure est à gauche (figure 5.1B).
- Lorsque l'arrangement des organes impairs n'est ni solitus ni inversus, on parle de situs ambigus (figure 5.1C).

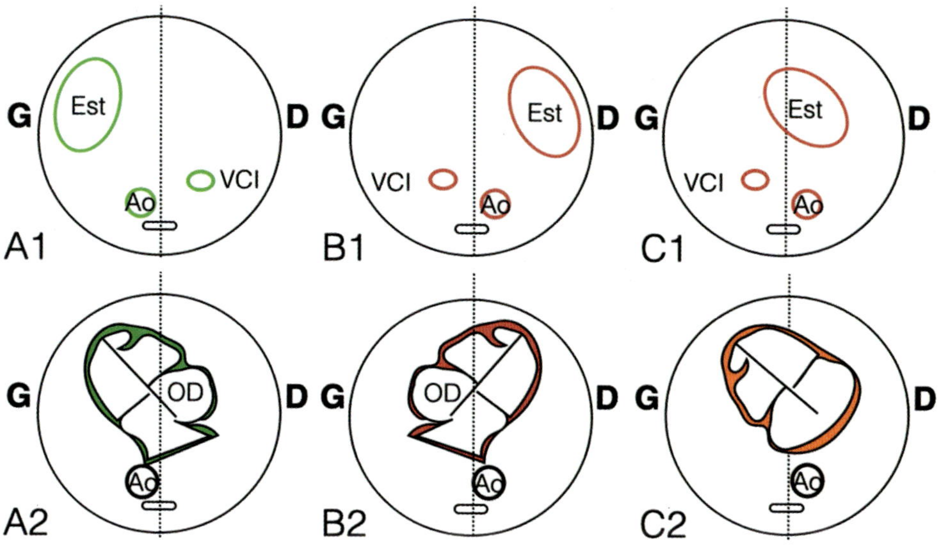

FIGURE 5.1 **Situs abdominal et cardiaque : schémas.**
A1-A2. Situs solitus. **B1-B2.** Situs inversus complet. **C1-C2.** Un exemple de situs ambigus ou hétérotaxie. D : droite; Est : estomac; G : gauche VCI : veine cave inférieure.

b. Vaisseaux anormaux

Sur la coupe abdominale transverse normale, on peut voir plusieurs vaisseaux : en arrière et à gauche le long du rachis, l'aorte abdominale; à droite le long du rachis, la veine azygos de petite taille; plus en avant et à droite, la veine cave inférieure; en avant, centrale, la veine ombilicale qui se prolonge par la veine portale droite.

En dehors des anomalies liées au situs, on pourra constater :

- veine ombilicale droite (à concavité gauche). Aucune corrélation avec un risque accru de cardiopathie n'a été mise en évidence;
- dilatation de la veine azygos. Elle est habituellement couplée à l'interruption de la veine cave inférieure (figure 5.2A);
- veine ombilicale en position inhabituelle dans les agénésies extrahépatiques du canal d'Arantius (figure 5.2B);
- vaisseau inhabituel en avant de l'aorte, à gauche de la veine cave inférieure, correspondant à la veine de drainage d'un retour veineux pulmonaire anormal (RVPA) infracardiaque (figure 5.2C).

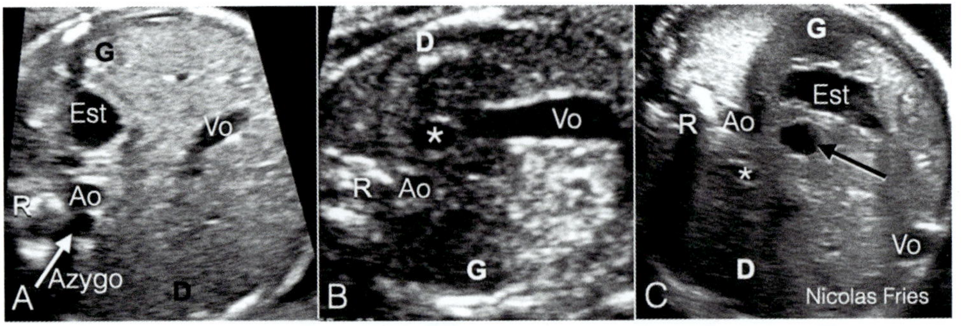

FIGURE 5.2 **Coupe abdominale transverse avec vaisseaux anormaux : échographie.** **A.** Absence de veine cave inférieure et dilatation de la veine azygos dans une interruption de la veine cave inférieure avec continuation azygos. **B.** Dilatation de la veine ombilicale et de la veine cave inférieure dans une agénésie du canal d'Arantius. **C.** Vaisseaux supplémentaires en avant de l'aorte dans un RVPA total infracardiaque. D : droite; Est : estomac; G : gauche; RVPA : retour veineux pulmonaire anormal; Vo : veine ombilicale; étoile : veine cave inférieure.
Source : Nicolas Fries et Nadine David.

B. Coupe des quatre cavités

Elle explore l'étage d'admission.

a. Situs cardiaque

Le situs cardiaque est défini par la position de l'oreillette droite (recevant la veine cave inférieure). Dans le situs solitus ou normal, l'oreillette droite est à droite de l'oreillette gauche.

- Dans le situs inversus cardiaque, l'oreillette droite est à gauche et l'oreillette gauche à droite. L'image cardiaque est en miroir par rapport à l'image normale.
- Si le situs inversus est complet, le situs abdominal est également inversé (figure 5.1B1-B2). Le risque de malformation cardiaque est le même que dans la population générale.
- Lorsque les situs thoracique et abdominal sont discordants, on parle d'hétérotaxie. Le risque de malformation est important. Il est possible dans les hétérotaxies d'avoir deux oreillettes droites (isomérisme droit) ou deux oreillettes gauches (isomérisme gauche; figure 5.1C1-C2).

b. Position du cœur

Le cœur est majoritairement dans l'hémithorax gauche. L'axe antéropostérieur médian passe par la croix du cœur.

- On parle de lévoposition lorsque l'ensemble du cœur est dans l'hémithorax gauche (figure 5.3A), de dextroposition lorsqu'il est entièrement dans l'hémithorax droit (figure 5.3B).
- La position anormale d'un cœur est en général secondaire à une pathologie extracardiaque, intrathoracique : hernie diaphragmatique (figure 5.4B), maladie pulmonaire (figure 5.4C)... Attention ! Possible hypoplasie pulmonaire unilatérale avec anomalies vasculaires : RVPA partiel (figures 5.4A).
- Exceptionnellement, le cœur n'est pas situé dans le thorax. Le plus souvent, il est extériorisé en raison d'une brèche sternale (pentalogie de Cantrell), mais des formes céphaliques ou abdominales sont aussi décrites.

c. *Axe du cœur*

La pointe du cœur est tournée à gauche de 30 à 60° par rapport à l'axe antéropostérieur.

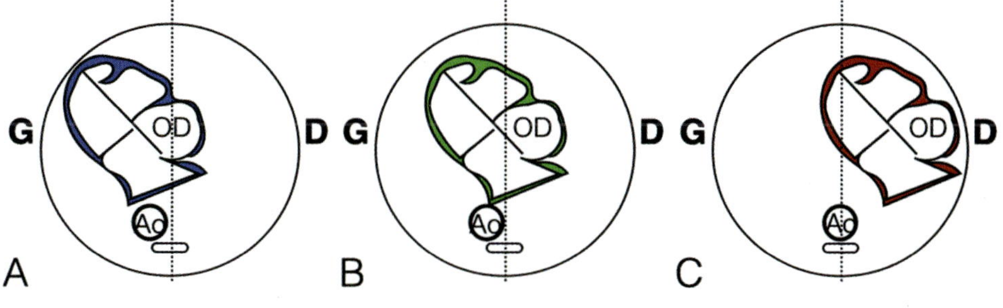

FIGURE 5.3 **Position du cœur dans le thorax : schémas.**
A. Lévoposition. **B.** Position normale. **C.** Dextroposition. D : droite ; G : gauche.

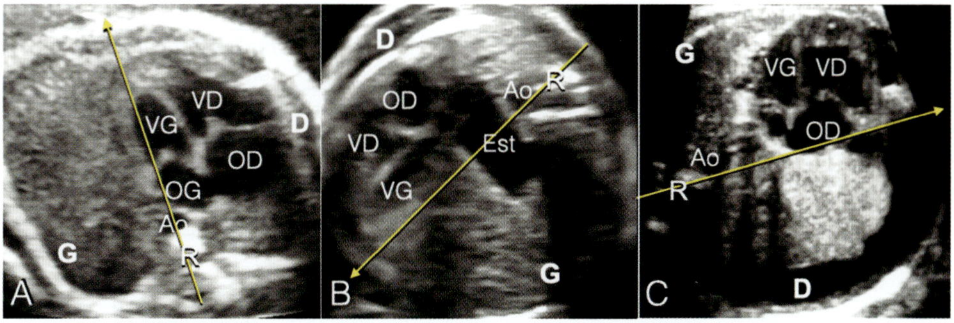

FIGURE 5.4 **Dextroposition du cœur avec pointe du cœur normalement tournée à gauche : échographie.**
A. Cœur dextroposé dans une hypoplasie du poumon droit. **B.** Cœur dextroposé, refoulé par une hernie diaphragmatique. **C.** Cœur lévoposé, refoulé par un épanchement pleural droit. D : droite ; G : gauche.

- On parle de :
  – lévocardie (lévorotation) marquée lorsque l'axe horizontalisé dépasse 60° (figure 5.5A);
  – mésocardie (dextrorotation modérée) lorsque la pointe est antérieure (figure 5.5C);
  – dextrocardie (dextrorotation marquée) lorsque la pointe est tournée à droite (figure 5.5D).
- L'axe anormal d'un cœur accompagne généralement une pathologie cardiaque qu'il faut rechercher (figure 5.6) : lévocardie marquée dans les anomalies conotroncales et le CAV, dextrorotation dans des malformations plus complexes (figure 5.7).
- Positon du cœur et axe du cœur sont indépendants du situs (figures 5.8 et 5.9).

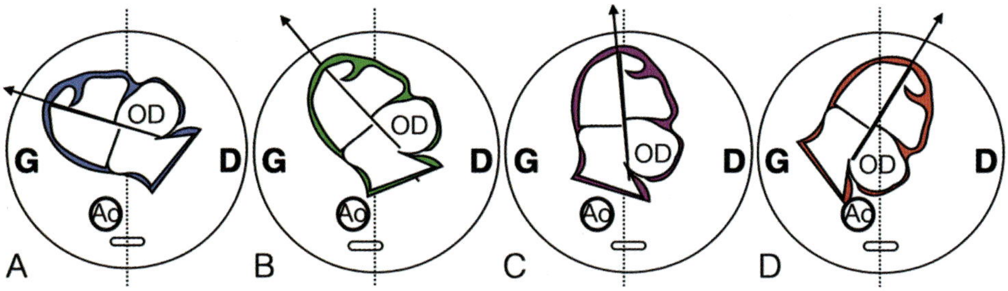

FIGURE 5.5 **Axe de la pointe du cœur en situs solitus : schémas.**
A. Lévocardie marquée par lévorotation. **B.** Axe normal. **C.** Mésocardie. **D.** Dextrocardie par dextrorotation. D : droite; G : gauche.

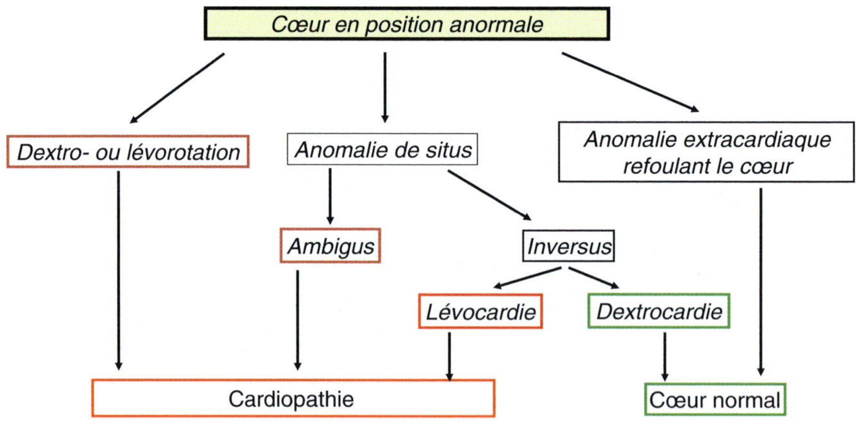

FIGURE 5.6 **Anomalies de position du cœur : étiologie.**

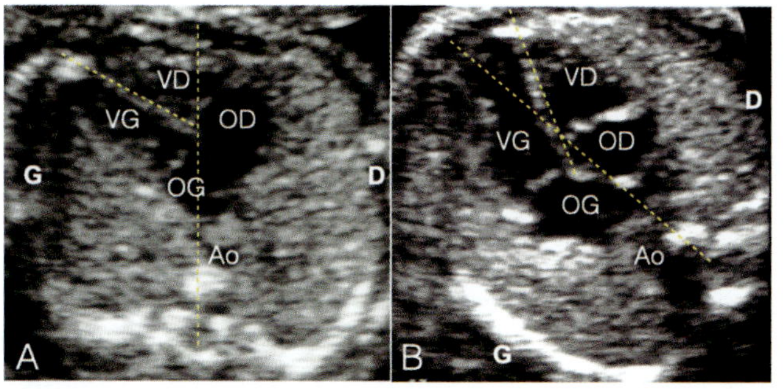

Figure 5.7 **Anomalie de la position de la pointe du cœur : échographie.**
A. Lévocardie marquée par lévorotation dans une malformation conotroncale. À noter, l'aorte à droite. **B.** Dextrocardie par dextrorotation de la pointe dans une cardiopathie complexe. D : droite ; G : gauche.

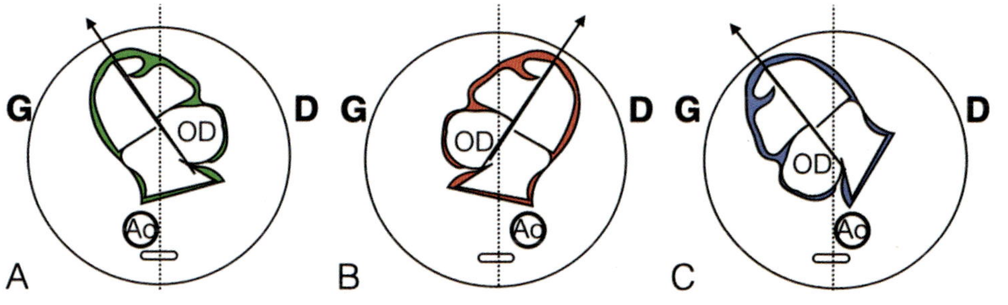

Figure 5.8 **Axe de la pointe et situs : schémas.**
A. Situs et position normale. **B.** Situs inversus et dextrocardie (normale pour un situs inversus). **C.** Situs inversus et lévocardie (lévorotation du cœur qui devrait être à droite). D : droite ; G : gauche.

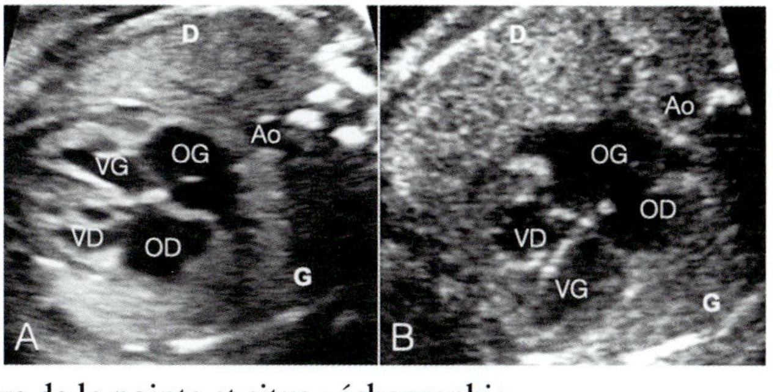

Figure 5.9 **Axe de la pointe et situs : échographie.**
A. Situs inversus (oreillettes gauche à droite) avec aorte à droite et pointe du cœur à droite. **B.** Situs inversus (oreillettes gauche à droite) avec aorte à droite, mais pointe du cœur à gauche par lévorotation dans une double discordance. D : droite ; G : gauche.

d. Position de l'aorte

Sur la coupe des quatre cavités, l'aorte descendante est en avant et à gauche du rachis, au contact ou proche de l'oreillette gauche.

Lorsque la crosse de l'aorte est à droite de l'axe trachéo-œsophagien, elle descend vers la gauche pour traverser le diaphragme gauche. Au niveau de la coupe des quatre cavités, elle sera soit encore à droite du rachis, soit en avant, mais rarement déjà à gauche.

Une crosse aortique droite peut être isolée (figure 5.10).

Elle est présente dans un tiers des anomalies conotroncales.

Elle peut être la seule anomalie cardiovasculaire d'une microdélétion 22q11

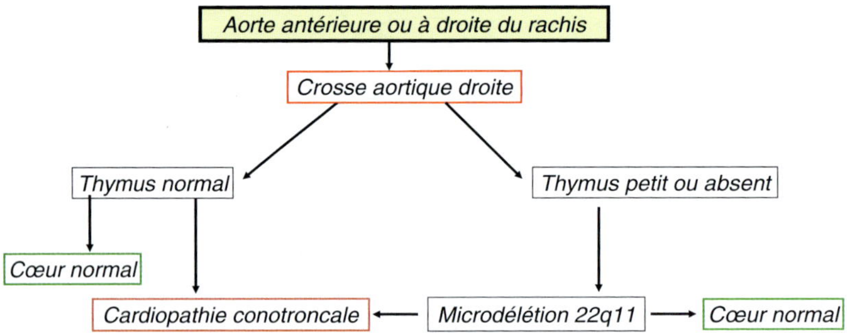

FIGURE 5.10 **Crosse aortique droite : étiologie.**

e. Identification et aspect de l'oreillette droite

L'oreillette droite est arrondie avec parfois visible à sa partie supérieure le relief de la crista terminalis.

- Les muscles pectinés de l'auricule droite peuvent être trop bien visibles donnant des images pseudo-tumorales sur son bord latérosupérieur lorsque l'oreillette droite est dilatée (figure 5.11A).
- Le relief de la crista terminalis est parfois pris à tort pour une tumeur du toit de l'oreillette droite (figure 5.11B).
- Une image de membrane très mobile dans l'oreillette droite mimant une valvule de Vieussens – réseau de Chiari, vestige de la valve droite du sinus veineux – est parfois visible. La membrane prolonge la valvule d'Eustachi (figure 5.11C). Exceptionnellement, elle est continue jusqu'à l'abouchement de la veine cave supérieure et forme le cœur triatrial droit.

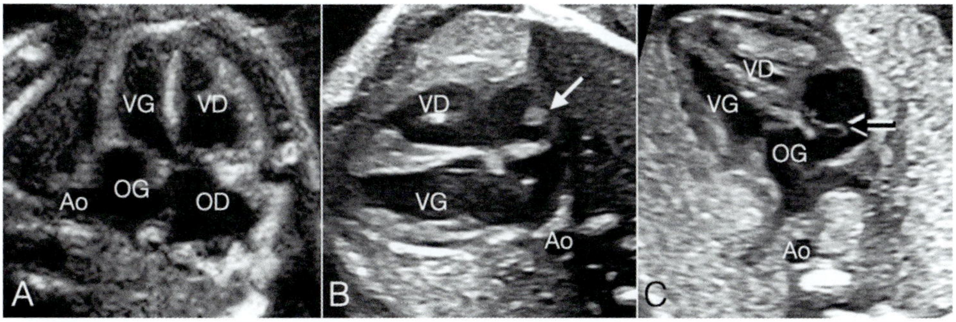

FIGURE 5.11 **Oreillette droite d'aspect inhabituel : échographie.**
A. Muscles pectinés de l'oreillette droite trop bien visibles dans une cardiomégalie.
B. Crista terminalis mimant une petite tumeur du toit de l'oreillette (flèche blanche).
C. Réseau de Chiari mobile dans l'oreillette droite (flèche noire), la valvule de Vieussens est visible dans l'oreillette gauche.

f. Identification et aspect de l'oreillette gauche

L'oreillette gauche est quadrangulaire du fait de l'intégration de la confluence veineuse pulmonaire. Elle contient la valvule de Vieussens.

- Une oreillette gauche arrondie et/ou petite ou de forme inhabituelle doit faire rechercher un RVPA total (figure 5.12).
- La distance entre la paroi postérieure de l'oreillette gauche et l'aorte est normalement inférieure à 1,5 fois le diamètre de l'aorte. Une distance anormalement grande peut être due à l'obliquité trop importante de l'incidence, à l'interposition de l'œsophage en réplétion lors de la déglutition. Elle est un signe inconstant dans le RVPA total.
- L'oreillette gauche peut paraître cloisonnée :
  - l'image anormale est souvent la paroi postéro-supérieure d'un sinus coronaire dilaté (figure 5.13A) ;
  - l'image de cloison peut en fait être la paroi de l'oreillette gauche au contact d'une confluence veineuse pulmonaire non intégrée à l'oreillette gauche dans un RVPA total dans le sinus coronaire (figure 5.13B) ;
  - exceptionnellement, il s'agit d'une véritable cloison intra-auriculaire gauche dans un cœur triatrial (figure 5.13C).

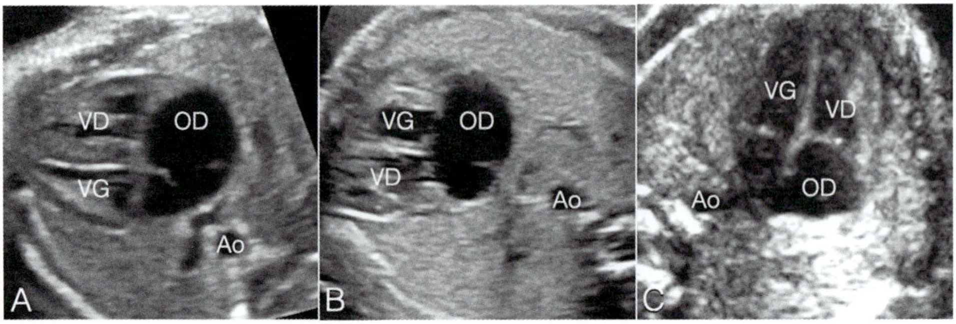

FIGURE 5.12 **Oreillette gauche et RVPA total : échographie.**
A. Petite oreillette gauche arrondie, la confluence veineuse non intégrée est visible entre l'oreillette et l'aorte. **B.** Petite oreillette gauche avec distance oreillette gauche–aorte augmentée. **C.** Petite oreillette gauche de forme inhabituelle.

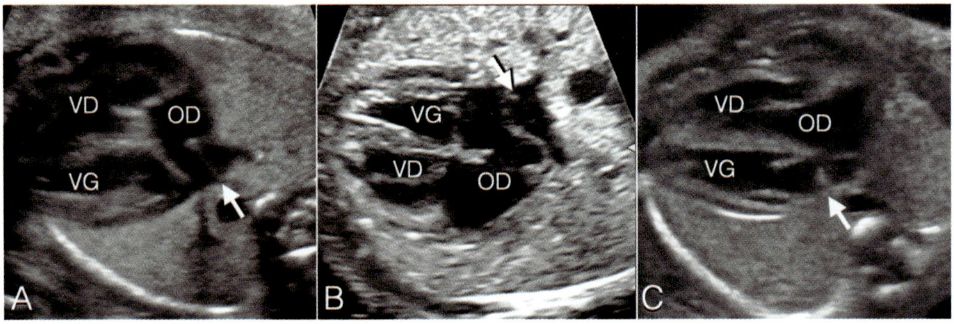

FIGURE 5.13 **Images échographiques d'oreillette gauche « cloisonnée » : échographie.**
A. Sinus coronaire dilaté. **B.** Confluence veineuse pulmonaire non intégrée à l'oreillette gauche dans un RVPA total au sinus coronaire. **C.** Cœur triatrial gauche. flèche : image de cloison intra-auriculaire gauche.

g. Identification et aspect du ventricule droit

Le ventricule droit est triangulaire, reconnu par son « petit côté », le niveau plus apical de sa valve, son muscle papillaire central et sa bandelette modératrice à la pointe.

• La bandelette modératrice peut être difficile à voir lorsque le ventricule droit est dilaté. Il est alors difficile à identifier car étant dilaté il fait souvent la pointe du cœur.
• Une hyperéchogénicité de petite taille, « spot hyperéchogène », est bénigne (figure 5.14A). En revanche, un aspect hyperéchogène des muscles papillaires, des cordages ou des feuillets valvulaires tricuspides est toujours pathologique (figure 5.14B).

• La bandelette modératrice peut prendre dans certaines incidences un aspect pseudo-tumoral à différencier d'une véritable tumeur (figure 5.14C).
• Lorsqu'il est hypertrophié, le ventricule droit garde souvent sa forme triangulaire et une silhouette normale, mais la cavité est réduite, comblée par les trabéculations (figure 5.15A). Il peut être dysmorphique (perte de la forme triangulaire), il est alors souvent de taille anormale (figure 5.15B et C).

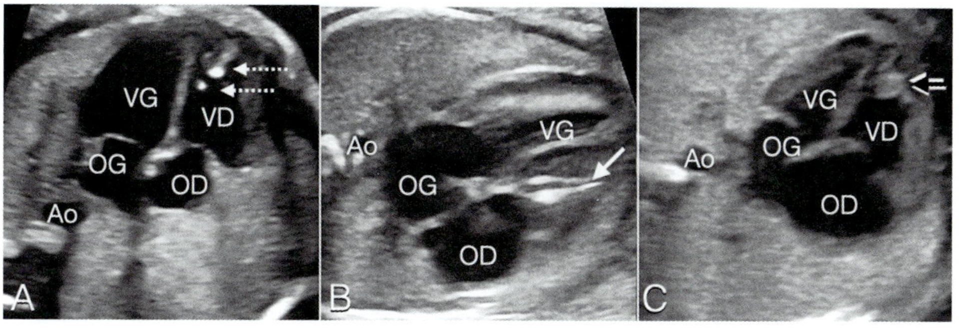

FIGURE 5.14 **Ventricule droit d'aspect inhabiuel : échographie.**
A. Spots hyperéchogènes bénins (flèches). **B.** Hyperéchogénicité anormale du muscle papillaire de la tricuspide (flèche). **C.** Aspect pseudo-tumoral de la bandelette modératrice (flèche).

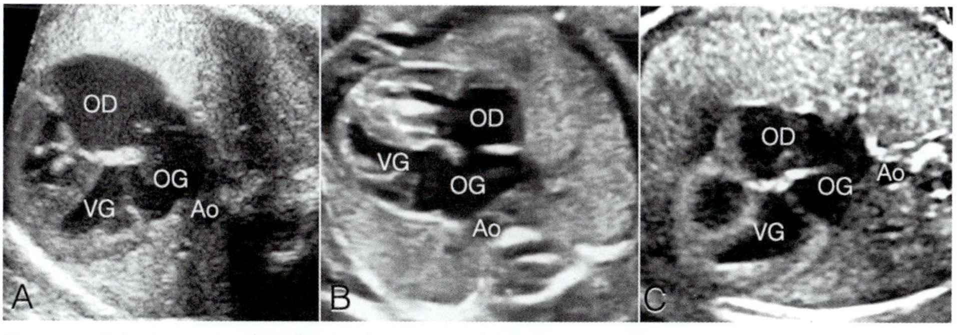

FIGURE 5.15 **Ventricules droits hypertrophiés par un obstacle pulmonaire : échographie.**
A. Silhouette normale, cavité réduite. **B.** Ventricule droit globuleux de taille normale avec aspect dense ischémique du pilier. **C.** Ventricule droit globuleux petit.

h. Identification et aspect du ventricule gauche

Il est oblong avec une pointe vide d'écho, un septum lisse et une valve décalée vers la base.

• Les spots hyperéchogènes sont fréquents et bénins s'ils sont isolés (figure 5.16A).

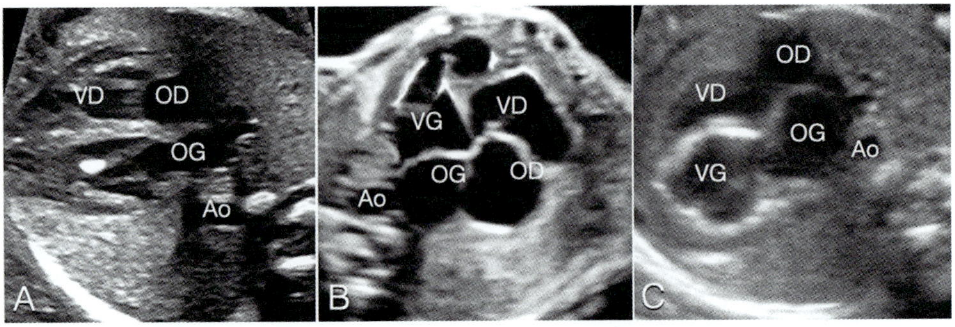

FIGURE 5.16 **Ventricule gauche d'aspect inhabituel : échographie.**
A. Spot hyperéchogène isolé sur un pilier mitral. **B.** Plages hyperéchogènes disséminées sur les deux ventricules (avec anomalie de la contractilité) d'étiologie inconnue. **C.** Ventricule gauche globuleux hyperéchogène dans un obstacle valvulaire aortique.

- Des plages hyperéchogènes étendues sont toujours pathologiques (figure 5.16B).
- Lorsqu'il est hypertrophié, le ventricule gauche est souvent dysmorphique, globuleux. Il est alors souvent de taille et d'échogénicité anormale (figure 5.16C).

i. Concordance atrioventriculaire

L'oreillette de morphologie droite se vide dans le ventricule de morphologie droite et l'oreillette gauche dans le ventricule de morphologie gauche.

On parle de discordance atrioventriculaire lorsque l'oreillette droite se vide dans un ventricule anatomiquement gauche et l'oreillette gauche dans un ventricule anatomiquement droit (figure 5.17).

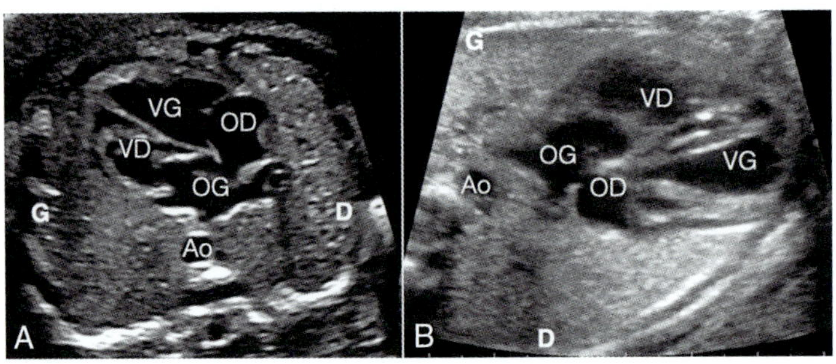

FIGURE 5.17 **Discordance atrioventriculaire : échographie.**
A. Cœur en position normale, l'oreillette droite est connectée avec un ventricule de morphologie gauche (oblongue, pointe vide d'écho, septum lisse et valve décalée vers la base) et l'oreillette gauche avec un ventricule de morphologie droite (triangulaire avec bandelette modératrice et valve décalée vers la pointe). **B.** Même cardiopathie sur un cœur en dextrorotation. D : droite ; G : gauche.

j. Taille du cœur

Le cœur occupe un tiers de la surface thoracique et la moitié de la circonférence thoracique. Une évaluation simple, imprécise mais suffisante est faite en utilisant les ellipses (figure 5.18).

Le rapport cardiothoracique est augmenté

Il s'agit dans l'immense majorité des cas d'une cardiomégalie. Les cardiomégalies sont secondaires (figure 5.19) soit à :

- une malformation cardiaque : lésions valvulaires fuyantes et/ou sténosantes ;
- une augmentation du débit cardiaque ;
- une insuffisance cardiaque.

Plus difficile à diagnostiquer, un cœur de volume normal dans un thorax étroit : retard de croissance intra-utérin (RCIU) sévère, agénésie ou hypoplasie pulmonaire, malformations squelettiques.

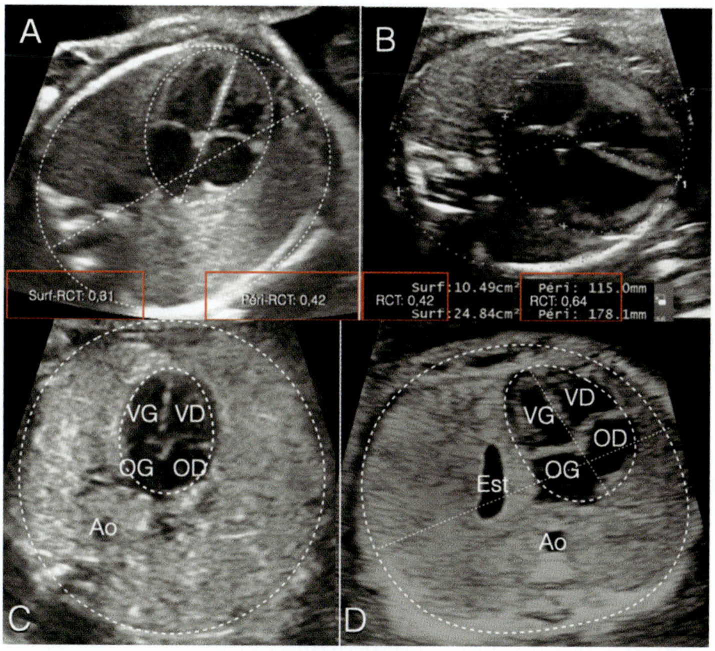

Figure 5.18 **Rapport cardiothoracique (RCT), évaluation en surface et circonférence, mesure automatique par ellipses.**
A. Cœur de volume normal : RCT en surface 0,31, en circonférence 0,42 ;
B. Cardiomégalie : RCT en surface 0,64, en circonférence 0,42. **C.** RCT diminué dans sténose trachéale. **D.** RCT diminué dans une hernie diaphragmatique gauche. E : estomac.

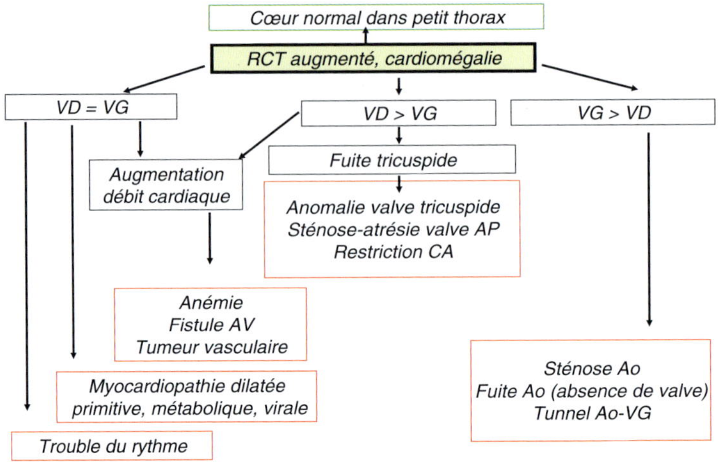

FIGURE 5.19 **Cardiomégalies : étiologie.**
Ao : aorte; AP : artère pulmonaire; AV : auriculoventriculaire; CA : canal artériel; RCT : rapport cardiothoracique.

Le rapport cardiothoracique peut être diminué

Il s'agit toujours d'une compression thoracique par une anomalie extracardiaque : épanchement péricardique ou pleural important, hernie diaphragmatique, maladie adénomatoïde du poumon, sténose ou compression trachéale ou bronchique (voir figure 5.18C et D).

k. Équilibre des cavités

Les cavités cardiaques sont de taille équilibrée avec deux oreillettes de taille voisine et deux ventricules de diamètre voisin.

- Une seule cavité peut être de taille anormale, anormalement dilatée (figure 5.20C et D) ou anormalement petite (figure 5.20A et B). La cavité de taille anormale est toujours pathologique (figures 5.21 à 5.23).
- Le cœur droit et le cœur gauche peuvent être asymétriques (figure 5.24) :
  – lorsque le cœur est de taille normale, le côté pathologique est le côté le plus petit. Le plus souvent, il s'agit d'un petit cœur gauche (figure 5.25B);
  – lorsqu'il existe une cardiomégalie, le côté pathologique est le côté dilaté : le plus souvent, il s'agit d'un gros cœur droit (figure 5.25A);
  – une asymétrie de taille des cavités cardiaques n'est pas rare au 3e trimestre, physiologique; en revanche, elle doit toujours être considérée comme pathologique au 2e trimestre.

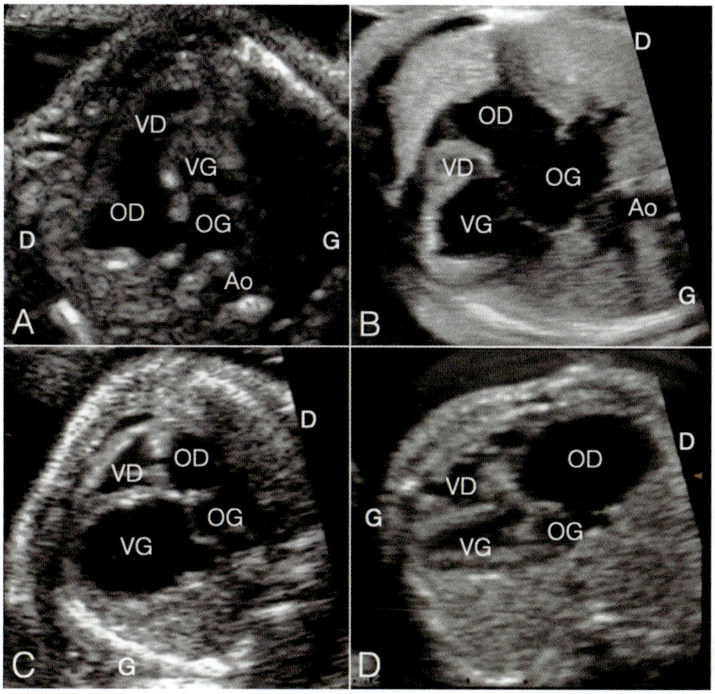

FIGURE 5.20 **Anomalie de taille d'une cavité cardiaque : échographie.**
A. Petit ventricule gauche. **B.** Petit ventricule droit. **C.** Dilatation du ventricule gauche. **D.** Dilatation de l'oreillette droite.

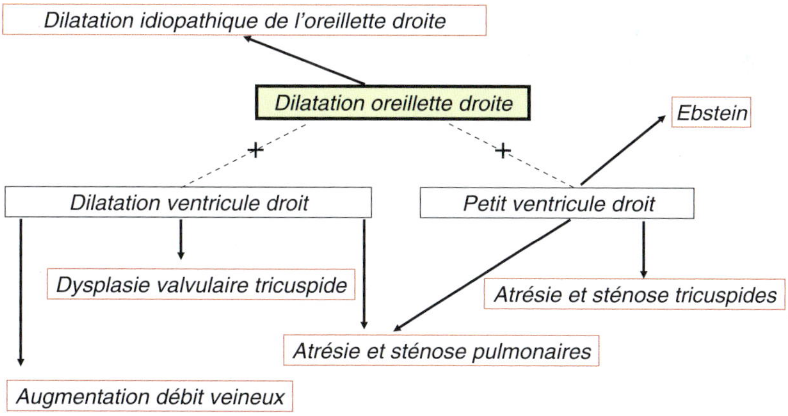

FIGURE 5.21 **Dilatation de l'oreillette droite : étiologie.**

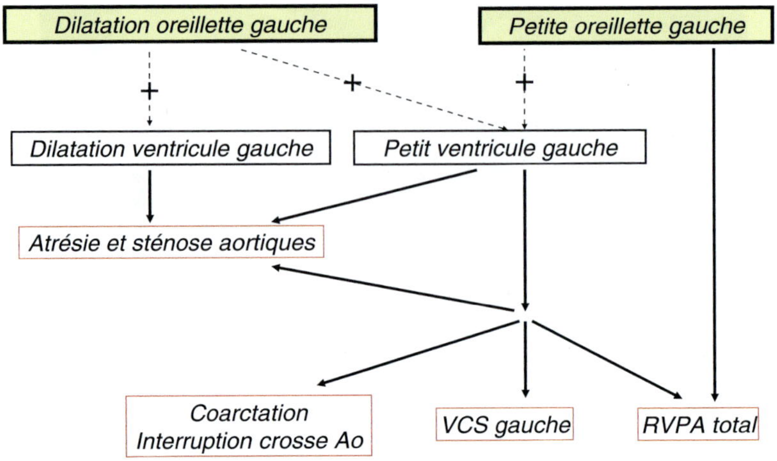

Figure 5.22 Anomalie de taille de l'oreillette gauche : étiologie
Ao : aorte; RVPA : retour veineux pulmonaire anormal; VCS : veine cave supérieure.

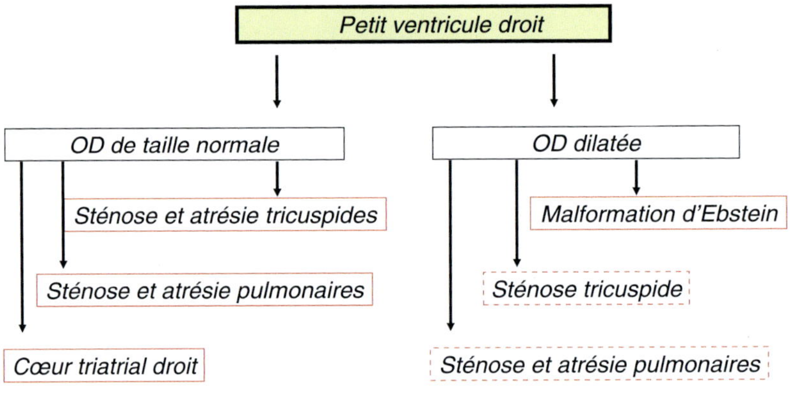

Figure 5.23 Petit ventricule droit : étiologie.
OD : oreillette droite.

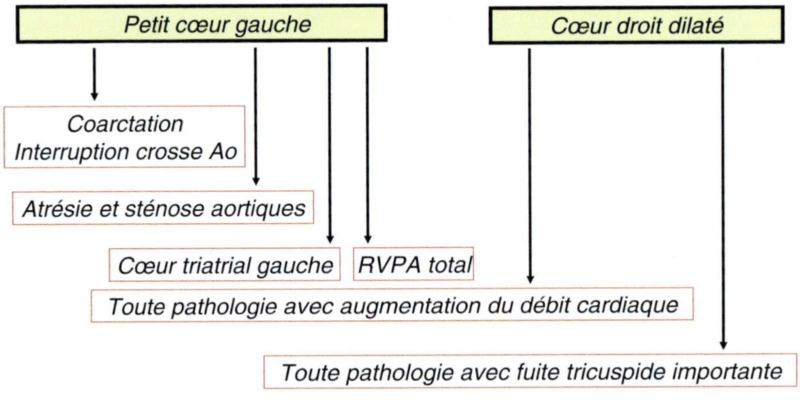

Figure 5.24 Asymétrie de taille entre le cœur droit et le cœur gauche : étiologie.
Ao : aorte; RVPA : retour veineux pulmonaire anormal.

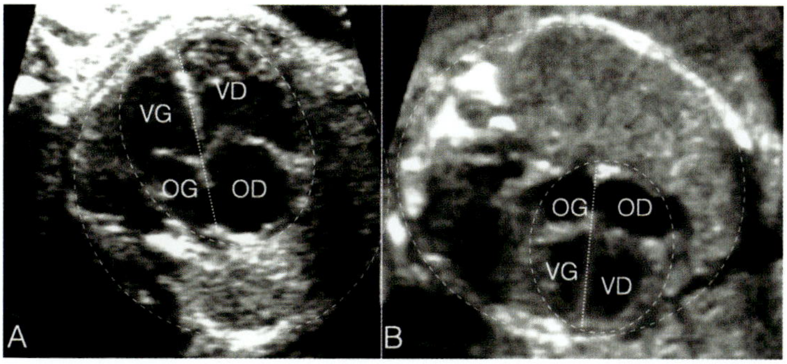

FIGURE 5.25 **Asymétrie de taille des cavités cardiaques : échographie.**
A. Cardiomégalie, dilatation des cavités droites : ici, dans une fistule artérioveineuse hépatique, **B.** Cœur de volume normal, petit cœur gauche : ici, dans une coarctation de l'aorte.

I. Valves auriculoventriculaires

Il existe deux valves auriculoventriculaires de diamètre voisin, décalées avec la valve tricuspide plus apicale que la valve mitrale. Elles s'ouvrent largement de façon symétrique de chaque côté de septum interventriculaire. Il n'y a pas de flux de régurgitation en Doppler couleur.

Une seule valve auriculoventriculaire visible

Si la coupe est de bonne qualité technique (bien axiale), ne voir qu'une valve auriculoventriculaire est toujours pathologique (figure 5.26).

- Valve auriculoventriculaire unique : il n'existe qu'une seule valve perméable lorsque l'autre est atrésique : atrésie valvulaire tricuspide ou atrésie valvulaire mitrale. L'atrésie d'une valve auriculoventriculaire s'accompagne toujours d'une taille anormalement petite ou de l'absence du ventricule dont elle est l'entrée (figure 5.27A et B).
- Valve auriculoventriculaire commune : une seule valve est visible mais elle met en relation les deux oreillettes avec les ventricules, c'est une valve de canal atrioventriculaire (figure 5.27C).

Les deux valves ne sont pas décalées

L'absence de décalage des valves est parfois difficile à affirmer mais oriente vers une pathologie du CAV (figure 5.28).

- L'absence de décalage des valves en systole est constante dans le canal atrioventriculaire complet, la valve commune est concave d'un ventricule à l'autre (figure 5.29A).
- Insertion linéaire des valves auriculoventriculaires (ILVAV) : souvent difficile à affirmer lorsqu'elle est isolée, elle doit faire éliminer un véritable canal atrioventriculaire. Elle a été décrite comme fréquente dans la trisomie 21 sans CAV (figure 5.29B).

• À différencier d'une coupe trop postérieure passant au niveau des anneaux : pas d'ouverture valvulaire et abouchement du sinus coronaire visible.

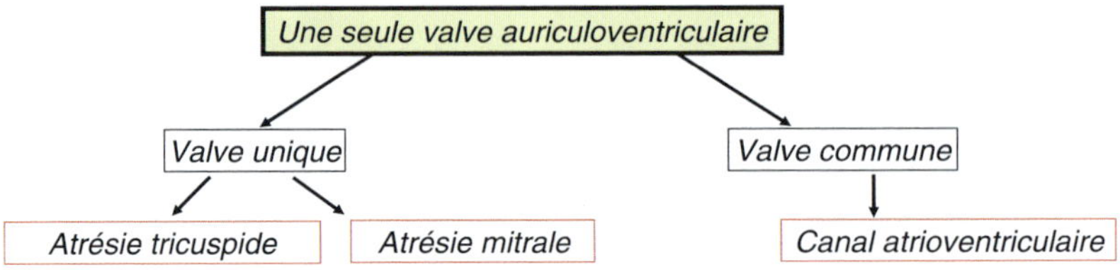

FIGURE 5.26 **Valve auriculoventriculaire unique : étiologie.**

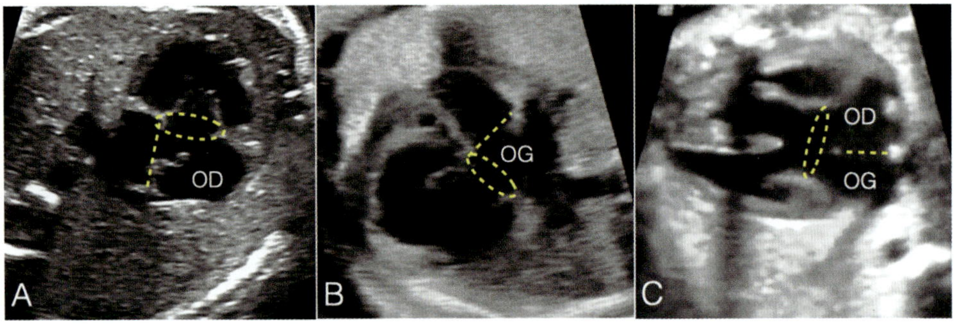

FIGURE 5.27 **Valve auriculoventriculaire unique : échographie.**
A. Atrésie de la valve mitrale. **B.** Atrésie de la valve tricuspide. **C.** Valve auriculoventriculaire commune de canal atrioventriculaire.

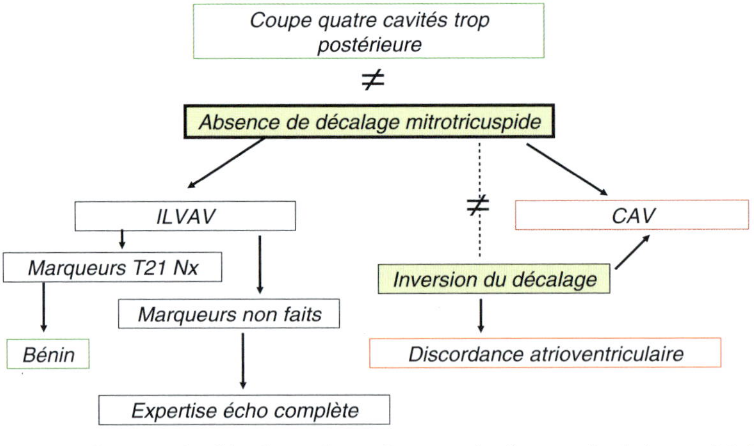

FIGURE 5.28 **Absence de décalage des valves auriculoventriculaires : étiologie.**
CAV : canal atrioventriculaire; ILVAV : insertion linéaire des valves auriculoventriculaires; # : à différencier de.

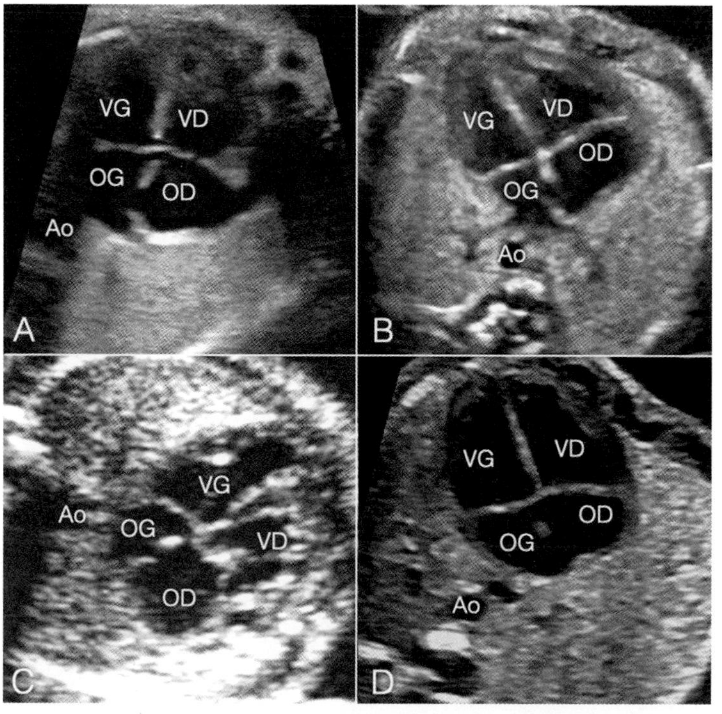

FIGURE 5.29 **Absence de décalage des valves auriculoventriculaires : échographie.** **A.** Canal atrioventriculaire (CAV) complet. **B.** Insertion linéaire des valves auriculoventriculaires (ILVAV). **C.** Impression d'inversion du décalage des valves dans un CAV (ballonisation d'un feuillet tricuspide). **D.** Coupe des quatre cavités trop postérieure, ne passe pas par les valves mais par les anneaux auriculoventriculaires.

Les valves sont de taille asymétrique

Une asymétrie de taille des valves auriculoventriculaires (rapport anneau tricuspide/anneau mitral > 1,5) peut être physiologique au 3e trimestre, elle accompagne une asymétrie de taille des ventricules.

- Elle doit faire rechercher toutes les pathologies avec asymétrie de taille des cavités cardiaques (figures 5.30 et 5.31A).
- Le diamètre des orifices valvulaires peut être comparé en Doppler couleur. Attention, si la valve d'entrée d'un ventricule est large alors que le ventricule est petit, chercher une anomalie complexe de septation avec chevauchement valvulaire : *straddling* ou *overriding* (figure 5.31B et C).

L'ouverture valvulaire est incomplète

L'ouverture valvulaire est bien évaluée par le Doppler couleur.

- L'ouverture incomplète d'une valve auriculoventriculaire est le plus souvent secondaire à une hyperpression ventriculaire par obstacle à l'éjection (figure 5.32) :

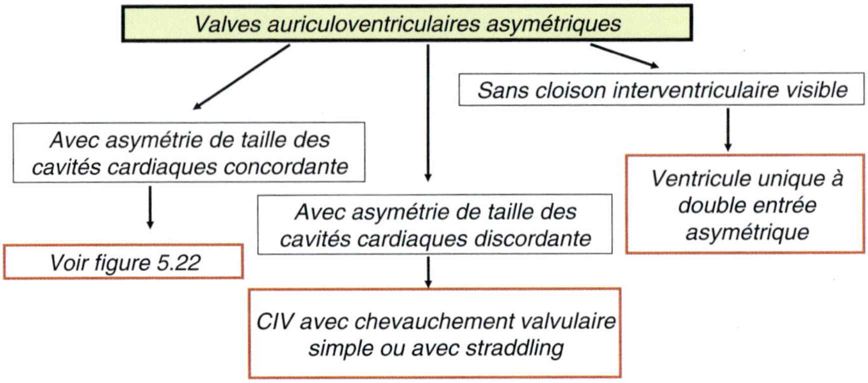

FIGURE 5.30 **Valves auriculoventriculaires asymétriques : étiologie.**
CIV : communication interventriculaire.

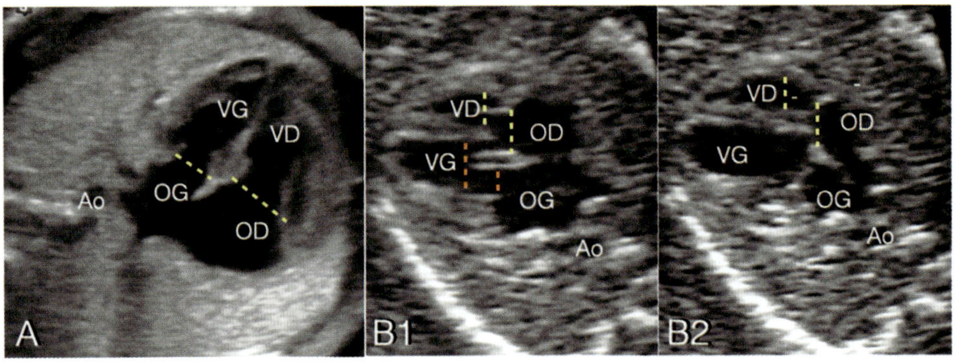

FIGURE 5.31 **Asymétrie de taille des valves auriculoventriculaires : échographie.**
A. Asymétrie valvulaire concordante avec l'asymétrie de taille des ventricules. **B1, B2.** Asymétrie valvulaire discordante avec l'asymétrie de taille des ventricules. VD < VG et tricuspide > mitrale. Lorsque la valve est ouverte, on voit son chevauchement sur les deux ventricules (*straddling* tricuspide).

– ouverture incomplète de la valve tricuspide dans les atrésies pulmonaires (figure 5.33D à F);
– ouverture mitrale incomplète dans les obstacles aortiques (figure 5.33A à C).
• Plus rarement, il s'agit d'une anomalie isolée de la valve : sténose tricuspide ou mitrale.

Fuite des valves auriculoventriculaires

Facile à mettre en évidence en Doppler couleur.
• Lorsqu'elle est significative, elle est le plus souvent secondaire à une hyperpression dans le ventricule : obstacle à l'éjection (figure 5.33C et F).
• Elle peut être secondaire à une dilatation de l'anneau dans les augmentations importantes de débit.
• Plus rarement, elle est le témoin d'une dysplasie valvulaire primitive.

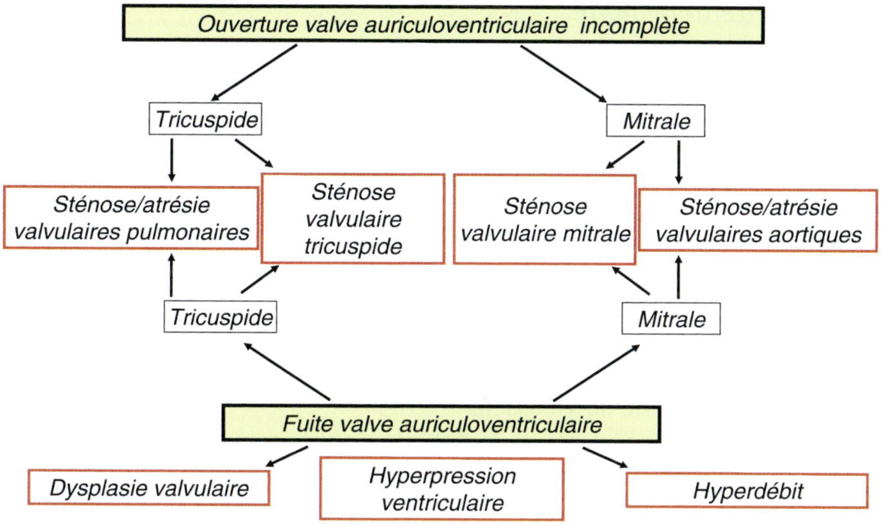

FIGURE 5.32 **Ouverture incomplète et/ou de la fuite d'une valve auriculoventriculaire : étiologie.**

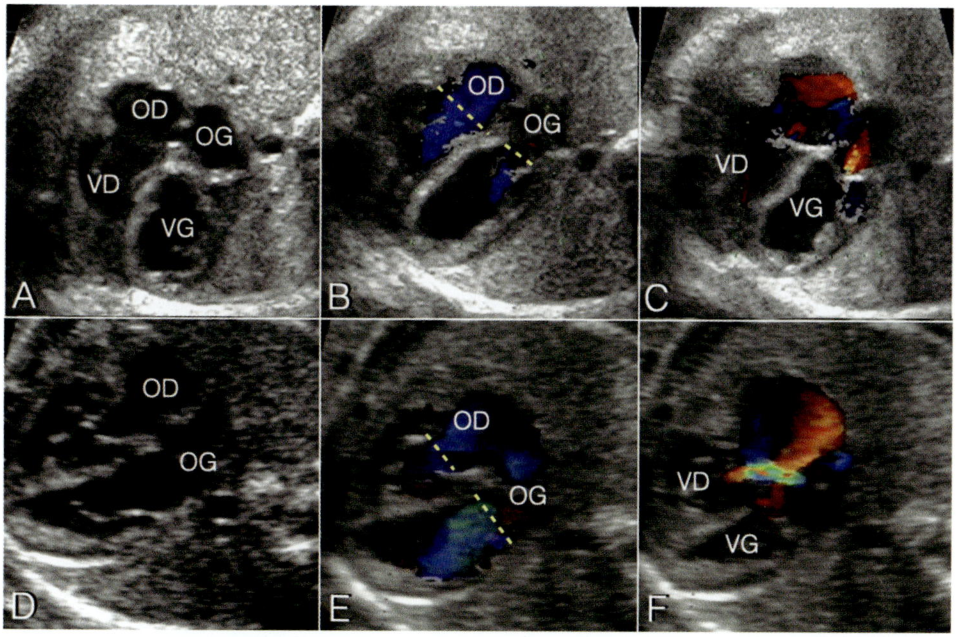

FIGURE 5.33 **Ouverture incomplète et fuite d'une valve auriculoventriculaire : échographie.**

A, B, C. Ouverture mitrale très limitée avec petite fuite dans une sténose valvulaire aortique. **D, E, F.** Ouverture tricuspide incomplète avec fuite nette dans une sténose valvulaire pulmonaire.

m. Cloison interauriculaire

Le septum interauriculaire s'étend du toit des oreillettes jusqu'aux valves auriculoventriculaires. Il est perforé en son centre par la fosse ovale et la valvule de Vieussens, qui forme sa face gauche, est mobile dans l'oreillette gauche.

Foramen ovale très large

Le foramen ovale mesure environ un tiers de la hauteur du septum interauriculaire.

Un foramen ovale de grande taille ne préjuge en rien de sa fermeture postnatale ou non (figure 5.34B).

Bombement de la valvule de Vieussens

Il est parfois appelé anévrisme de la valvule de Vieussens. Le bombement peut être très ample, jusqu'à la paroi latérale gauche de l'oreillette ou jusqu'à l'anneau mitral.

- Il doit faire rechercher une augmentation du débit droit (figure 5.34A).
- En l'absence d'augmentation du débit droit, il est probablement secondaire à une restriction plus ou moins importante du foramen ovale.

Foramen ovale restrictif

Indiscutablement restrictif si la fosse ovale est très étroite, plus difficile à affirmer lorsque la valvule de Vieussens est bombante.

- Il peut être responsable d'une asymétrie de taille des cavités cardiaques et des vaisseaux avec petit cœur gauche.
- Il doit être recherché dans la transposition simple des gros vaisseaux, car il rendra la manœuvre de Rashkind inefficace ou impossible (figure 5.34C).

Image anéchogène proche des valves auriculoventriculaires

- Communication interauriculaire (CIA) ostium primum. C'est une anomalie constante dans le canal atrioventriculaire (figure 5.35A).
- Il faut différencier cette image de l'abouchement large d'un sinus coronaire dilaté par une veine cave supérieure (VCS) gauche.

Attention ! Les deux anomalies peuvent être associées (figure 5.35B et C).

Absence de septum interauriculaire

Forme une oreillette unique.

- Se rencontre le plus souvent dans les hétérotaxies.
- N'est pas exceptionnelle dans les CAV complets.

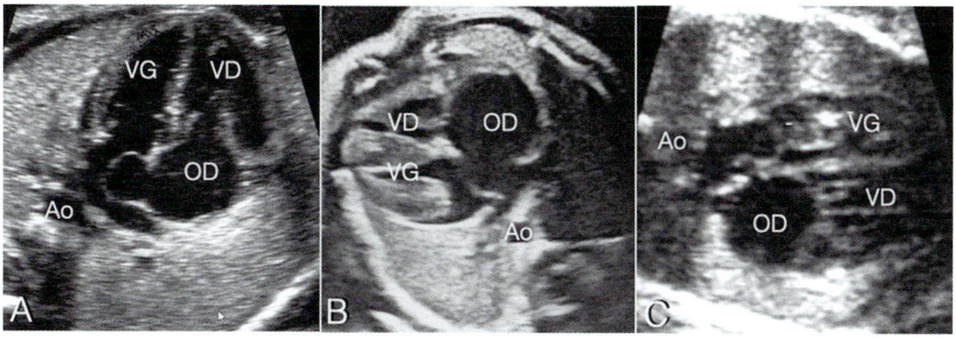

FIGURE 5.34 **Foramen ovale, aspect inhabituel : échographie.**
A. Foramen ovale bombant (ou anévrismal). **A.** Foramen ovale large sans communication significative en postnatal. **C.** Foramen ovale étroit dans une transposition des gros vaisseaux. Noter l'asymétrie de taille des cavités cardiaques droite et gauche secondaire à la restriction du shunt gauche-droite.

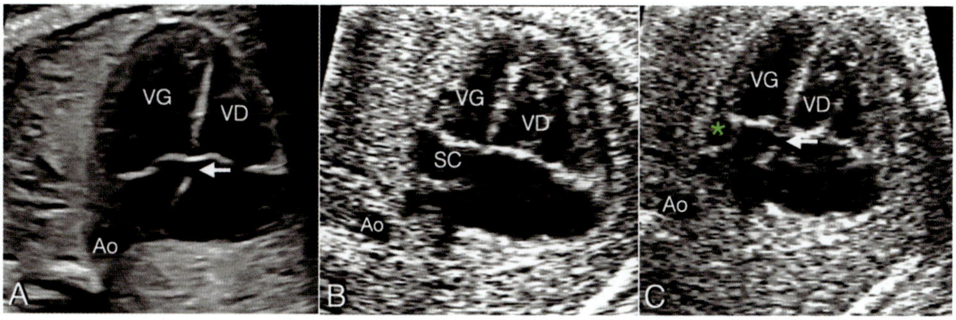

FIGURE 5.35 **Image anéchogène interauriculaire proche des valves auriculoventriculaires : échographie.**
A. Communication interauriculaire (CIA) ostium primum. **B.** Abouchement d'un large sinus coronaire : plan de coupe postérieur à la coupe des quatre cavités. **C.** Même patient, coupe des quatre cavités : image d'une veine cave supérieure gauche qui explique la dilatation du sinus coronaire. CIA ostium primum associée. SC : sinus coronaire; étoile verte : veine cave supérieure gauche; flèche : CIA ostium primum.

n. Septum interventriculaire

Le septum interventriculaire est complet et rectiligne depuis la pointe jusqu'aux valves auriculoventriculaires où il se poursuit par le septum vestibulaire jusqu'au foramen ovale. Il est épais vers la pointe, plus fin dans le tiers proche des valves auriculoventriculaires.

Absence de septum interventriculaire visible

Le septum peut être dévié, non visible, en cas d'hypoplasie d'un ventricule, ou inexistant :

- hypoplasie du cœur gauche;
- ventricule unique.

Communication interventriculaire

Un défaut septal visible sur une coupe des quatre cavités correspond à une communication interventriculaire (CIV) dont la localisation est variable en fonction de l'étiologie (figure 5.36) :

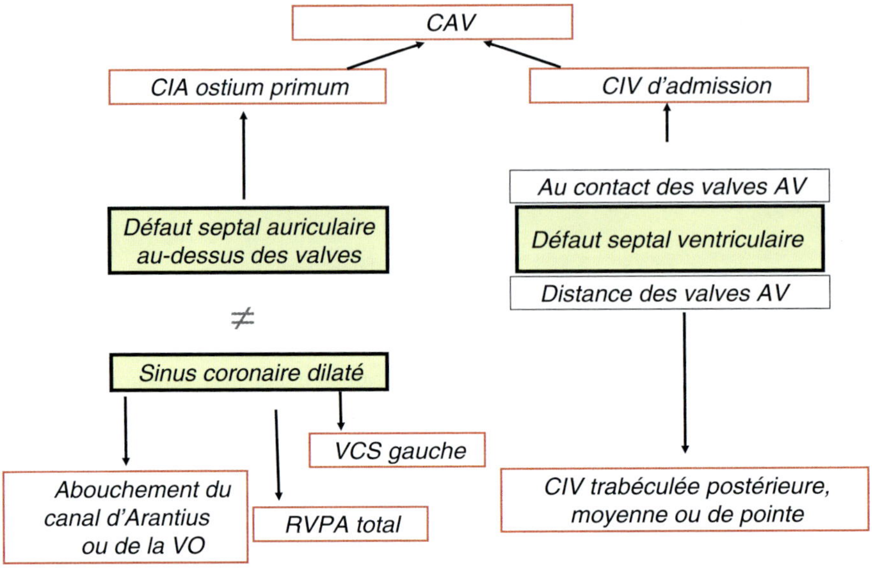

FIGURE 5.36 **Communications interventriculaires (CIV) visibles sur la coupe des quatre cavités : étiologie.**
AV : atrioventriculaire; CAV : canal atrioventriculaire; CIA : communication interauriculaire; RVPA : retour veineux pulmonaire anormal; VCS : veine cave supérieure; VO : veine ombilicale; # : à différencier de.

- CIV d'admission isolée ou associée à un CAV;
- CIV musculaire (trabéculée postérieure, moyenne ou de pointe) (figure 5.37);
- CIV d'éjection isolée ou associée à une anomalie conotroncale.

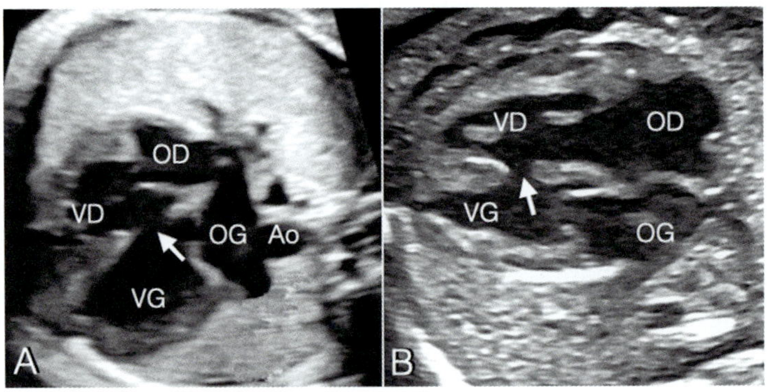

FIGURE 5.37 **Communications interventriculaires (CIV)dans le septum trabéculé (musculaire) : échographie.**
A. CIV trabéculée postérieure proche des valves. **B.** CIV trabéculée postérieur moyenne.

Mouvement septal anormal

- Le septum peut être anormalement mobile (figure 5.38) :

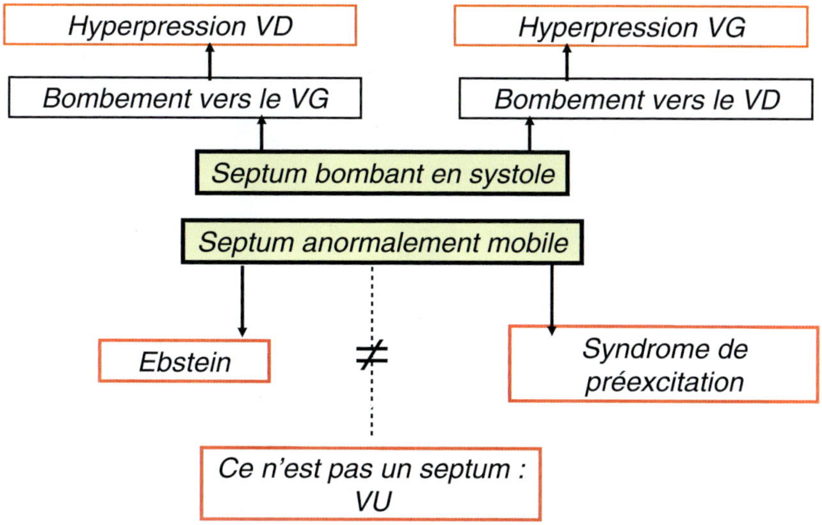

FIGURE 5.38 **Mouvement septal anormal : étiologie.**
VU : ventricule unique ; # : à différencier de.

– si le septum semble avoir une épaisseur normale, on cherchera une malformation d'Ebstein (figure 5.39A). En l'absence de malformation, on pourrait évoquer un syndrome de pré-excitation, impossible à prouver en anténatal mais à évoquer en cas de troubles du rythme ou d'antécédents familiaux ;

– Si le septum paraît mobile et fin, attention à ne pas prendre cette image pour un septum alors qu'il s'agit d'un pilier valvulaire dans un ventricule unique (figure 5.39B).

• Le septum peut être anormalement bombant en systole. C'est le signe d'une hyperpression dans le ventricule (figure 5.38).

Épaisseur anormale

• Une hypertrophie septale accompagne le plus souvent une hypertrophie de l'ensemble des parois d'un ventricule en cas d'hyperpression ventriculaire.

L'hypertrophie septale est habituelle dans le diabète maternel mal équilibré.

• Elle n'a pas réellement de valeur pronostique sauf si l'hypertrophie est majeure, « pseudo-tumorale ».

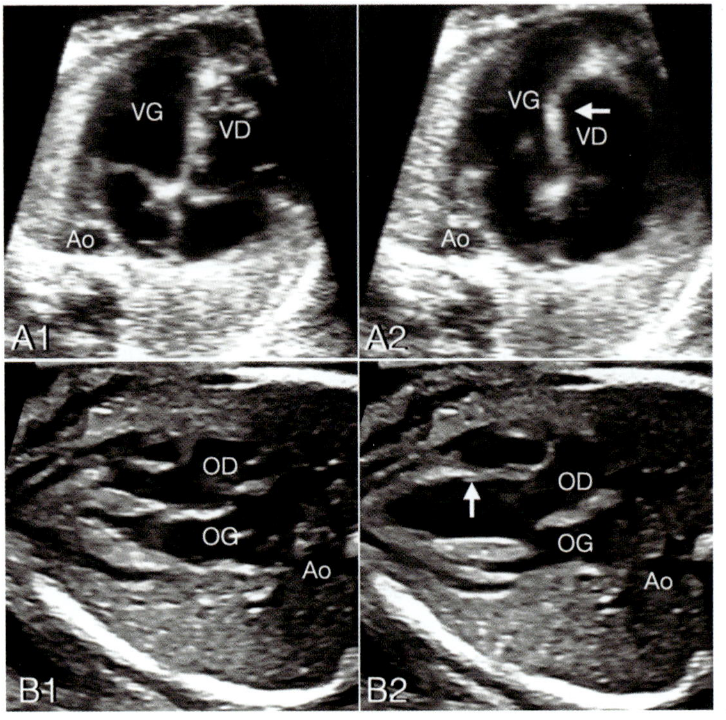

FIGURE 5.39 **Mouvement septal anormal : échographie.**
A1, A2. Déplacement important du septum vers le ventricule gauche en diastole (flèche) dans une malformation d'Ebstein. L'image de l'anneau tricuspide peut en imposer pour une valve mais l'image reste identique en systole et en diastole. **B1, B2.** En systole, une structure linéaire centrale mime le septum, son déplacement vers la droite (flèche) avec l'ouverture valvulaire prouve qu'il s'agit du pilier de la valve tricuspide.

o. Myocarde et endocarde

Les deux ventricules ayant une pression voisine, le myocarde a la même épaisseur, la même échogénicité et la même contractilité au niveau des deux ventricules. On évalue la contractilité par la capacité des ventricules à réduire leur diamètre en systole et à l'élargir en diastole.

Anomalie d'épaisseur

Hypertrophie myocardique (figure 5.40)

• Diabète maternel : nous venons de voir que l'hypertrophie prédomine sur le septum (figure 5.41A).

• Obstacle à l'éjection d'un ventricule : sténose ou atrésie aortiques (figure 5.41B) ou pulmonaires (figure 5.41C). L'hypertrophie concerne le septum interventriculaire et les parois du ventricule intéressé.

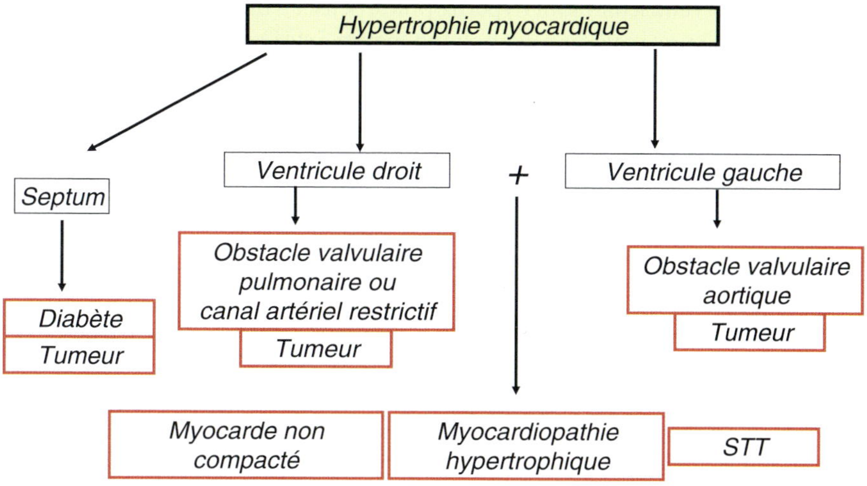

Figure 5.40 **Hypertrophie myocardique : étiologie.**
STT : syndrome transfuseur–transfusé.

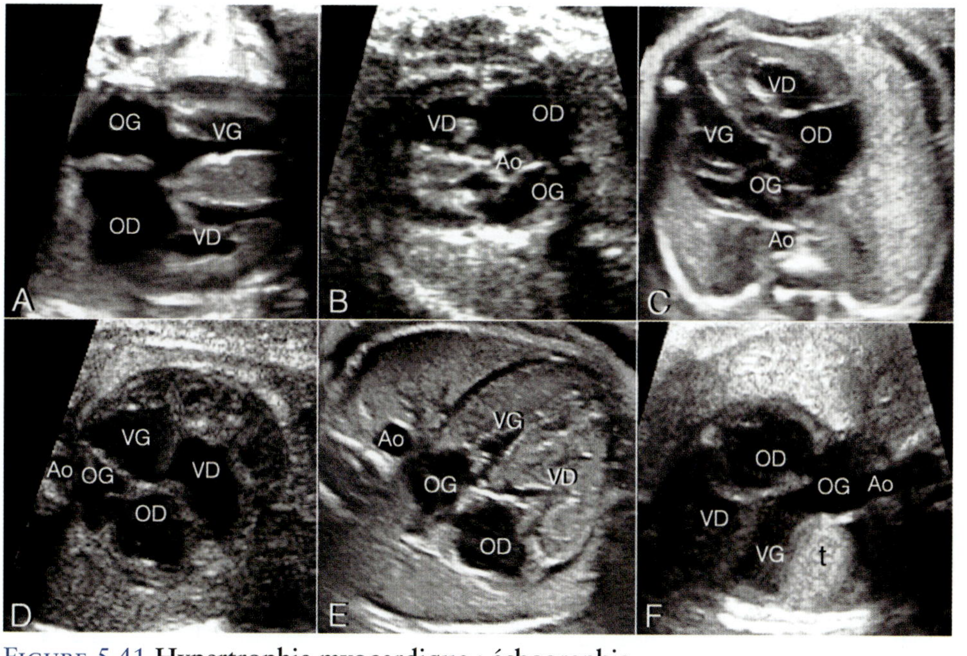

Figure 5.41 **Hypertrophie myocardique : échographie.**
A. Hypertrophie prédominant sur le septum dans un diabète maternel. **B.** Hypertrophie ventriculaire gauche dans une sténose valvulaire aortique. **C.** Hypertrophie ventriculaire droite dans une sténose valvulaire pulmonaire. **D.** Hypertrophie aspect inhabituel de la pointe des ventricules dans un myocarde non compacté. **E.** hypertrophie des deux ventricules dans une myocardiopathie primitive. **F.** Rhabdomyome mimant une hypertrophie de la paroi latéropostérieure du ventricule gauche. T : tumeur.

• Lorsque les deux ventricules sont hypertrophiés, penser à une myocardiopathie primitive ou secondaire à une maladie métabolique (figure 5.41D et E), et en cas de grossesse gémellaire monochoriale biamniotique, penser à un syndrome transfuseur–transfusé.
• Une tumeur myocardique peut prendre l'aspect d'un épaississement anomal de la paroi (figure 5.41F).

Myocarde anormalement fin (figure 5.42)

• Il s'agit souvent de lésions myocardiques localisées dues à la perte des fibres myocardiques : anévrismes ventriculaires.
• Partie atrialisée d'un ventricule droit dans la malformation d'Ebstein et exceptionnellement ventricule droit papyracé.

Anomalie de contractilité

Diminuée ou augmentée, une anomalie de la contractilité du myocarde peut toucher un ou les deux ventricules. Elle est souvent associée à une anomalie de taille ou d'épaisseur des ventricules (figure 5.43).

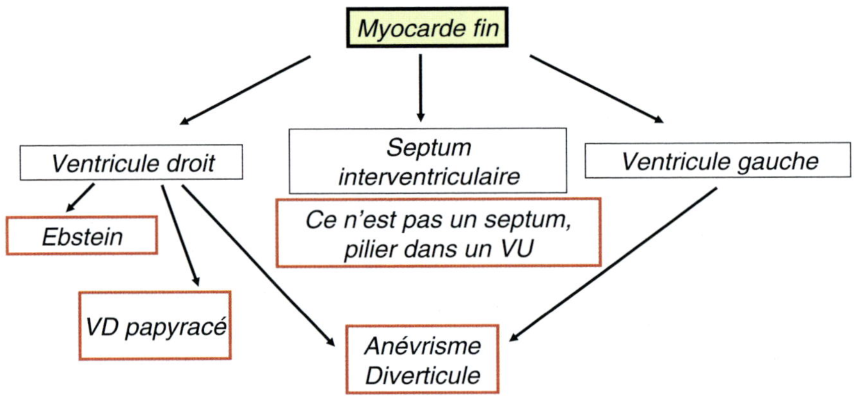

FIGURE 5.42 **Myocarde anormalement fin : étiologie.**
VU : ventricule unique.

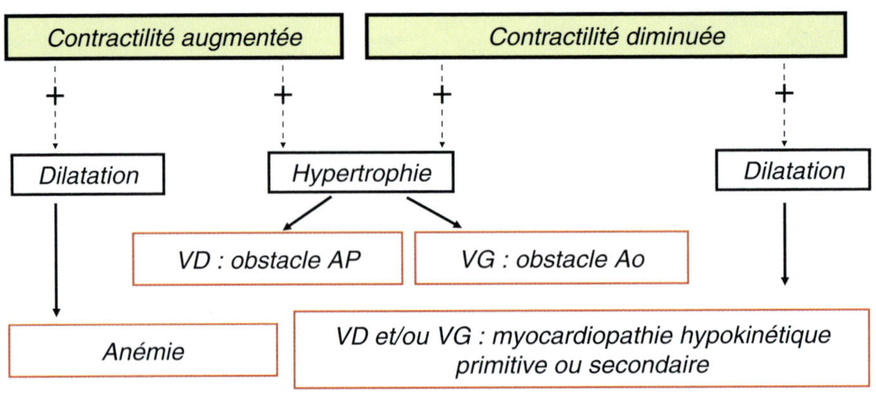

FIGURE 5.43 **Atteintes de la contractilité : étiologie.**

• Une augmentation de la contractilité ventriculaire est le signe d'une bonne adaptation à un obstacle à l'éjection ou à une augmentation de débit.
• Une diminution de la contractilité est le signe d'une mauvaise adaptation à un obstacle à l'éjection ou à une défaillance myocardique primitive ou secondaire.

Images tumorales intramyocardiques

Uniques ou multiples, les tumeurs intramyocardiques les plus fréquentes sont les rhabdomyomes.

Endocarde hyperéchogène

Il accompagne souvent une atteinte du myocarde, c'est un signe de souffrance myocardique (figure 5.44).
• Souvent secondaire à un obstacle à l'éjection (voir figures 5.14B et 5.16C).
• Plus rarement, il s'agira d'une atteinte myocardique et endocardique d'origine virale ou auto-immune (voir figure 5.16B).

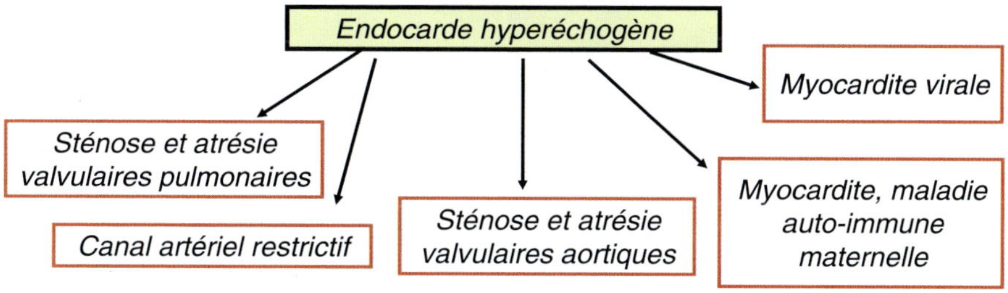

FIGURE 5.44 **Atteintes de l'endocarde : étiologie.**

p. Péricarde

Le péricarde n'est habituellement pas visible. Une petite lame liquidienne physiologique peut être vue dans le sillon interauriculoventriculaire droit ou gauche et à la pointe.

Un épanchement péricardique circonférentiel est pathologique. Il doit faire rechercher d'autres épanchements, des signes d'insuffisance cardiaque, une tumeur du péricarde, ou des anomalies structurelles et non structurelles qui orienteraient vers une anomalie génétique (figures 5.45 et 5.46).

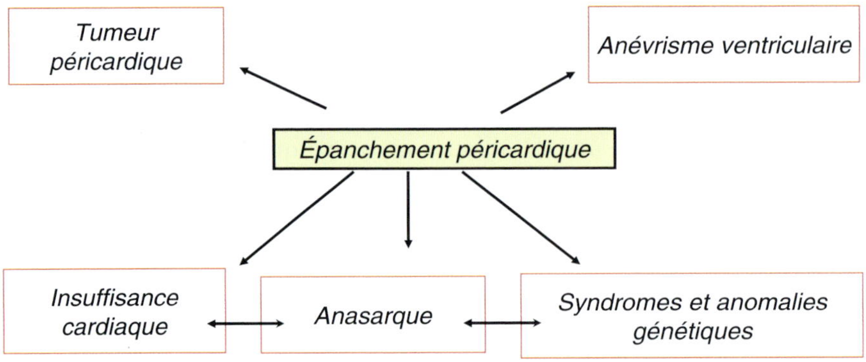

Figure 5.45 **Épanchements péricardiques : étiologie.**

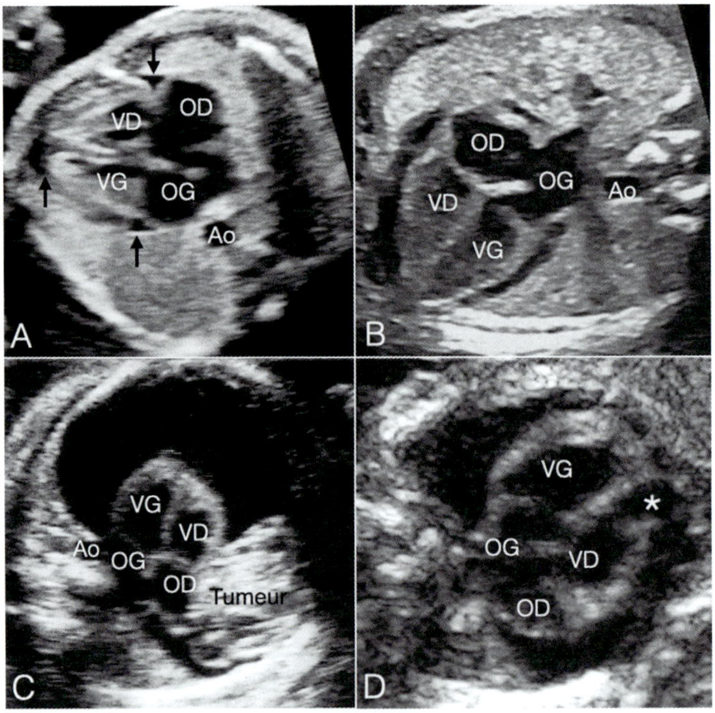

Figure 5.46 **Épanchement péricardique : échographie.**
A. Petites images liquidiennes physiologiques (flèches). **B.** Épanchement péricardique circonférentiel à 24 semaines d'aménorrhée spontanément résolutif sans cause retrouvée. **C.** Volumineux épanchement dans un tératome intrapéricardique. **D.** Épanchement péricardique important à 19 semaines d'aménorrhée spontanément résolutif dans un anévrisme de la pointe du ventricule droit (étoile).

q. Images vasculaires autour du cœur

> Sont visibles autour du cœur en coupe transversale : l'aorte thoracique descendante en avant et à gauche du rachis; plus petite, la veine azygos au bord droit du rachis; symétriques de part et d'autre des oreillettes, les vaisseaux des hiles pulmonaires.

Plusieurs images anormales de l'environement cardiaque peuvent attirer l'attention (figure 5.47).

- Image vasculaire arrondie dans l'angle atrioventriculaire gauche : veine cave supérieure gauche (figure 5.48A).
- Image vasculaire arrondie large (taille de l'aorte) au bord droit du rachis : dilatation de la veine azygos (figure 5.48B); le plus souvent par interruption de la veine cave inférieure, exceptionnellement par un RVPA ou d'une veine ombilicale dans une agénésie du canal d'Arantius.
- Images vasculaires larges anormales dans les hiles pulmonaires : dilatation des branches de l'artère pulmonaire d'une agénésie des valves pulmonaires (figure 5.48C) exceptionnellement, fistule artérioveineuse pulmonaire.
- Interposition entre l'aorte et l'oreillette gauche de la confluence veineuse pulmonaire non intégrée à l'oreillette gauche dans un RVPA total (figure 5.48D).

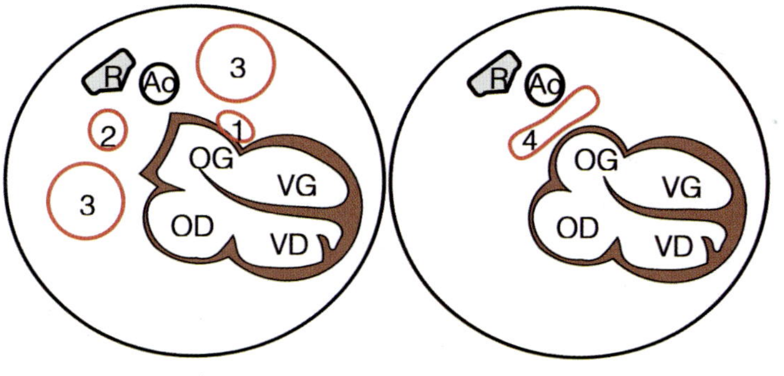

FIGURE 5.47 **Images vasculaires anormales dans le thorax en coupe des quatre cavités : schémas.**
1 : veine cave supérieure gauche; 2 : dilatation de la veine azygos; 3 : dilatation des branches de l'artère pulmonaire; 4 : confluence veineuse pulmonaire non intégrée à l'oreillette gauche; R : rachis.

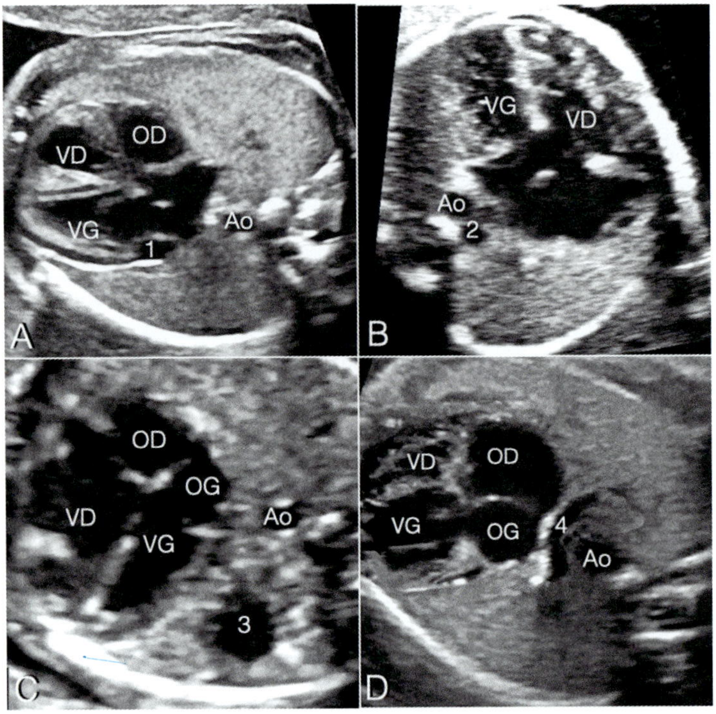

FIGURE 5.48 **Images vasculaires thoraciques anormales sur une coupe des quatre cavités : échographie.**
A. Veine cave supérieure gauche (1). **B.** veine azygos dilatée d'une interruption de la veine cave inférieure avec continuation azygos droite (2). **C.** Dilatation de l'artère pulmonaire gauche dans une tétralogie de Fallot avec agénésie des valves pulmonaires (3). **D.** Confluence veineuse pulmonaire (4) non intégrée à l'oreillette gauche dans un retour veineux pulmonaire anormal total.

C. Coupe cinq cavités ou coupe de la chambre de chasse du ventricule gauche

La coupe des cinq cavités permet de repérer la valve du vaisseau sortant du ventricule gauche. Elle est mobile au centre de la silhouette cardiaque, entourée des deux ventricules et des deux oreillettes.

L'intérêt essentiel de cette coupe est de localiser le « niveau 1 » vasculaire :
- on peut cependant parfois voir un chevauchement anormal de l'aorte au-dessus du septum, dans les anomalies conotroncales, la CIV n'est pas toujours visible (figure 5.49A). Elle peut au contraire être évidente avec un renforcement échographique de l'endocarde (figure 5.49B) ;
- la taille anormale de l'anneau aortique, large dans la tétralogie de Fallot et le tronc artériel commun ou étroit dans les anomalies de la crosse, peut être déjà notée sur cette incidence (figure 5.49C).

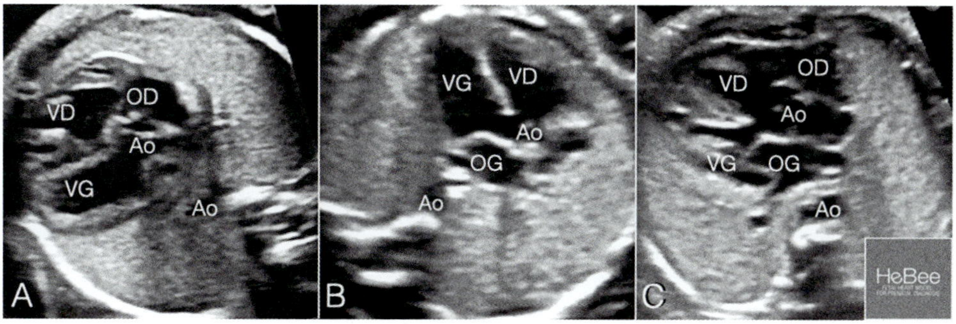

FIGURE 5.49 **Coupe des cinq cavités dans des anomalies conotroncales : échographie.**
A. Tétralogie de Fallot, le vaisseau qui sort du ventricule gauche (VG) paraît anormalement large et dévié à droite alors qu'il n'y a pas de communication interventriculaire (CIV) évidente. **B.** Tétralogie de Fallot avec CIV d'éjection évidente, le vaisseau qui sort du VG ne semble pas anormalement large. **C.** Tétralogie de Fallot avec atrésie pulmonaire, vaisseau chevauchant très large.
Source : HeBee.

D. Coupe des trois vaisseaux de Yoo

La coupe des trois vaisseaux de Yoo se situe au niveau de la bifurcation pulmonaire. On y voit, alignées, de diamètre décroissant et de gauche à droite, l'artère pulmonaire en coupe longitudinale avec sa valve l'infundibulum en avant et la bifurcation ou le canal artériel seul en arrière, l'aorte en coupe axiale et la veine cave supérieure en coupe axiale.

a. On ne voit pas clairement la bifurcation

Selon l'incidence de coupe, la bifurcation représente l'artère pulmonaire droite et le canal artériel (figure 5.50A), les deux branches de l'artère pulmonaire (figure 5.50B), plus rarement la branche gauche de l'artère pulmonaire. Parfois, la coupe ne passe que par le tronc pulmonaire et le canal artériel. La variation du diamètre de l'artère pulmonaire qui devient canal artériel signe l'existence d'une bifurcation (figure 5.50C).

b. Il n'y a pas trois vaisseaux

- Un quatrième vaisseau est présent à gauche de l'artère pulmonaire (figure 5.51) :
  – il s'agit le plus souvent de la persistance d'une veine cave supérieure gauche, la veine cave supérieure droite est alors plus petite que la normale, voire absente (figures 5.52B1 et 5.53A1) ;
  – beaucoup plus rarement, il s'agit du vaisseau de drainage d'un RVPA et la veine cave supérieure est large (figures 5.52C1 et 5.53B1) ;
  – parfois une sinuosité du canal artériel peut en imposer pour un quatrième vaisseau (figures 5.52D1 et 5.53C1).

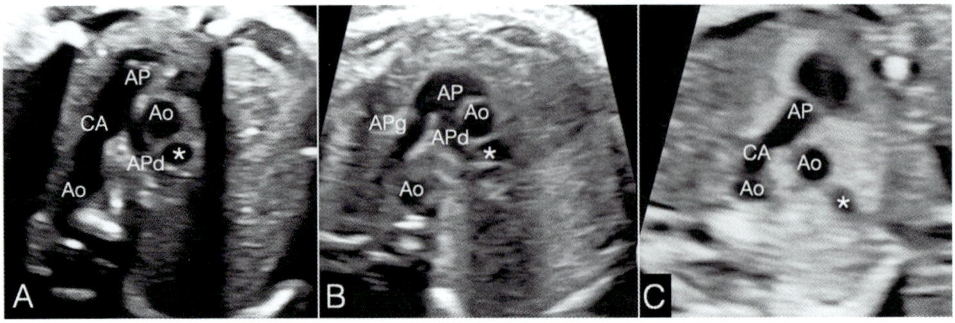

FIGURE 5.50 Coupe de Yoo, aspect selon l'obliquité de la coupe : échographie.
A. Bifurcation pulmonaire avec canal artériel et branche pulmonaire droite visibles. **B.** Bifurcation pulmonaire avec les deux branches pulmonaires visibles. **C.** Bifurcation pulmonaire sans branche visible mais avec modification du calibre de l'artère pulmonaire qui devient canal artériel. APd : artère pulmonaire droite; Apg : artère pulmonaire gauche; CA : canal artériel; étoile : veine cave supérieure.

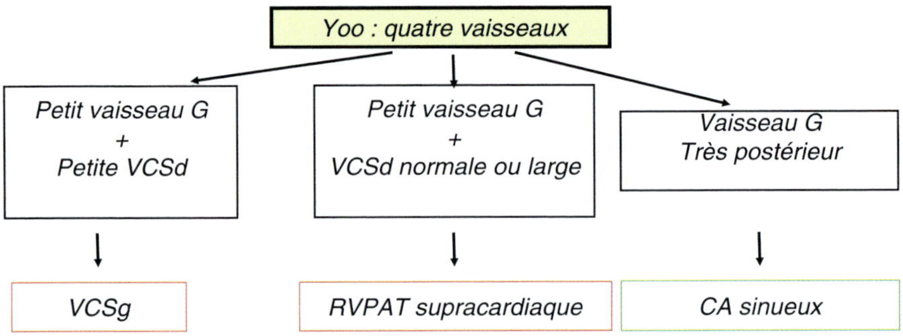

FIGURE 5.51 Quatrième vaisseau sur la coupe de Yoo : étiologie.
CA : canal artériel; G : gauche; RVPAT : retour veineux pulmonaire anormal total; VCSd : veine cave supérieure droite; VCSg : veine cave supérieure gauche.

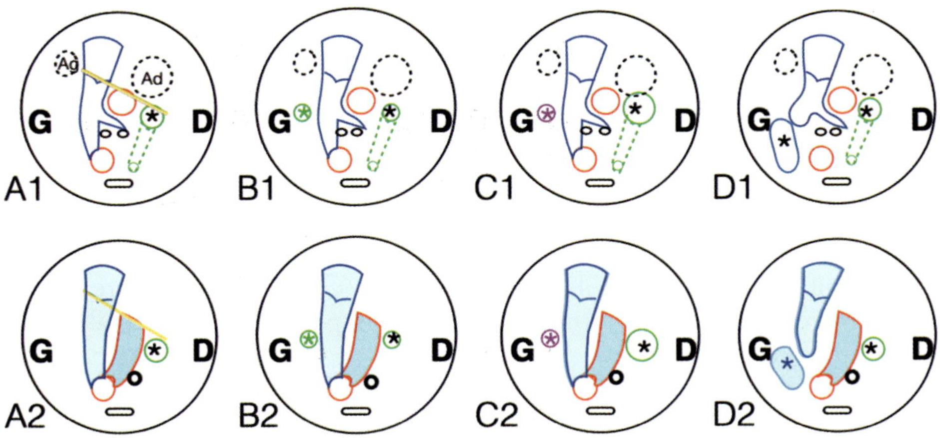

FIGURE 5.52 Coupes de Yoo et trois vaisseaux–trachée avec un quatrième vaisseau : schémas.
Voir les légendes de la figure 5.53. D : droite; G : gauche.

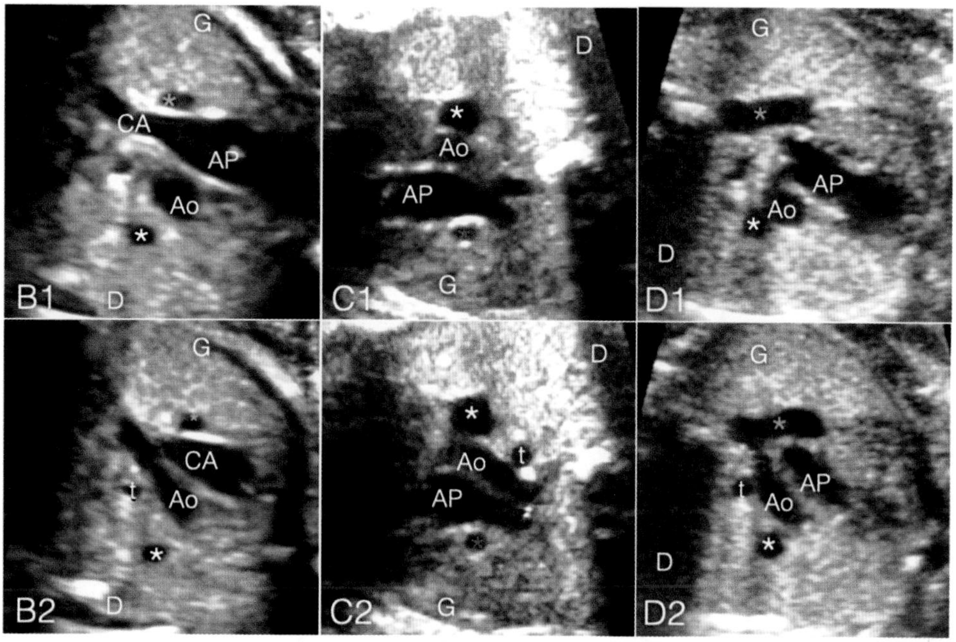

FIGURE 5.53 **Coupes de Yoo et trois vaisseaux–trachée avec quatrième vaisseau : échographie.**

B1, B2. Veine cave supérieure gauche (VCS) avec veine cave supérieure droite (plus petite que la normale). **C1, C2.** Veine de drainage d'un retour veineux pulmonaire anormal (RVPA) total supracardiaque, dilatation de la veine cave supérieure; **D1, D2.** Canal artériel sinueux. Ao : aorte; AP : artère pulmonaire; CA : canal artériel; t : trachée; étoile blanche : VCS droite; étoile verte : VCS gauche; étoile violette : veine de drainage d'un RVPA dans une veine cardinale gauche; étoile bleue : sinuosité du canal artériel.

- Il n'y a que deux vaisseaux visibles (figure 5.54) :
  - – artère pulmonaire de taille normale et veine cave supérieure dans la transposition des gros vaisseaux (figures 5.55A1 et 5.56A1);
  - – aorte large et veine cave supérieure dans les hypoplasies de l'artère pulmonaire (figures 5.55A2 et 5.56A2);
  - – artère pulmonaire large et veine cave supérieure dans les hypoplasies de l'aorte (figures 5.55A3 et 5.56A3);
  - – large artère et veine cave supérieure dans le tronc artériel commun, l'artère unique donnant naissance à la fois aux branches pulmonaires et à l'aorte (figures 5.55A4 et 5.56A4).

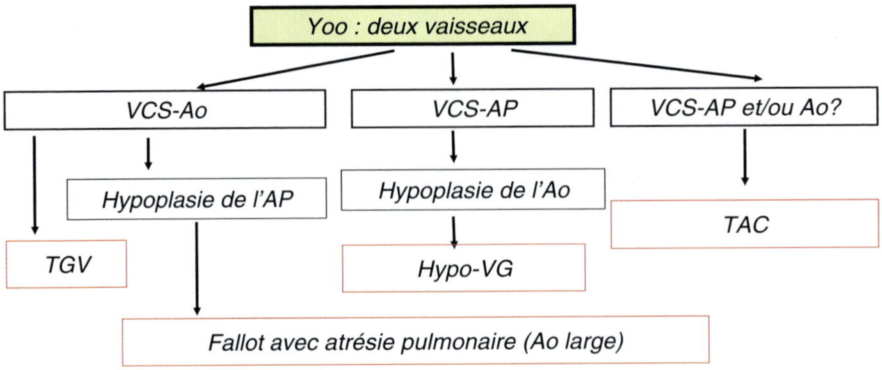

FIGURE 5.54 **Deux vaisseaux visibles sur la coupe des trois vaisseaux de Yoo : étiologie.**
TAC : tronc artériel commun; TGV : transposition des gros vaisseaux; VCS : veine cave supérieure.

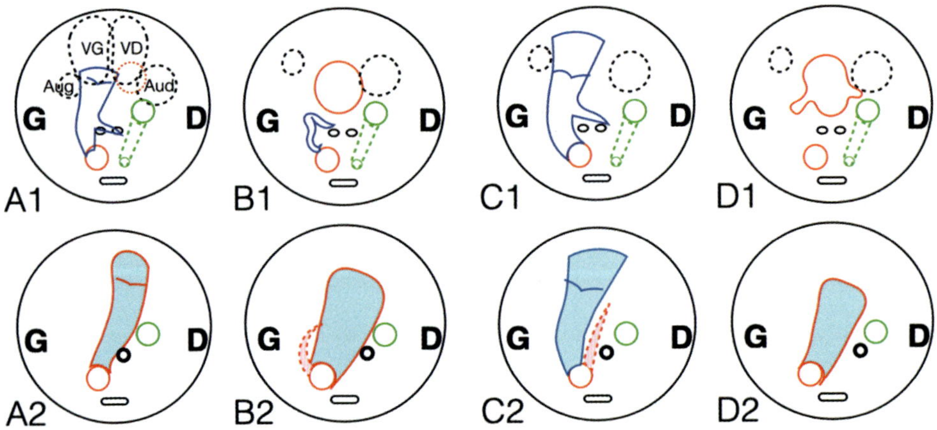

FIGURE 5.55 **Deux vaisseaux visibles sur la coupe des trois vaisseaux de Yoo : schémas.**
Voir les légendes de la figure 5.56. D : droite; G : gauche.

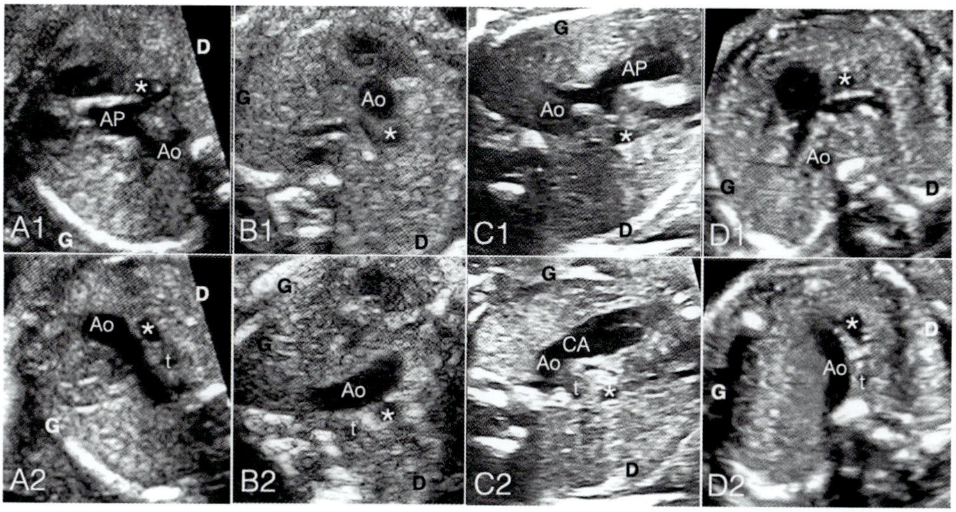

FIGURE 5.56 **Deux vaisseaux visibles sur la coupe des trois vaisseaux de Yoo : échographie.**

A1, A2. Transposition des gros vaisseaux. L'aorte antérieure n'est pas visible sur la coupe de Yoo, l'artère pulmonaire postérieure n'est plus visible sur la coupe trois vaisseaux–trachée. **B1, B2.** Tétralogie de Fallot avec atrésie pulmonaire, l'aorte est anormalement large, pas de tronc pulmonaire visible. **C1, C2.** Hypoplasie du cœur gauche avec atrésie aortique, l'artère pulmonaire est anormalement large, l'aorte n'est pas visible. **D1, D2.** Tronc artériel commun, le même vaisseau donne les branches pulmonaires et l'aorte horizontale. CA : canal artériel ; D : droite ; G : gauche ; t : trachée ; étoile : veine cave supérieure.

c. Les vaisseaux ne sont pas alignés

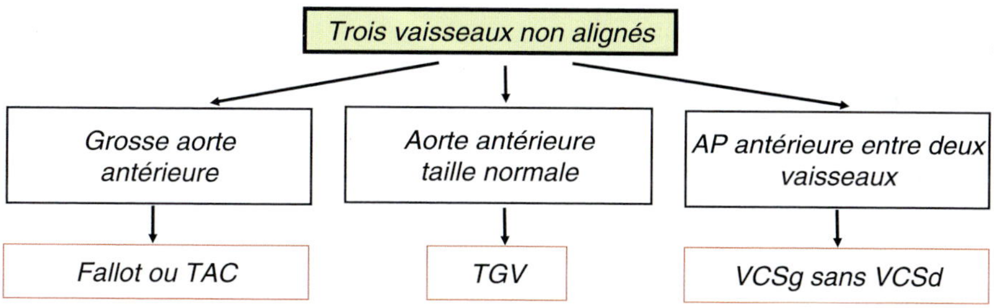

FIGURE 5.57 **Défauts d'alignement des vaisseaux sur la coupe de Yoo et trois vaisseaux-trachée : étiologie.**

AP : artère pulmonaire ; TAC : tronc artériel commun ; TGV : transposition des gros vaisseaux ; VCSd : veine cave supérieure droite ; VCSg : veine cave supérieure gauche.

La perte de l'alignement des trois vaisseaux est toujours pathologique (figure 5.57).

- L'aorte est plus antérieure que la valve pulmonaire parce que soit :
  - – elle naît partiellement du ventricule droit et elle est dilatée dans les tétralogies de Fallot (figures 5.58B et 5.59A) ;
  - – elle sort intégralement du ventricule droit lorsque les vaisseaux sont transposés (figures 5.58C et 5.59B).
- La veine cave supérieure est à gauche sans veine cave droite (figures 5.58D et 5.59C).

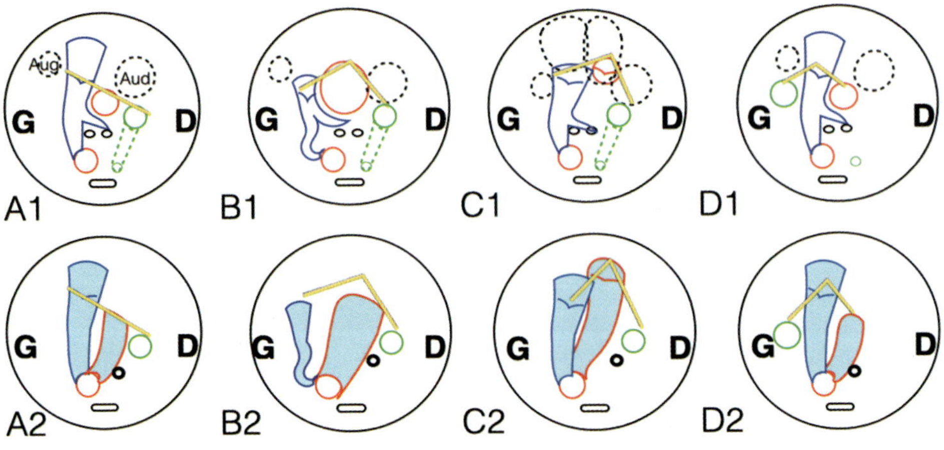

FIGURE 5.58 **Défauts d'alignement des vaisseaux sur la coupe de Yoo et trois vaisseaux–trachée : schémas.**
Voir les légendes de la figure 5.59. D : droite ; G : gauche.

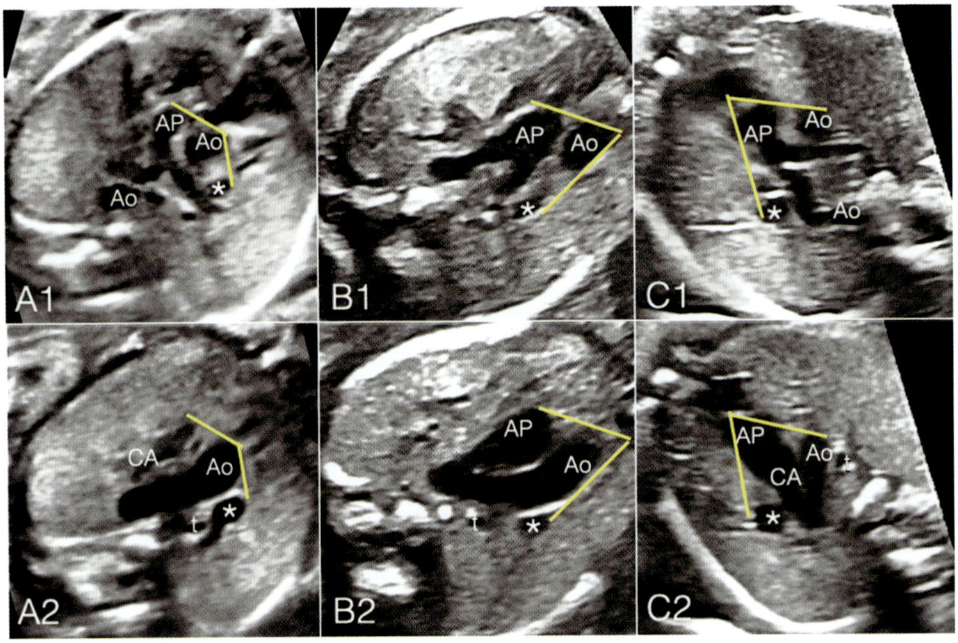

FIGURE 5.59 **Défauts d'alignement des vaisseaux sur la coupe de Yoo et trois vaisseaux–trachée : échographie.**
A1, A2. Aorte trop antérieure dans une tétralogie de Fallot. **B1, B2.** Aorte trop antérieure dans une transposition des gros vaisseaux. **C1, C2.** Perte de l'alignement des vaisseaux dans une veine cave supérieure gauche sans veine cave supérieure droite. CA : canal artériel ; t : trachée ; étoile : veine cave supérieure.

d. Le diamètre des vaisseaux est anormal

Lorsque les deux artères sont asymétriques leur diamètre sera comparé au diamètre de la veine cave inférieure. Par exemple, artère pulmonaire > aorte : si l'aorte est plus large que la veine cave supérieure, c'est l'artère pulmonaire qui est dilatée; si l'aorte est de même taille, voire plus petite, que la veine cave inférieure, c'est l'aorte qui est anormalement petite.

Une artère pulmonaire plus petite que l'aorte est toujours pathologique.

Une aorte plus petite que l'artère pulmonaire doit être considérée comme pathologique au 2e trimestre mais n'est pas rare au 3e trimestre. On considère pathologique au 3e trimestre un rapport artère pulmonaire/aorte > 1,5.

- AP < Ao (figure 5.60) :
  - l'artère pulmonaire est plus petite que l'aorte dans la tétralogie de Fallot, plus rarement autres anomalies obstructives du cœur droit (figures 5.61A1 et 5.62A1);
  - la racine de l'aorte est dilatée, plus large que l'artère pulmonaire dans les bicuspidies et parfois dans les sténoses valvulaires aortiques (peu visibles dans cette incidence car seule la zone supravalvulaire de l'aorte est dilatée; figures 5.61D1 et 5.62D1).

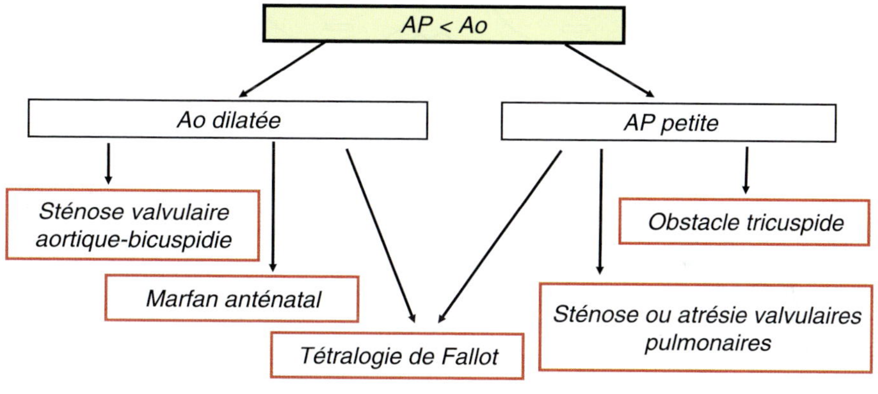

Figure 5.60 **Asymétrie de taille des vaisseaux sur la coupe de Yoo et trois vaisseaux–trachée : AP < Ao. Étiologie.**

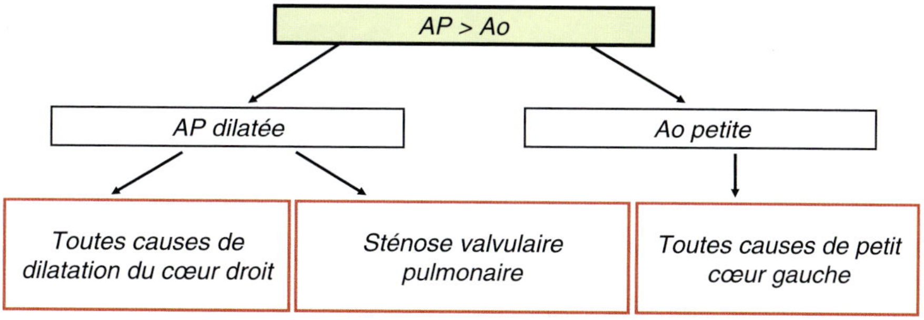

Figure 5.61 **Asymétrie de taille des vaisseaux sur la coupe de Yoo et trois vaisseaux–trachée : AP > Ao. Étiologie.**

- AP > Ao (figure 5.63) :
  – l'artère pulmonaire est plus large que l'aorte dans les déséquilibres circulatoires;
  – l'artère pulmonaire est dilatée dans les sténoses valvulaires pulmonaires (figures 5.61C1 et 5.62C1);
  – l'aorte est plus petite que l'artère pulmonaire dans les anomalies de la crosse (figures 5.61B1 et 5.62B1).

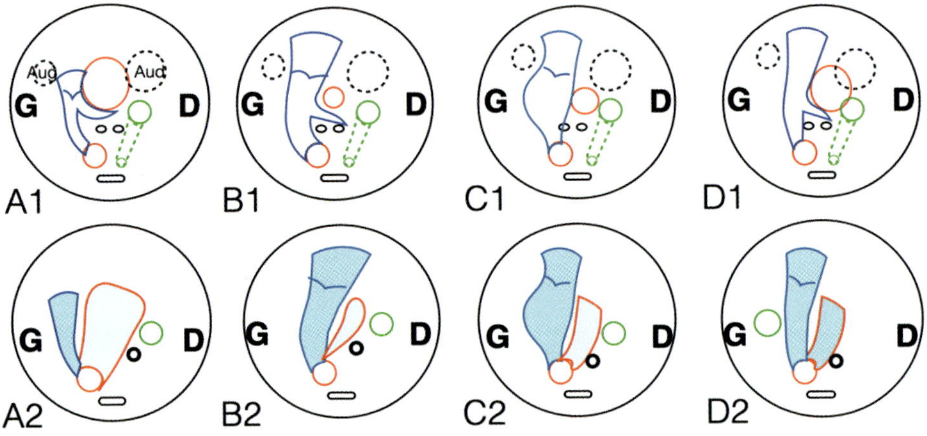

FIGURE 5.62 **Diamètre anormal des vaisseaux sur la coupe de Yoo et trois vaisseaux–trachée : schémas.**
Voir les légendes de la figure 5.63. D : droite; G : gauche.

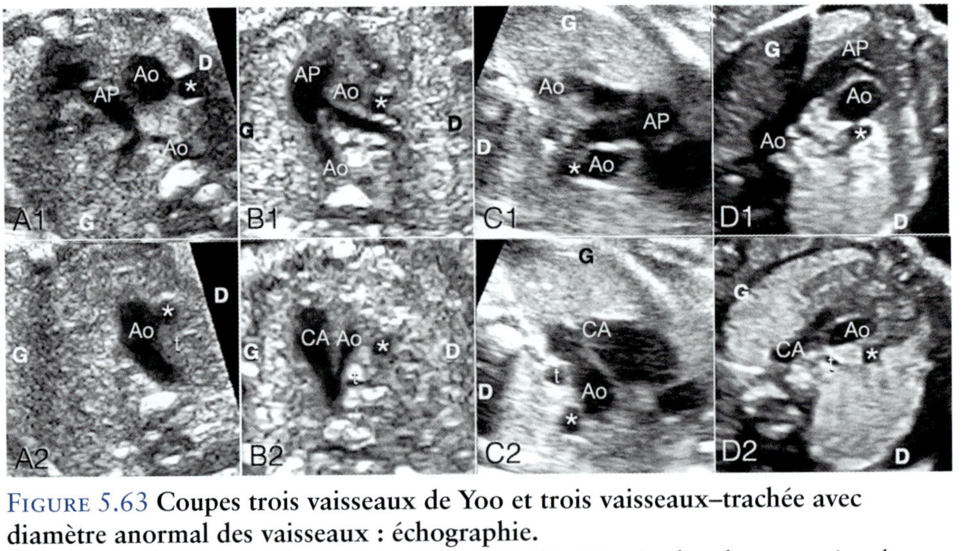

FIGURE 5.63 **Coupes trois vaisseaux de Yoo et trois vaisseaux–trachée avec diamètre anormal des vaisseaux : échographie.**
A1, A2. AP < Ao dans les tétralogies de Fallot. **B1, B2.** AP > Ao dans la coarctation de l'aorte ou les asymétries de débit droit/gauche. **C1, C2.** Dilatation du tronc de l'artère pulmonaire dans une sténose valvulaire pulmonaire. **D1, D2.** Dilatation de l'aorte dans une sténose valvulaire aortique. CA : canal artériel; t : trachée; étoile : veine cave supérieure.

- La veine cave supérieure est petite lorsqu'elle partage son débit avec une veine cave supérieure gauche (figures 5.52B et 5.53B).
- La veine cave supérieure est dilatée :
  – augmentation du débit cérébral : RCIU, anévrisme de l'ampoule de Galien… (figure 5.64A) ;
  – retour veineux azygos avec dilatation de la crosse de l'azygos (figure 5.64B) ;
  – RVPA total supracardiaque avec dilatation du tronc veineux innominé si la veine de drainage y arrive (figures 5.64C1 et 5.64C2).

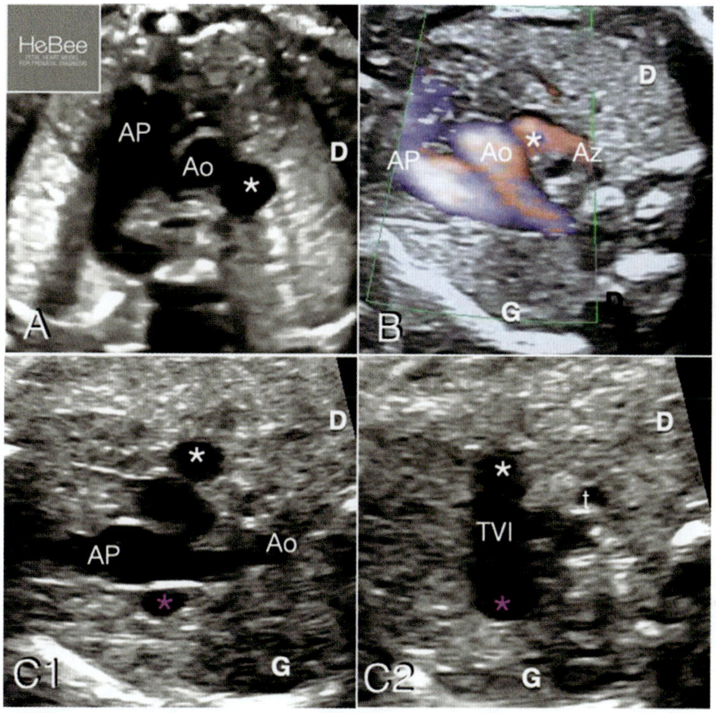

FIGURE 5.64 **Dilatation de la veine cave supérieure sur la coupe de Yoo et trois vaisseaux–trachée : échographie.**
A. Secondaire à un anévrisme de l'ampoule de Galien. **B.** Secondaire à une interruption de la veine cave inférieure avec continuation azygos ; **C1, C1.** Secondaire à un retour veineux pulmonaire anormal total supracardiaque avec dilatation du tronc veineux innominé. Az : veine azygos ; t : trachée ; TVI : tronc veineux innimoné ; étoile : veine cave supérieure.

e. L'ordre des vaisseaux n'est pas respecté ou l'aspect est inhabituel

L'ordre des vaisseaux, AP-AO-VCS, est respecté dans la très grande majorité des cardiopathies.

- L'aorte est à gauche de l'artère pulmonaire dans les L malpositions : transpositions corrigées et cardiopathies complexes (figures 5.65A1 et 5.66A1).
- La veine cave supérieure est à gauche de l'artère pulmonaire si la veine cave supérieure gauche persiste sans veine cave droite (figures 5.65B1 et 5.66B1).
- Il n'y a pas de branche droite visible sur l'artère pulmonaire et un vaisseau à destinée pulmonaire droite part de l'aorte dans une naissance anormale de l'artère pulmonaire droite (figures 5.65C et 5.66C).
- Les deux branches de l'artère pulmonaire sont dilatées, voire anévrismales, dans une tétralogie de Fallot avec agénésie des valves pulmonaires (figure 5.65D).

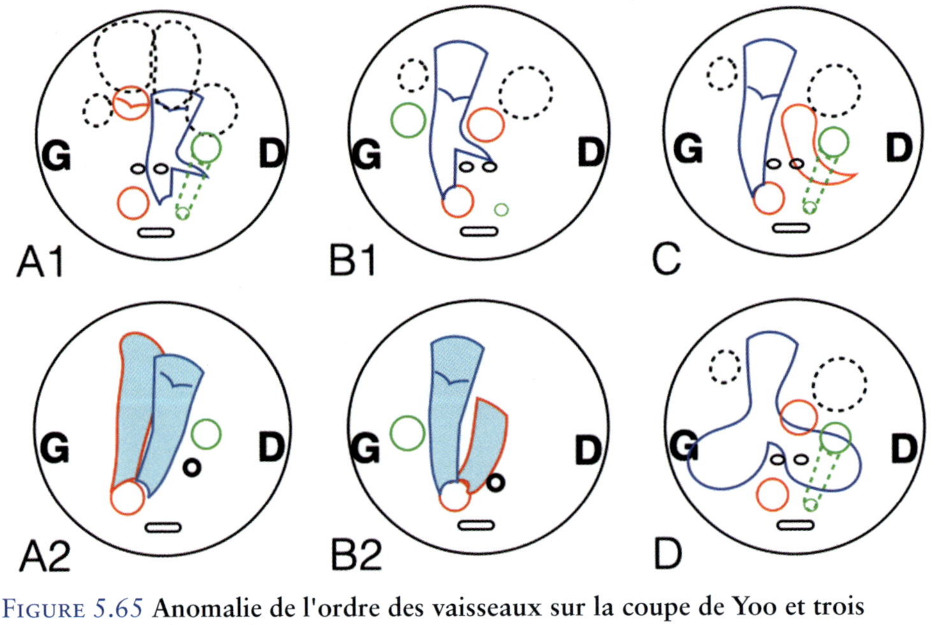

FIGURE 5.65 **Anomalie de l'ordre des vaisseaux sur la coupe de Yoo et trois vaisseaux–trachée : schémas.**
Voir les légendes de la figure 5.66. D : droite ; G : gauche.

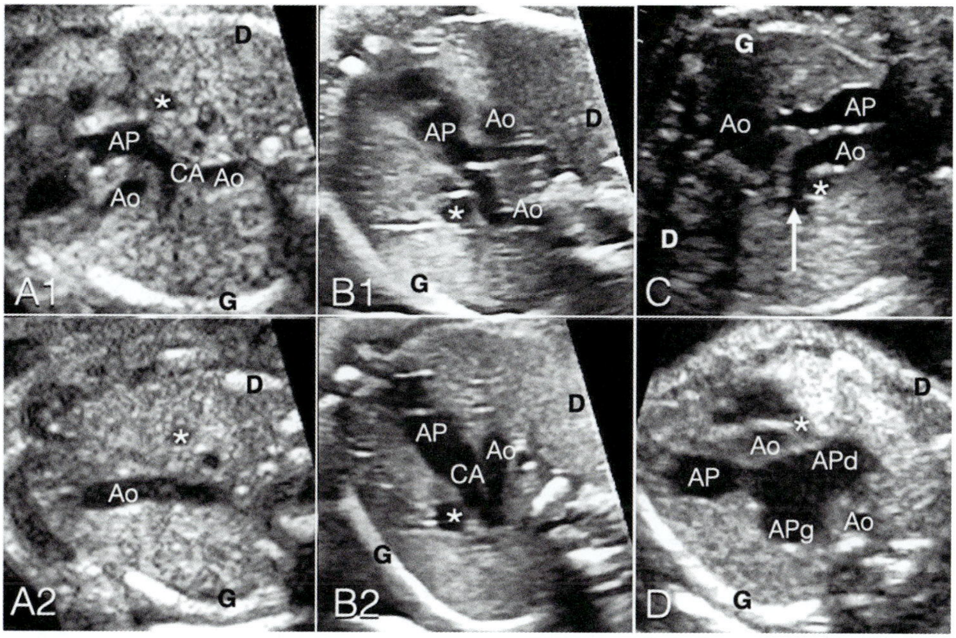

FIGURE 5.66 **Anomalie de l'ordre des vaisseaux sur la coupe de Yoo et trois vaisseaux–trachée : échographie.**
A1, A2. Aorte à gauche dans une L malposition. **B1, B2.** Veine cave supérieure gauche sans veine cave supérieure droite. **C.** Artère pulmonaire droite naissant de l'aorte. **D.** Tétralogie de Fallot avec agénésie des valves pulmonaires. APd : artère pulmonaire droite; APg : artère pulmonaire gauche; CA : canal artériel; D : droite; G : gauche; étoile : veine cave supérieure.

E. Coupe des trois vaisseaux–trachée

La coupe des trois vaisseaux–trachée se situe au niveau de la confluence de l'aorte horizontale et du canal artériel. On y voit alignés, de diamètre décroissant et de gauche à droite, le canal artériel en coupe longitudinale, l'aorte horizontale en coupe longitudinale, et la veine cave supérieure en coupe axiale.

La majorité des anomalies vues sur la coupe de Yoo vont se retrouver sur la coupe des trois vaisseaux–trachée.

a. Il n'y a pas trois vaisseaux

- Il n'y a que deux vaisseaux visibles :
  – l'aorte et la veine cave supérieure. Les deux crosses ne se situant pas au même niveau, il peut s'agir d'une image normale; en particulier dans un abord fœtal postéro-latéral droit. Dans ce cas, l'aorte horizontale ne dépasse pas en avant le niveau de la veine cave supérieure. En revanche, lorsque l'aorte est très antérieure, dépasse le niveau de la veine cave inférieure, il s'agit d'une transposition des gros vaisseaux (figure 5.67A et B);

– l'aorte horizontale est impossible à mettre en évidence dans les interruptions de la crosse de l'aorte de type B (entre sous-clavière gauche et carotide) et C (entre carotide gauche et tronc artériel brachiocéphalique) (figure 5.67C).

• Une image vasculaire évoquant un quatrième vaisseau est visible à gauche de l'aorte descendante lorsque le canal artériel est sinueux (voir figures 5.52D2 et 5.53D2).

b. Les vaisseaux ne sont pas alignés

Les anomalies sont les mêmes que celles vues sur la coupe de Yoo (voir figures 5.57 à 5.59).

c. Le diamètre des vaisseaux est anormal

Les anomalies sont les mêmes que celles vues sur la coupe de Yoo (voir figures 5.60 à 5.64). La coupe trois vaisseaux–trachée est la coupe où la différence de calibre des vaisseaux est la plus évidente : très grosse aorte horizontale dans les tétralogies de Fallot, très petite aorte horizontale dans les coarctations de l'aorte.

d. L'ordre des vaisseaux n'est pas respecté

Les anomalies sont les mêmes que celles vues sur la coupe de Yoo (voir figure 5.64).

e. L'orientation ou l'aspect des vaisseaux est inhabituel

• L'aorte horizontale passe à droite de la trachée dans une crosse aortique droite (figure 5.68) :

– le canal artériel peut passer à gauche et la confluence prend un aspect en U (anneau de Neuhauser) (figures 5.69 et 5.70A1 et A2);

– il n'y a pas de confluence visible lorsque le canal artériel se jette au pied du tronc artériel brachiocéphalique gauche (figures 5.69 et 5.70B1 et B2);

– le canal artériel peut passer, comme la crosse de l'aorte, à droite et la confluence des vaisseaux garde un aspect en V (figures 5.69 et 5.70C1et C2).

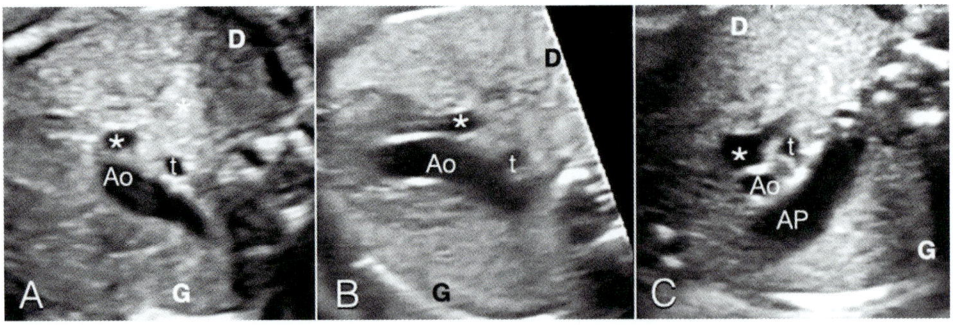

Figure 5.67 Deux vaisseaux sur la coupe de Yoo et trois vaisseaux–trachée : échographie.

A. Cœur normal, l'abord latéral droit ne permet pas de voir en même temps le canal artériel et l'aorte horizontale. Noter que l'aorte ne dépasse pas le niveau de la veine cave supérieure en avant. **B.** Transposition des gros vaisseaux dans la même incidence, l'aorte naît en avant du ventricule droit. **C.** Interruption de la crosse de l'aorte, l'aorte horizontale n'est pas visible. D : droite; G : gauche; t : trachée; étoile : veine cave supérieure.

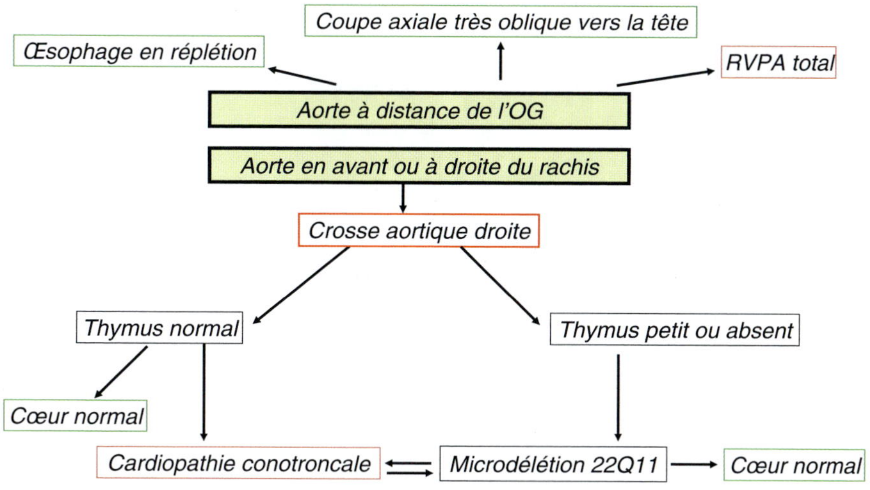

Figure 5.68 **Anomalie de position de l'aorte thoracique descendante : étiologie.**
OG : oreillette gauche; RVPA : retour veineux pulmonaire anormal.

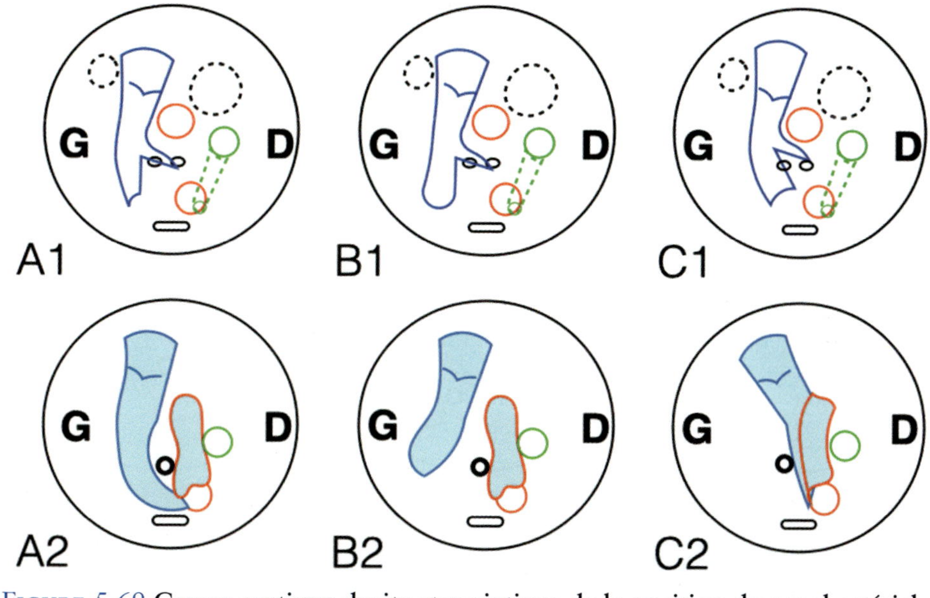

Figure 5.69 **Crosse aortique droite et variations de la position du canal artériel : schémas.**
Voir les légendes de la figure 5.70. D : droite; G : gauche.

• Le tronc de l'artère pulmonaire communique directement avec l'aorte ascendante dans une fenêtre aortopulmonaire (figure 5.71A1 et A2). Les branches pulmonaires sont le plus souvent normales. On doit rechercher des anomalies associées des arcs aortiques comme l'interruption de la crosse de l'aorte ou l'absence de canal artériel.

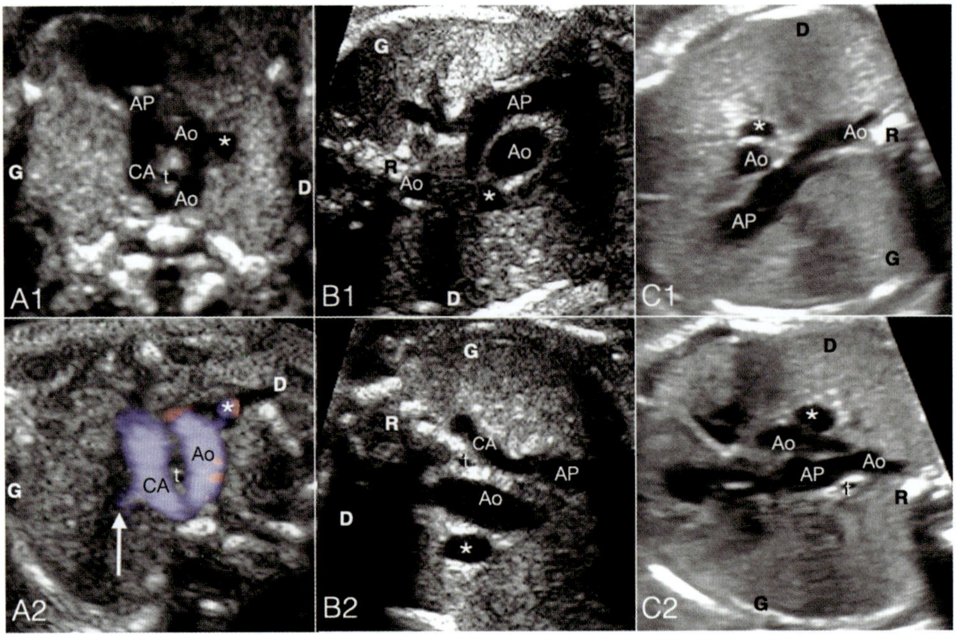

FIGURE 5.70 **Crosse aortique droite et position du canal artériel : échographie.**
A1, A2. Cosse aortique droite, crosse du canal à gauche de la trachée. **B1, B2.** Crosse aortique droite, le canal artériel gauche se jette dans le tronc artériel brachiocéphalique gauche. **C1, C2.** Crosse aortique droite avec crosse du canal à droite de la trachée. CA : canal artériel; D : droite; G : gauche; R : rachis; étoile : veine cave supérieure.

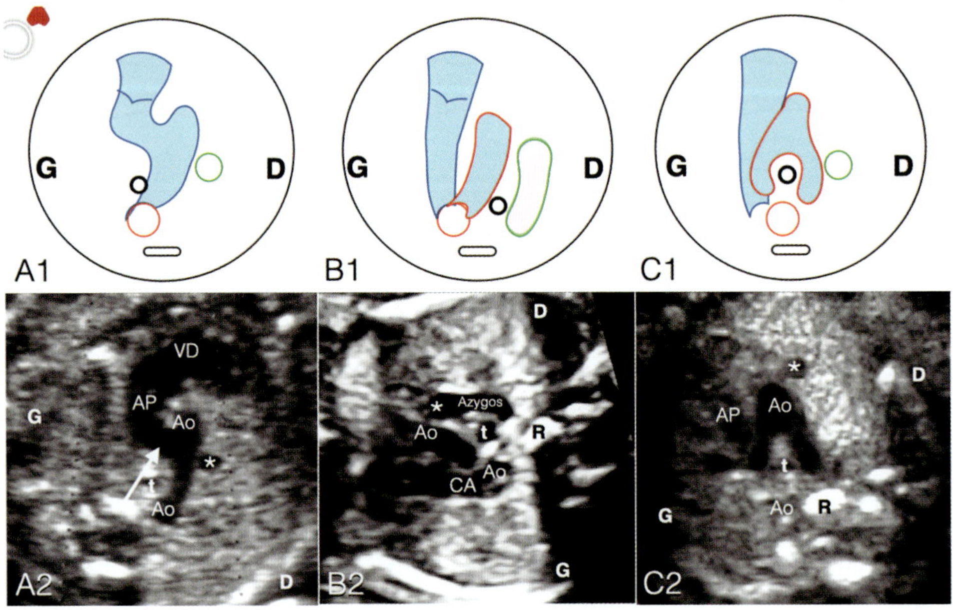

FIGURE 5.71 **Coupe trois vaisseaux–trachée inhabituelle : schémas et échographie**
A1, A2. Fenêtre aortopulmonaire. **B1, B2.** Dilatation de la crosse de la veine azygos. **C1, C2.** Double arc aortique. CA : canal artériel; D : droite; G : gauche; R : rachis; t : trachée; étoile : veine cave supérieure.

• Un large vaisseau longe l'aorte horizontale à sa droite pour se terminer dans la veine cave supérieure, il s'agit d'une crosse de l'azygos dilatée (figure 5.71B1 et B2) soit par une absence de veine cave inférieure, soit par un RVPA.
• L'aorte ascendante se divise en deux branches qui vont entourer la trachée dans un double arc aortique (figure 5.71C1 et C2). Les deux branches se réunissent en arrière au niveau de l'isthme aortique.
• Le flux Doppler dans le canal artériel est inversé : débit ventriculaire droit ou valvulaire pulmonaire faible (essentiellement sténose ou atrésie valvulaires pulmonaires; figure 5.72A).
• Le flux Doppler dans l'aorte horizontale est inversé en diastole : vasodilatation cérébrale (RCIU sévère ou fistule artérioveineuse cérébrale; figure 5.72B).
• Un vaisseau inhabituel naît de l'aorte descendante au niveau de sa confluence avec le canal artériel et se dirige vers la droite : artère sous-clavière droite rétro-œsophagienne (figure 5.72C1 et C2).
• Un vaisseau né du tronc pulmonaire ou de la branche pulmonaire droite contourne la trachée avant de se diriger vers le poumon gauche : artère pulmonaire gauche rétrotrachéale (*sling*; figure 5.72D1 et D2).

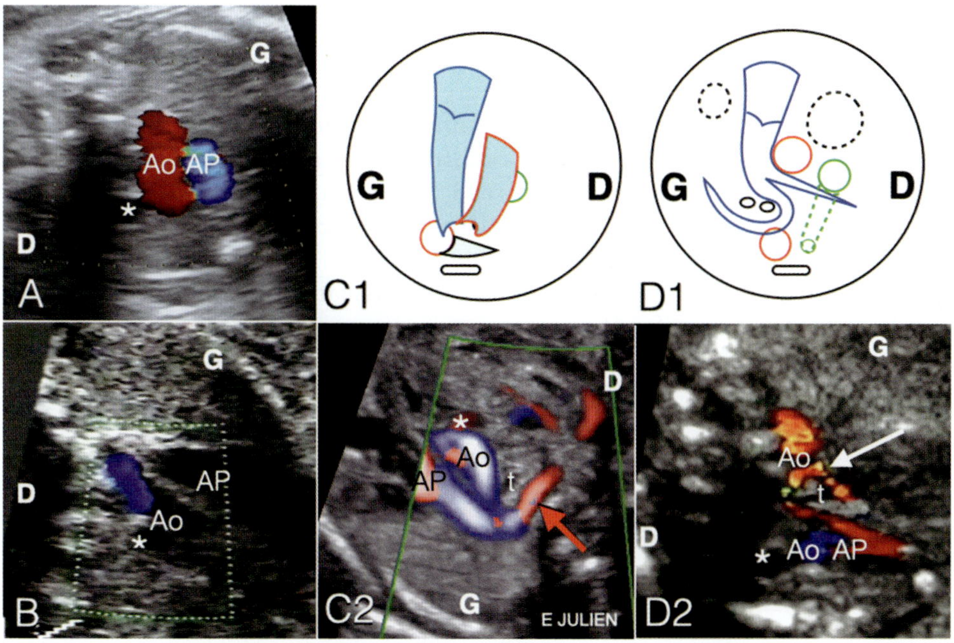

FIGURE 5.72 **Anomalies de sens du flux Doppler sur les coupes des trois vaisseaux : schémas et échographie.**
A. Flux Doppler rétrograde dans le canal artériel dans une atrésie valvulaire pulmonaire. **B.** Flux Doppler rétrograde en diastole dans l'aorte horizontale dans un RCIU sévère. **C1, C2.** Artère sous-clavière droite rétro-œsophagienne. **D1, D2.** Artère pulmonaire gauche rétrotrachéale. CA : canal artériel; D : droite; G : gauche; t : trachée; étoile : veine cave supérieure.
Source : Emmanuel Julien et Nadine David.

2.2 Coupes long axe et petit axe des voies d'éjection

A. Coupe de la voie d'éjection gauche (coupe ventricule gauche–aorte)

Sur la coupe long axe de l'éjection gauche, le septum interventriculaire est intact de la pointe jusqu'à la valve du vaisseau qui sort du ventricule gauche et il se poursuit par la paroi antérieure du vaisseau. La valve du vaisseau est fine et mobile. Le vaisseau se dirige vers la tête fœtale, c'est une aorte.

a. Les défauts septaux (figure 5.73)

• Il n'y a pas de continuité entre le septum interventriculaire et la paroi antérieure du vaisseau qui sort du ventricule gauche (discontinuité septo-aortique si les vaisseaux sont bien posés). L'axe du septum interventriculaire est aligné avec l'axe de la paroi antérieure du vaisseau : CIV périmembraneuse (figure 5.74B).

• Attention ! On a parfois l'impression qu'il existe une discontinuité septo-aortique, mais elle est située en aval de la valve aortique, il s'agit d'une image construite : fausse CIV (figure 5.74A).

• Il n'y a pas de continuité septovasculaire et l'axe du septum n'est pas aligné avec l'axe du vaisseau (malalignement septovasculaire) : CIV d'éjection, le vaisseau chevauche les deux ventricules (figure 5.74C). L'anneau du vaisseau est au contact de l'anneau mitral : continuité mitro-aortique.

• Il y a une discontinuité septovasculaire et une structure fibreuse éloigne la valve mitrale de la valve du vaisseau : CIV d'éjection avec discontinuité mitrovasculaire (figure 5.74D). Le vaisseau semble sortir essentiellement du ventricule droit (ventricule droit à double issue).

• Il y a un défaut septal visible à distance du vaisseau : CIV trabéculée (musculaire) antérieure (figure 5.74E).

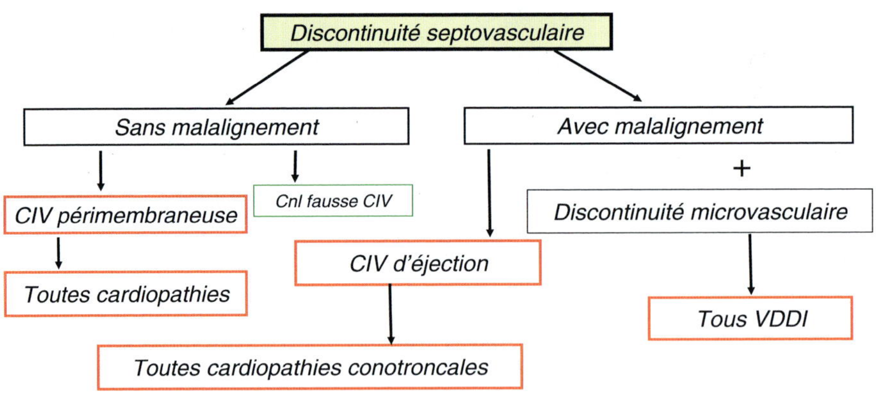

FIGURE 5.73 **Discontinuités septo-aortique : étiologie.**
CIV : communication interauriculaire; Cnl : canal; VDDI : ventricule droit à double issue.

b. Aspect anormal du vaisseau

• Le vaisseau qui sort du ventricule gauche a une morphologie d'artère pulmonaire : discordance ventriculo-artérielle (figure 5.74F).
• L'aorte qui sort du ventricule gauche est anormalement étroite : probable anomalie de la crosse, coarctation ou interruption (figure 5.74G).
• La valve du vaisseau est épaisse, peu mobile : sténose valvulaire (figure 5.74H).

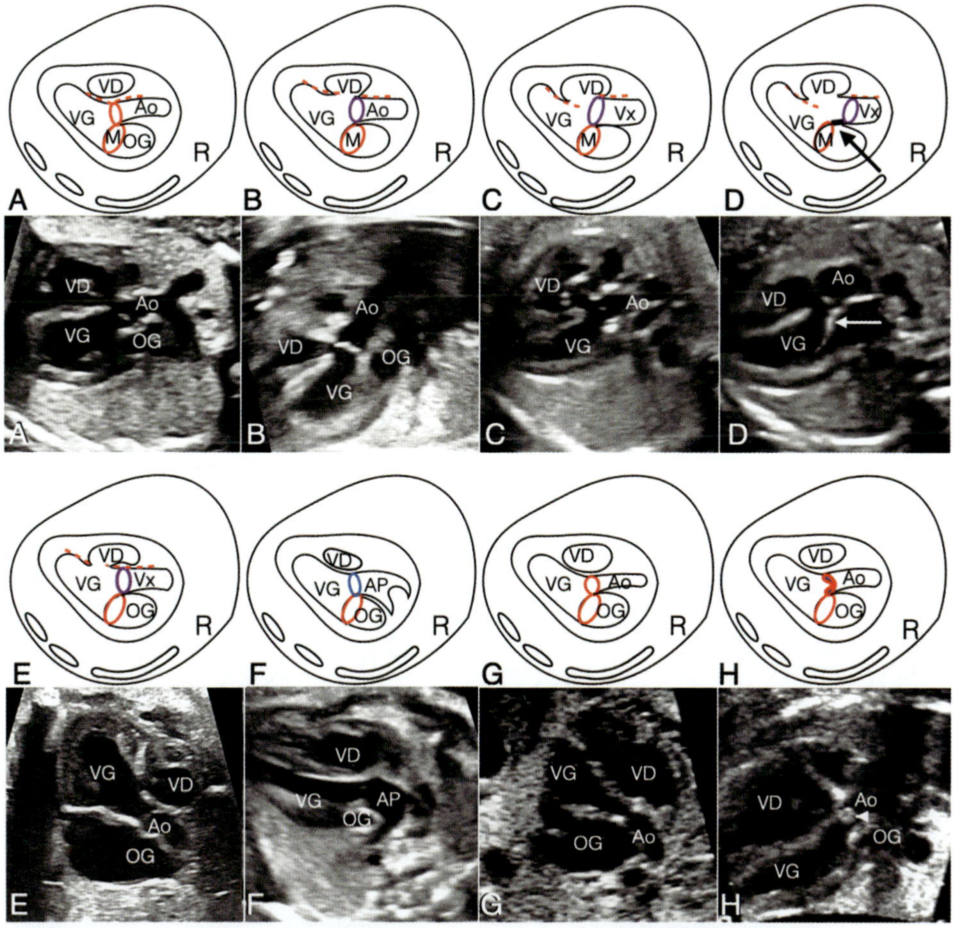

FIGURE 5.74 **Anomalies de la voie d'éjection gauche : schémas et échographie.**
A. Aspect normal, continuité et alignement septo- et mitro-aortique. **B.** Discontinuité septovasculaire isolée, communication interventriculaire (CIV) périmembraneuse. **C.** Discontinuité septovasculaire avec malalignement, CIV d'éjection. **D.** CIV d'éjection avec discontinuité mitrovasculaire, ventricule droit à double issue; **E.** Défaut septal à distance de la valve du vaisseau, CIV trabéculée antérieure. **F.** Le vaisseau qui sort du ventricule gauche a une anatomie d'artère pulmonaire, transposition des gros vaisseaux. **G.** L'aorte qui sort du ventricule gauche est anormalement petite, anomalie probable de la crosse. **H.** Valve de l'aorte anormalement épaisse, sténose valvulaire aortique. R : rachis; Vx : vaisseaux; flèche : discontinuité mitro-aortique.

B. Coupe de la voie d'éjection droite (coupe ventricule droit–artère pulmonaire)

L'infundibulum du ventricule droit, rétrosternal se poursuit par un vaisseau qui se dirige vers le rachis. C'est une artère pulmonaire. Sa bifurcation n'est pas toujours visible.

• Le vaisseau qui sort du ventricule droit est long et fait une large courbe avant de se diriger vers le rachis, c'est une aorte de transposition (figures 5.75B1 et B2, et 5.76B1 et B2).
• Les deux vaisseaux sont vus parallèles, c'est une transposition des gros vaisseaux (figure 5.75C1 et C2).
• Le vaisseau qui sort du ventricule droit est plus large que celui qui sort du ventricule gauche : mêmes anomalies que pour la même asymétrie sur la coupe des trois vaisseaux (voir figure 5.63). Anomalie du cœur gauche et de la crosse quand l'aorte est très petite (figure 5.75C1 et C2).
• Le vaisseau qui sort du ventricule droit est plus petit que celui qui sort du ventricule gauche ou absent : l'asymétrie a déjà été notée sur la coupe des trois vaisseaux (voir figure 5.60) ; probable tétralogie de Fallot (figure 5.76D1 et D2).

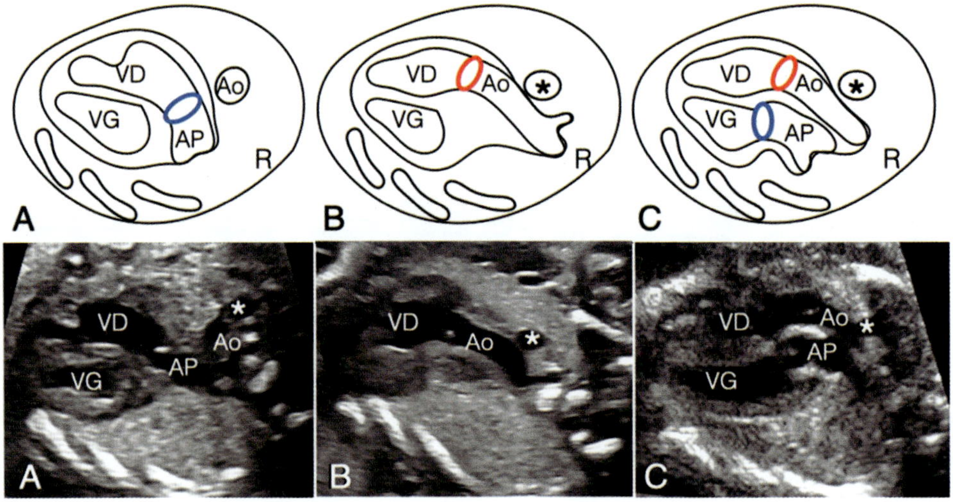

FIGURE 5.75 **Coupe VD-AP schémas et échographie.**
A. Aspect normal ; B et C. Transposition des gros vaisseaux. R : rachis ; VCS : veine cave supérieure.

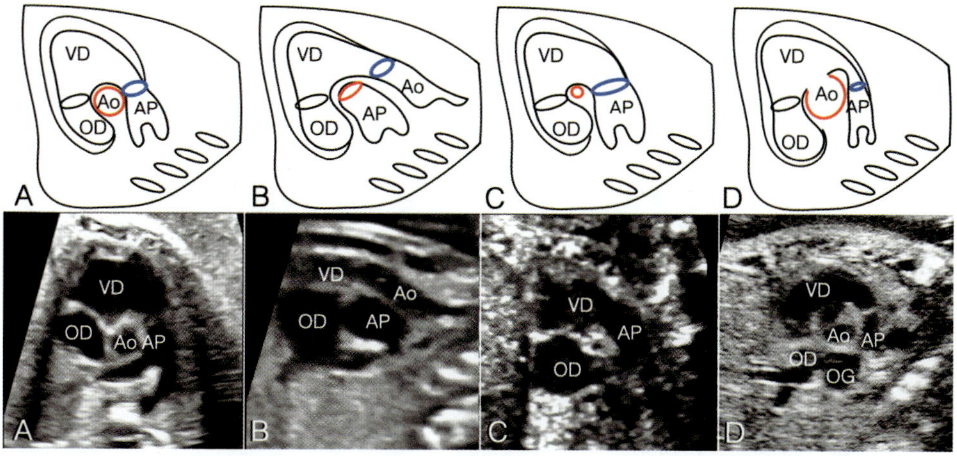

FIGURE 5.76 **Coupe de l'ensemble de la voie droite normale et pathologique : schémas et échographie**

A. Aspect normal de l'enroulement de la voie droite autour de l'aorte. **B.** Absence d'enroulement, les deux vaisseaux sont visibles en coupe longitudinale (ou axiale) dans la transposition des gros vaisseaux. **C.** Aorte ascendante hypoplasique non ou peu visible dans les anomalies de la crosse et l'hypoplasie du cœur gauche. **D.** Petite artère pulmonaire, large aorte et communication interventriculaire d'éjection dans une tétralogie de Fallot.

C. Coupe petit axe du cœur par les valves auriculoventriculaires

Les deux valves sont de diamètre voisin, séparées par le septum d'admission intact; l'arc formé par la valve tricuspide supérieure est parallèle à l'arc formé par la grande valve mitrale. Il y a une continuité entre le septum d'admission et la paroi antérieure de l'aorte lorsque la coupe passe par la racine de l'aorte.

- Il n'y a qu'une valve auriculoventriculaire visible :
  - une seule valve dans un seul ventricule les atrésies mitrales ou tricuspides. En cas de CIV associée on trouve un ventricule accessoire de petite taille (figure 5.77B et C);
  - la valve d'anatomie mitrale est dans le ventricule antérieur et la valve d'anatomie tricuspide est dans le ventricule postérieur : inversion ventriculaire, le plus souvent double discordance (figure 5.77C1 et C2).
- Les valves auriculoventriculaires ont un aspect anormal :
  - large anneau auriculoventriculaire avec une valve commune au ventricule droit et au ventricule gauche. Le feuillet supérieur de la valve tricuspide est en continuité avec le feuillet mitral de la valve et large CIV : CAV complet (figure 5.78B1 et B2);
  - anneau auriculoventriculaire commun et valve de CAV, mais petite CIV ou CIV fermée : CAV intermédiaire (figure 5.78C1, C2 et D1, D2).
- En plus des CIV d'admission, les CIV trabéculées les CIV d'éjection et l'absence de septum dans les ventricules uniques à double entrée sont aussi visibles en petit axe (figure 5.79).

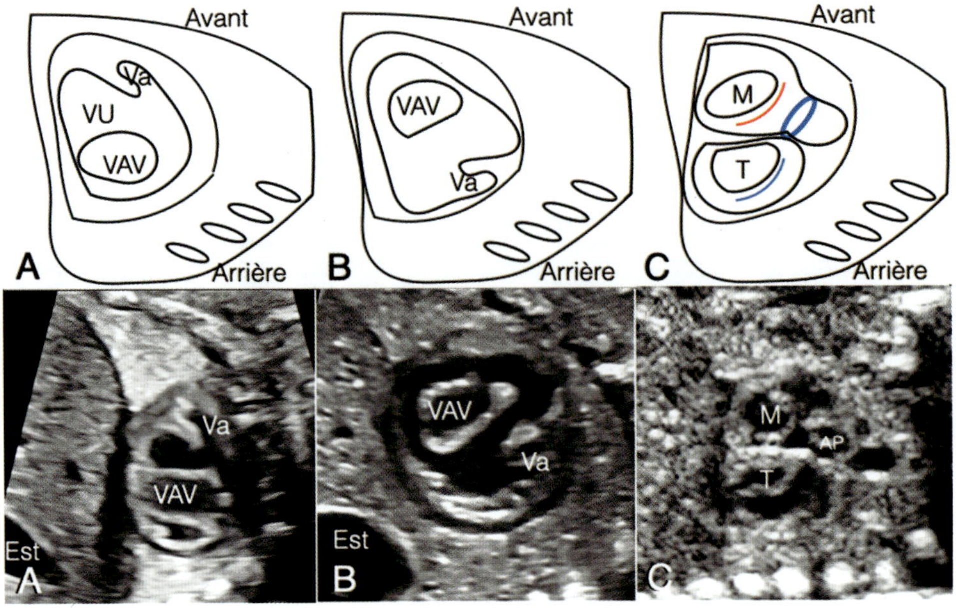

Figure 5.77 **Anomalies des valves auriculoventriculaires en petit axe : schémas et échographie.**
A. Valve auriculoventriculaire unique postérieure dans un ventricule unique avec ventricule accessoire antérieur. **B.** Valve auriculoventriculaire unique antérieure dans un ventricule unique avec ventricule accessoire postérieur. **C.** Inversion des valves auriculoventriculaires dans une double discordance. Est : estomac; M : mitrale; T : tricuspide; Va : ventricule accessoire; VAV : valve auriculoventriculaire; VU : ventricule unique.

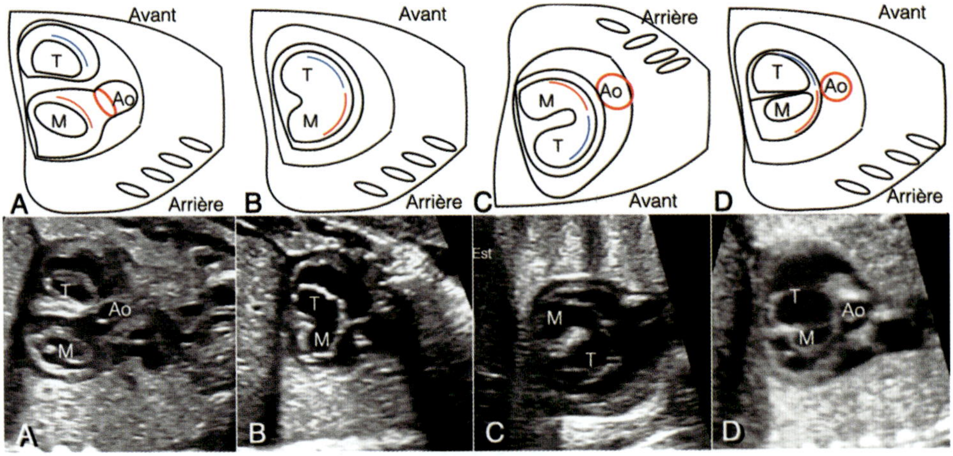

Figure 5.78 **Valves auriculoventriculaires en petit axe. Aspect normal et canal atrioventriculaire (CAV) : schémas et échographie.**
A. Valves auriculoventriculaires normales. **B.** CAV avec très large communication interventriculaire (CIV). **C.** CAV complet avec petite CIV. **D.** CAV avec CIV fermée forme intermédiaire. Noter que dans les trois formes de CAV le feuillet antérieur de la valve mitrale rejoint le feuillet antérieur de la tricuspide. M : mitrale; T tricuspide; ligne rouge : feuillet mitral antérieur; ligne bleue : feuillet tricuspide antérieur

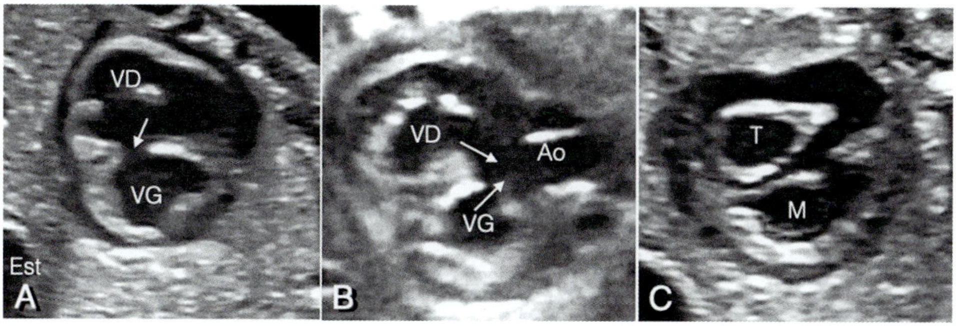

FIGURE 5.79 **Communication interventriculaire (CIV) en petit axe : échographie.**
A. CIV trabéculée moyenne. **B.** CIV d'éjection. **C.** Absence de septum interventriculaire dans un ventricule unique à double entrée. Est estomac; flèche : CIV.

• Les anomalies de taille des cavités cardiaques d'épaisseur et de contractilité des ventricules vues en quatre cavités, sont bien visibles aussi dans cette incidence (figure 5.80).

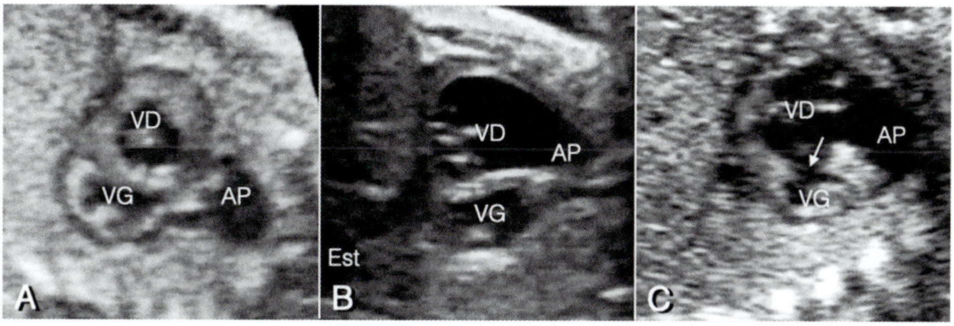

FIGURE 5.80 **Anomalies des ventricules en petit axe : échographie.**
A. Ventricule droit hypertrophié avec bombement du septum interventriculaire vers la gauche dans une sténose valvulaire pulmonaire serrée. **B.** Ventricule droit dilaté mince hypokinétique dans une myocardiopathie on étiquetée. **C.** Petit cœur gauche avec communication interventriculaire (CIV) trabéculée moyenne dans une coarctation de l'aorte. Est : estomac; flèche : CIV.

2.3 Coupes des crosses

A. Coupe de la crosse du canal artériel

Alternative à la coupe axiale oblique de la voie pulmonaire.

L'oreillette droite, l'infundibulum pulmonaire, l'artère pulmonaire et le canal artériel s'enroulent autour de l'aorte. Les vaisseaux paraissent de taille voisine (figure 5.81A).

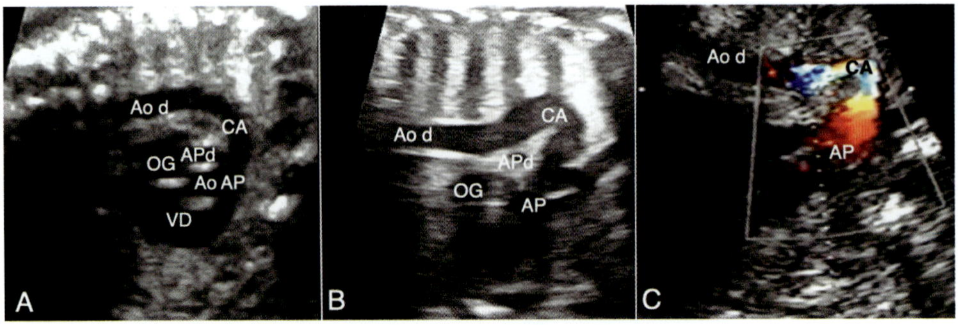

FIGURE 5.81 **Crosse du canal artériel : échographie.**
A. Aspect normal. **B, C.** Canal artériel sinueux peu obstructif au Doppler couleur. Ao : aorte; Aod : aorte descendante; APd : artère pulmonaire droite; CA : canal artériel.

- Toutes les anomalies visibles sur les coupes de la voie droite le seront sur cette incidence.
- Le canal artériel sinueux, fréquent en toute fin de grossesse, parfois restrictif, souvent visible en coupe des quatre cavités, sera déroulé sur cette coupe (figure 5.81B et C).

B. Coupe de la crosse de l'aorte

Dessine une courbure serrée, harmonieuse de calibre régulier avec trois vaisseaux de la base à comparer à la crosse du canal artériel de courbure plus large et surtout à la coupe des trois vaisseaux–trachée qui montre sans ambiguïté le calibre de l'aorte horizontale.

- Petit calibre de la portion horizontale mais crosse harmonieuse : coarctation de l'aorte ou asymétrie de débit droit/gauche (figure 5.82A).
- Petit calibre de la portion horizontale avec aspect dysharmonieux de la crosse : coarctation de l'aorte (figure 5.82B).
- Absence d'aorte horizontale avec large canal artériel pouvant en imposer pour une crosse de l'aorte : interruption de la crosse (figure 5.82C). C'est la coupe trois vaisseaux–trachée qui permet d'évoquer une interruption de la crosse de l'aorte.

C. Coupe bicave

La coupe bicave confirme la présence de deux veines caves de calibre voisin abouchées à l'oreillette droite. La valvule d'Eustachi est souvent visible.

C'est essentiellement une coupe diagnostique, toutes les anomalies des veines caves étant plus facilement visibles sur les coupes axiales abdominothoraciques.

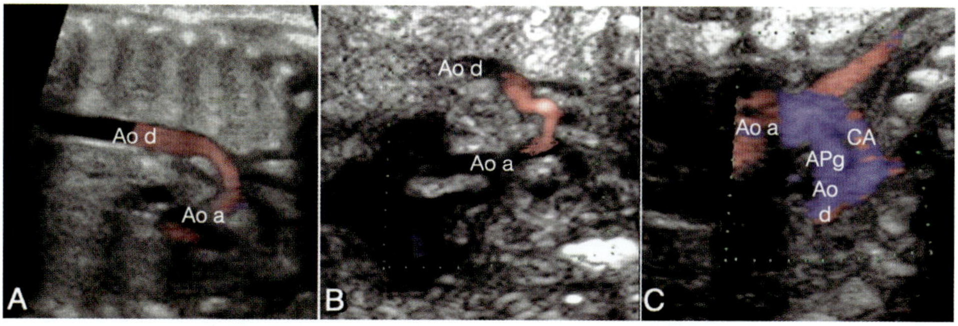

FIGURE 5.82 **Anomalies de la crosse de l'aorte : échographie.**
A. Crosse étroite, harmonieuse, ici dans une coarctation de l'aorte. **B.** Crosse étroite et dysmorphique dans une coarctation de l'aorte. **C.** Aspect trompeur du passage du canal artériel superposé aux vaisseaux du cou mimant une crosse dans une interruption de la crosse. Aoa : aorte ascendante; Aod : aorte descendante; APg : artère pulmonaire gauche; CA : canal artériel.

- Il n'y a pas de veine cave supérieure droite. Le diagnostic est surtout évoqué sur la coupe des trois vaisseaux devant la présence d'une veine cave située à gauche.
- Il n'y a pas de veine cave inférieure. Le diagnostic est surtout évoqué sur les coupes axiales abdominales et quatre cavités qui montrent la continuité azygos.
- Les veines caves sont de diamètre asymétrique. La plus grosse des deux reçoit un débit anormalement important dont il faut préciser la cause :
  - vasodilatation cérébrale d'un RCIU sévère, anévrisme de l'ampoule de Galien, RVPA total supracardiaque, fistule artérioveineuse ou tumeur vasculaire dans le territoire cave supérieur, etc., si la veine cave supérieure est dilatée;
  - fistule artérioveineuse hépatique, chorangiome du placenta, RVPA total infracardiaque, tumeur vasculaire dans le territoire cave inférieur, si la veine cave inférieure est dilatée.

Bibliographie

Chaoui R, Mc Ewing R. The cross-sectional planes for fetal Doppler echography. Ultrasound Obstet Gynecol 2003;21(1):81–93.

Gardiner H, Chaoui R. The fetal three-vessel and tracheal view revisited. Semin Fetal Neonatal Med 2013;18(5):261–8.

Yoo SJ, Lee YH, Kim ES, Ryu HM, Kim MY, Choi HK, et al. Three-vessel view of the fetal upper mediastin : an easy means of detecting abnormalities of the ventricular outflow tracts and great arteries during obstetric screening. Ultrasound Obstet Gynecol 1997;9(3):173–82.

À consulter

Site Internet HeBee (hebee.fr).

PARTIE III

Pathologies cardiaques fœtales

PLAN

Chapitre 6
Anomalies malformatives

Les cardiopathies congénitales peuvent être classées de différentes manières selon qu'on les aborde par la vision embryologique, physiologique ou anatomique. Nous avons choisi de décrire les anomalies selon une analyse segmentaire adaptée de la nomenclature internationale des malformations congénitales.

1. Hétérotaxies

Les hétérotaxies sont des anomalies complexes de situs fréquemment associées à des malformation cardiaques et extracardiaques.

Normalement, tous les organes impairs de l'organisme sont latéralisés soit à gauche (estomac, rate, aorte descendante, oreillette de morphologie gauche, veines pulmonaires et poumon bilobé), soit à droite (foie, veine cave inférieure, oreillette de morphologie droite et poumon trilobé).

Lorsque cet arrangement est respecté, on parle de situs solitus; quand l'arrangement est inversé avec toutes les structures habituellement droites à gauche et les gauches à droite, on parle de situs inversus. Situs solitus et situs inversus ont le même risque de malformation cardiaque.

Dans tous les cas où le situs n'est ni solitus ni inversus, c'est-à-dire où seules certaines structures sont mal latéralisées, on parle d'hétérotaxie (situs ambigus). Dans les hétérotaxies, les malformations cardiaques et extracardiaques sont fréquentes. Il existe souvent des anomalies viscérales extracardiaques associées, digestives, rénales ou cérébrales.

Des classifications diverses ont été faites pour décrire les hétérotaxies, soit en se référant à l'absence de rate ou à la présence de rates multiples (syndrome d'asplénie ou de polysplénie), soit en fonction de la présence de structures thoraciques identiques des deux côtés : deux oreillettes morphologiquement droites ou gauches, deux poumons droits ou gauches appelés isomérisme droit ou gauche.

© 2022, Elsevier Masson SAS. Tous droits réservés

Si les anomalies associées cardiaques et extracardiaques diffèrent un peu selon que l'on est en présence d'un isomérisme droit ou gauche, presque toutes les malformations peuvent se voir dans les deux cas. Toutefois, le bloc auriculoventriculaire et l'interruption de la veine cave inférieure sont l'apanage des isomérismes gauches (figure 6.1).

La constatation d'une hétérotaxie impose donc une expertise complète cardiaque et extracardiaque qui seule permet d'évaluer le pronostic.

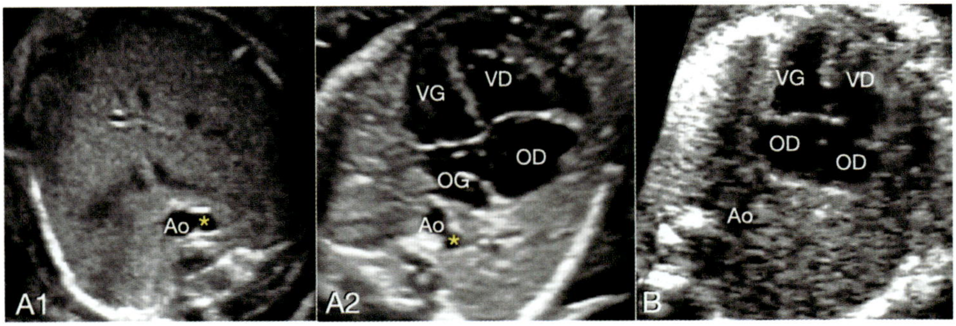

FIGURE 6.1 **Hétérotaxie : échographie.**
A. Coupes abdominale transverse (**A1**) et des quatre cavités (**A2**) d'une interruption de la veine cave inférieure avec continuation azygos montrant un aspect binoculaire des vaisseaux prévertébraux, l'aorte est bien en avant et à gauche du rachis et on voit à son flanc droit la veine azygos (étoile) fréquente dans les hétérotaxies avec isomérisme gauche. **B.** Hétérotaxie avec isomérisme droit, l'aorte et l'estomac (non visible sur cette coupe des quatre cavités) sont à droite, la pointe du cœur est à gauche, les deux oreillettes ont une morphologie droite et les veines pulmonaires (non visibles ici) sont réparties sur les deux oreillettes, canal atrioventriculaire complet avec ventricules en place.

2. Anomalie des retours veineux

2.1 Retours veineux systémiques

A. Persistance de la veine cave supérieure gauche

La veine cave supérieure gauche (VCSG) peut être isolée ou associée à n'importe quelle cardiopathie, particulièrement fréquente dans les hétérotaxies et dans de nombreuses malformations cardiaques et syndromes.

a. Anatomie

Une VCSG persistante est symétrique d'une veine cave supérieure droite (VCSD) dans le médiastin et se draine dans le sinus coronaire (figure 6.2). Elle peut communiquer avec la VCSD par le tronc veineux innominé ou être indépendante (voir figure 1.25).

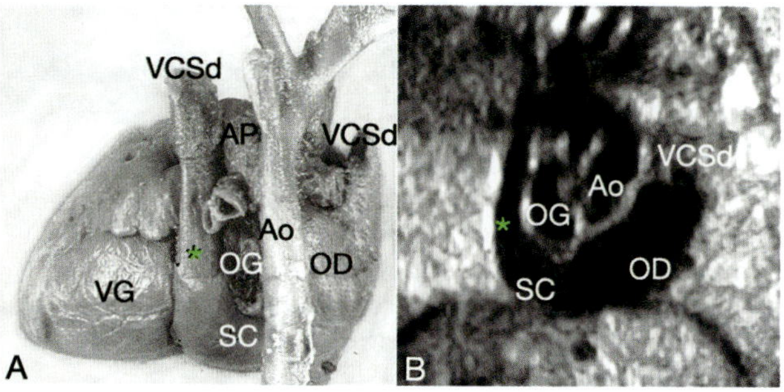

FIGURE 6.2 **Veine cave supérieure gauche : image anatomique et échographie.**
A. Aspect anatomique, vue postérieure. **B.** Image échographique en coupe coronale oblique du thorax. Les deux veines caves sont symétriques, la VCSg arrive dans la partie basse de l'oreillette droite par l'intermédiaire du sinus coronaire dilaté (image en « pipe »), la veine cave supérieure arrive dans la partie haute. Ao : aorte; AP : artère pulmonaire; APd : artère pulmonaire droite; OD : oreillette droite; OG : oreillette gauche; SC : sinus coronaire; VCSd : veine cave supérieure droite; VCSg : veine cave supérieure gauche; VG : ventricule gauche; étoile verte :VCSg.

b. Incidence

La persistance d'une VCSG peut être isolée et serait retrouvée dans environ 0,5 % de la population générale.

c. Diagnostic

- Sur la coupe des quatre cavités, la persistance d'une VCSG est visible en regard de la paroi latérale de l'oreillette gauche (figure 6.3B).
- Sur la coupe des trois vaisseaux, on trouve une image vasculaire supplémentaire, la VCSG apparaît comme un quatrième vaisseau à gauche de l'artère pulmonaire (figure 6.3C).
- Sur la coupe des quatre cavités, postérieure au plan des valves auriculoventriculaires, le sinus coronaire apparaît dilaté (figure 6.3A).

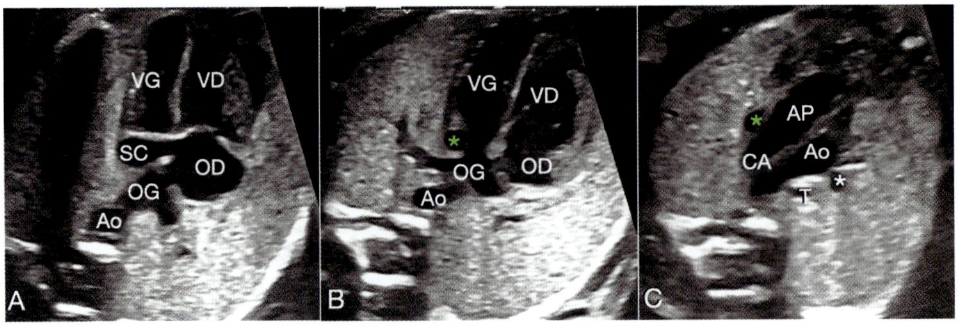

FIGURE 6.3 **Veine cave supérieure gauche : échographie.**
A. Coupe axiale de l'admission postérieure avec dilatation du sinus coronaire. **B.** Coupe des quatre cavités, image transversale de la veine cave supérieure gauche (VCSG) au bord gauche de l'oreillette gauche (étoile verte). **C.** Coupe des trois vaisseaux–trachée, veine cave supérieure gauche au bord gauche de l'artère pulmonaire, symétrique de la veine cave droite par rapport au rachis. SC : sinus coronaire; t : trachée.
Source : HeBee.

d. Diagnostic différentiel

• Un vaisseau supplémentaire sur la coupe des trois vaisseaux peut être la veine de drainage d'un retour veineux pulmonaire anormal (RVPA) et non une VCSG, dans ce cas la VCSD est large. Le sens de circulation du sang en Doppler couleur est inverse de celui de la VCSG (figure 6.4).
• Le sinus coronaire peut être dilaté par le drainage aberrant d'un autre vaisseau : veines pulmonaires ou canal d'Arantius. Dans ces cas, il n'y a pas de quatrième vaisseau ni d'image anormale au bord latéral de l'oreillette gauche.

e. Expertise

Elle consiste à suivre, en coupe sagittale, le trajet du vaisseau anormal :
• la VCSG est présente au flanc gauche de l'artère pulmonaire sur la coupe des trois vaisseaux, puis chemine le long de l'oreillette gauche jusqu'au sinus

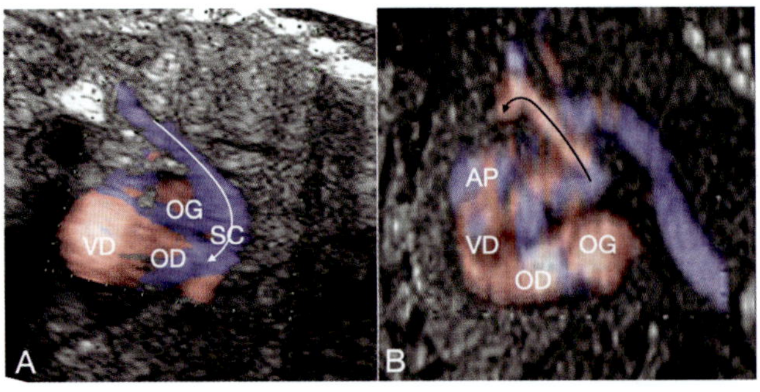

FIGURE 6.4 **Persistance d'une veine cardinale antérieure gauche : veine cave supérieure gauche/veine de drainage RVPA, piège échographique.**
A. Veine cave supérieure gauche. Le sang se draine dans le sinus coronaire vers l'oreillette droite. **B.** Veine de drainage des veines pulmonaires vers le tronc veineux innominé dans un retour veineux pulmonaire anormal (RVPA) supracardiaque.

coronaire qui est dilaté (figures 6.2B et 6.4A) donnant « l'image de la pipe ». En Doppler, le vaisseau se draine dans le sinus coronaire;
• la VCSG est habituellement de diamètre identique à celui de la VCSD, elle-même plus petite qu'habituellement car le flux veineux cave supérieur se distribue entre les deux VCS.

Rarement, la VCSD est absente, dans ce cas tout le sang cave supérieur est drainé par la VCSG qui est aussi large qu'une VCSD. L'organisation des vaisseaux sur la coupe des trois vaisseaux est anormale avec, de gauche à droite, la VCSG, l'artère pulmonaire et l'aorte sans VCS à droite de l'aorte (figure 6.5).

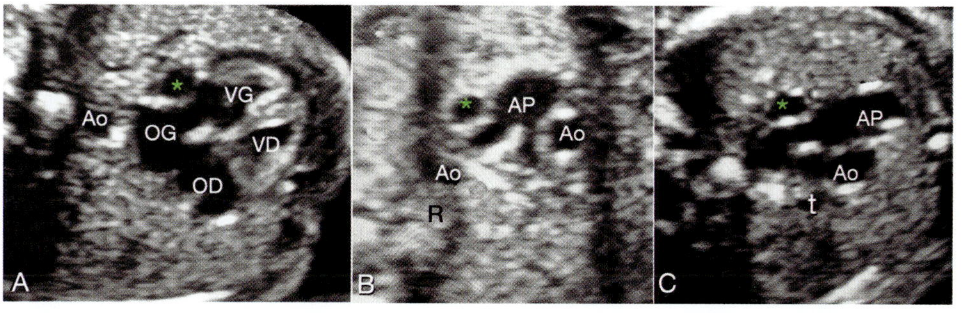

FIGURE 6.5 **Veine cave supérieure gauche sans veine cave supérieure droite : échographie.**
A. Coupe des quatre cavités : la veine cave gauche est large. **B.** Coupe des trois vaisseaux de Yoo : il n'y a bien que trois vaisseaux mais leur disposition est anormale avec la veine cave supérieure à gauche de l'artère pulmonaire. **C.** Coupe des trois vaisseaux–trachée : pas de veine cave supérieure droite visible. T : trachée; étoile verte : veine cave supérieure gauche.

f. Pronostic

Si la VCSG est isolée, le pronostic est excellent. On préconise un contrôle postnatal systématique pour ne pas méconnaître une cardiopathie qui n'aurait pas été dépistée en anténatal (contrôle de la crosse aortique, des veines pulmonaires, confirmation du caractère isolé).

B. Absence de veine cave inférieure et retour azygos

L'absence de VCI avec continuation azygos est rarement isolée et doit faire rechercher des anomalies du situs, un syndrome d'hétérotaxie (isomérisme gauche), des anomalies cardiaques ou extracardiaques.

a. Anatomie

En l'absence de veine cave inférieure, le sang veineux est drainé par la grande veine azygos (voir figure 1.26 et figure 6.1A et B).

b. Incidence

Difficile à préciser mais elle est retrouvée dans 3 % des cathétérismes cardiaques réalisés pour exploration de cardiopathie.

c. Diagnostic

• Le diagnostic est posé sur la coupe abdominale transverse. On ne retrouve pas de veine cave inférieure (VCI) en position habituelle et on voit la dilatation de la veine azygos au flanc droit du rachis (aspect de binoculaire) (voir figure 5.2A).
• On retrouve la dilatation de la veine azygos sur la coupe des quatre cavités et la coupe des trois vaisseaux (voir figures 5.48B et 5.64B).
• La crosse de l'azygos paraît large sur la coupe des trois vaisseaux.

d. Expertise

• Sur la coupe bicave, on ne voit pas la VCI mais juste les veines sus-hépatiques qui se drainent dans l'oreillette droite.
• L'analyse Doppler retrouve, en coupe coronale, l'azygos dilatée proche de l'aorte dont le flux est inverse à celui de l'aorte (figure 6.6).

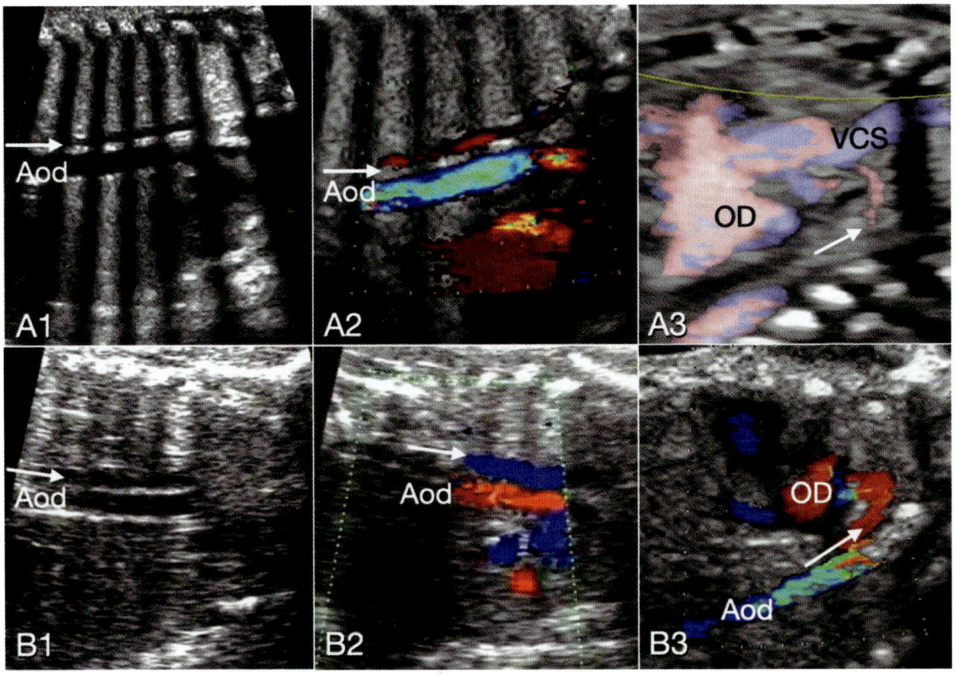

FIGURE 6.6 **Veine azygos normale et pathologique : échographie en coupe coronale du thorax.**
A1. Aspect échographique normal, la veine azygos est nettement plus petite que l'aorte descendante. **A2.** Même coupe en Doppler couleur, la veine azygos circule vers le pôle céphalique. **B1.** Dilatation de la veine azygos dans une interruption de la veine cave inférieure. **B2.** Même fœtus en Doppler couleur. **A3** et **B3.** Abouchement de l'azygos dans la veine cave supérieure. Aod : aorte descendante; OD : oreillette droite; VSC : veine cave supérieure.

• Le retour azygos se fait le plus souvent dans la VCSD, mais parfois il se fait dans une VCSG, surtout en cas d'hétérotaxie.

e. Pronostic

Il dépend uniquement des lésions associées. Isolé, le retour cave azygos n'a aucune incidence ni fœtale ni postnatale.

C. Absence de canal d'Arantius (ductus venosus)

a. Anatomie

Le ductus venosus ou canal d'Arantius est une courte structure veineuse naissant à la confluence de la veine ombilicale et du système porte qui draine le sang veineux ombilical dans la VCI en dessous des veines sus-hépatiques. En situation normale, le canal d'Arantius amène, via la VCI, 20 à 40 % du sang oxygéné de la veine ombilicale vers le cœur fœtal avec un flux préférentiel vers l'oreillette gauche au travers du foramen ovale. Le reste alimente les veines portales gauche et droite.

Le canal d'Arantius peut être absent soit par agénésie, soit par disparition secondaire.

Agénésie du canal d'Arantius

• Dans la forme intrahépatique, la veine ombilicale se vide entièrement dans les veines portales : elle est rarement diagnostiquée car le plus souvent bien tolérée (figure 6.7).

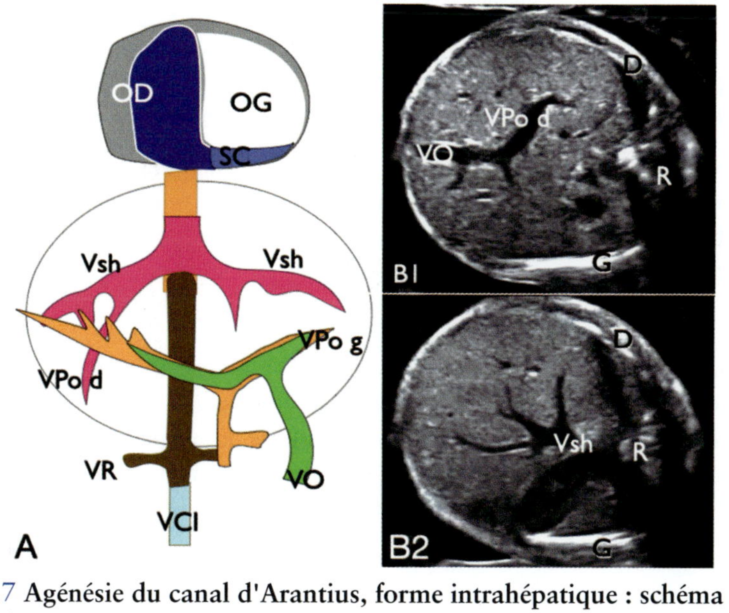

FIGURE 6.7 **Agénésie du canal d'Arantius, forme intrahépatique : schéma et échographie.**

A. La veine ombilicale se draine exclusivement dans le système porte. **B.** Images échographiques : pas de canal d'Arantius visible, veines portes et veines sus-hépatiques légèrement dilatées. D : droite; G : gauche; R : rachis; SC : sinus coronaire; VCI : veine cave inférieure; VO : veine ombilicale; VPo d : veine porte droite; VPo g : veine porte gauche;; VR : veine rénale; Vsh : veine sus-hépatique.

• Dans la forme extrahépatique, où la veine ombilicale a un trajet anormal et se vide directement dans une veine systémique – veine iliaque, rénale, VCI, veine azygos, oreillette droite ou sinus coronaire (figure 6.8) –, tout le débit veineux ombilical arrive au cœur et crée une surcharge cardiaque droite.

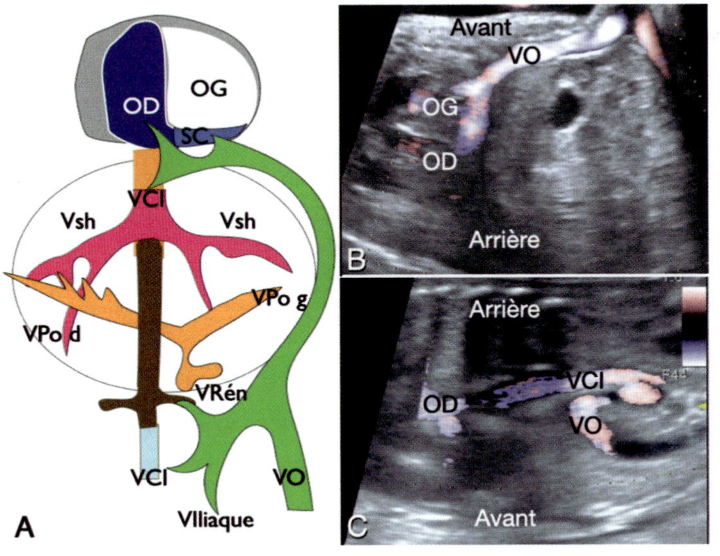

FIGURE 6.8 **Agénésie du canal d'Arantius, forme extrahépatique : schéma et échographie.**
A. Sites possibles de drainage de la veine ombilicale. **B.** Échographie d'un drainage dans l'oreillette droite. **C.** Échographie d'un drainage dans une veine iliaque. SC : sinus coronaire; VCI : veine cave inférieure; VIliaque : veine iliaque; VO : veine ombilicale; VPo d : veine porte droite; VPo g : veine porte gauche;; VRénale : veine rénale; Vsh : veine sus-hépatique.

Absence de canal d'Arantius

Le ductus venosus peut être absent par vol vasculaire lorsqu'une fistule porto-cave existe. La veine ombilicale alimente la veine portale et la fistule aux dépens du canal d'Arantius qui peut se fermer (figure 6.9). Là encore, l'augmentation du débit veineux lié à la fistule crée une surcharge cardiaque droite.

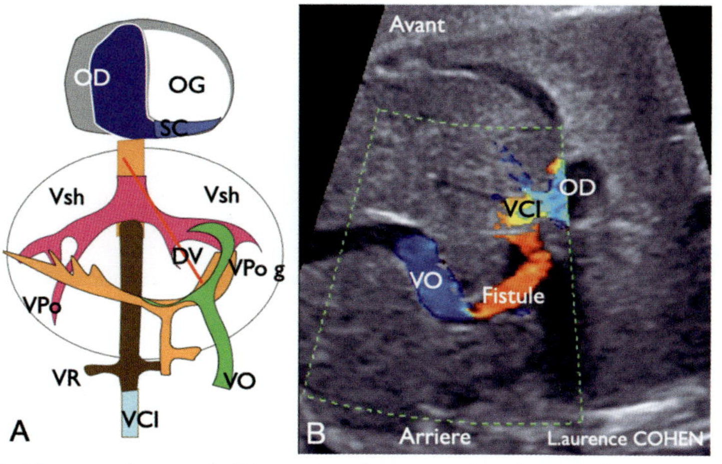

FIGURE 6.9 **Absence de canal d'Arantius dans une fistule ombiloco-porto-cave : schéma et échographie.**
DV : ductus venosus; SC : sinus coronaire; VCI : veine cave inférieure; VO : veine ombilicale; VPo d : veine porte droite; VPo g : veine porte gauche;; VR : veine rénale; Vsh : veine sus-hépatique.
Source : échographie de Laurence Cohen.

b. Incidence

Il s'agit d'une anomalie rare. Une étude fait état de 6 cas pour 1000 fœtus référés pour cardiomégalie et dilatation cave inférieure.

c. Diagnostic

• Dans les formes intrahépatiques, le ductus venosus est impossible à mettre en évidence, le foie peut paraître congestif. Le flux Doppler dans les veines portales est ample par augmentation de débit.
• Dans les formes extrahépatiques d'agénésie du ductus venosus, le trajet anormal de la veine ombilicale qui est dilatée, est facilement repéré sur la coupe abdominale transverse et sagittale (figure 6.10A). Son site d'abouchement est recherché. On note souvent une cardiomégalie et parfois des épanchements. Le flux Doppler dans la veine ombilicale intra-abdominale mime un flux veineux d'Arantius, triphasique, avec une onde A antérograde (figure 6.10B).
• Lorsqu'il existe une fistule porto-cave repérée en Doppler couleur, le ductus venosus peut être impossible à mettre en évidence. Là encore, le Doppler veineux ombilical est pathologique, triphasique (voir figure 6.9).

d. Expertise

• En cas d'agénésie du ductus extrahépatique ou de ductus absent avec fistule ombilico-porto-cave, l'expertise cardiologique a essentiellement pour but de surveiller le retentissement hémodynamique de la malformation.

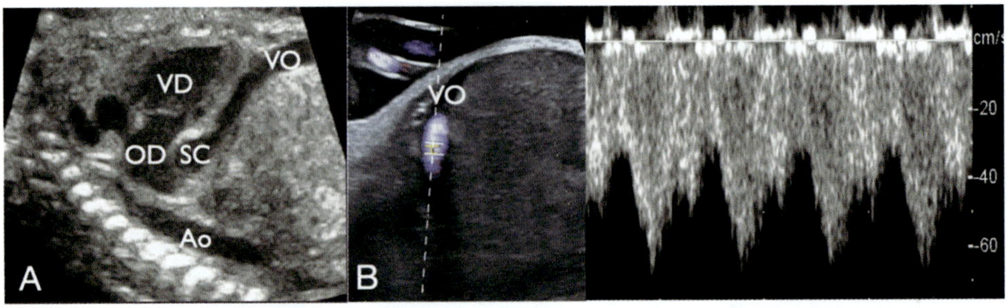

Figure 6.10 **Agénésie du canal d'Arantius avec drainage de la veine ombilicale dans le sinus coronaire : échographie.**
A. Image bidimensionnelle. **B.** Flux Doppler pulsé dans la veine ombilicale intra-abdominale. Ao : aorte; OD : oreillette droite; SC : sinus coronaire; VD : ventricule droit; VO : veine ombilicale.

• L'agénésie de l'Arantius peut être isolée ou associée à des anomalies cardiaques (canal atrioventriculaire, anomalie des veines systémiques) et extracardiaques (anomalie du réseau porte, anomalies rénales ou digestives, fente labiale…).

e. Pronostic

Durant la grossesse, une surveillance régulière est conseillée pour apprécier le retentissement hémodynamique. Une défaillance cardiaque avec anasarque peut faire discuter l'extraction en fonction du terme.

Le pronostic postnatal est généralement bon dans les formes isolées puisque le flux veineux ombilical s'interrompt à la naissance.

Les fistules porto-caves peuvent régresser après la naissance mais certaines persistent, une surveillance postnatale est donc nécessaire.

Dans les formes associées, le pronostic dépendra des anomalies.

D. Abouchement aberrant du canal d'Arantius

L'abouchement aberrant du canal d'Arantius est souvent méconnu car sans conséquence hémodynamique :

• abouchement cave inférieur : le canal d'Arantius peut s'aboucher dans la VCI beaucoup plus bas que normalement (figure 6.11A). Cette anomalie, dont la fréquence est inconnue, a été décrite chez le fœtus trisomique mais existe chez le fœtus eusomique;

• abouchement dans le sinus coronaire.

Il est découvert à l'expertise d'une dilatation du sinus coronaire sans VCSG ni RVPA (figure 6.11B).

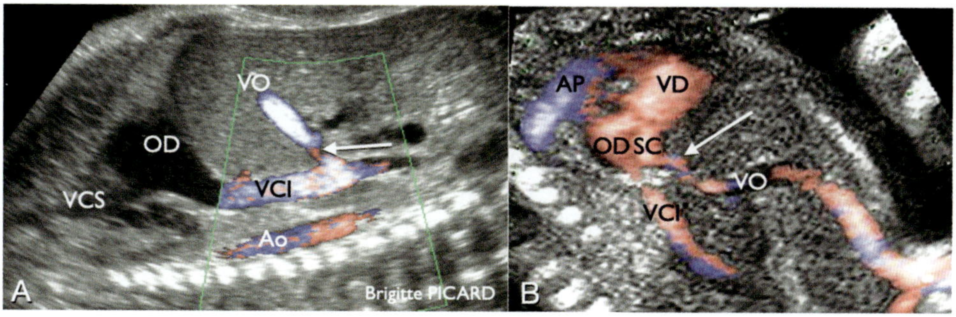

FIGURE 6.11 **Abouchement aberrant du canal d'Arantius : échographie.**
A. Abouchement bas situé dans la veine cave inférieure. **B.** Abouchement dans le sinus coronaire. SC : sinus coronaire ; VCI : veine cave inférieure ; VCS : veine cave supérieure ; VO : veine ombilicale ; flèche : canal d'Arantius.

2.2 Retour veineux pulmonaire anormal

Il peut être isolé, mais il est fréquent dans les hétérotaxies (isomérisme droit) et dans le *cat eye syndrome*. L'anomalie de retour veineux pulmonaire doit être recherchée dans le bilan de n'importe quelle cardiopathie.

A. Retour veineux pulmonaire anormal partiel

C'est le drainage aberrant dans le cœur droit d'une ou de deux veines pulmonaires. Son diagnostic prénatal est difficile et a peu d'intérêt. Il sera recherché essentiellement dans l'expertise d'une anomalie pulmonaire, hypoplasie pulmonaire droite et séquestration pulmonaire ou syndrome du cimeterre.

B. Retour veineux pulmonaire anormal total

a. Anatomie

Lorsque l'incorporation des veines pulmonaires ne se fait pas au niveau de l'oreillette gauche mais dans le cœur droit, directement ou par l'intermédiaire d'une veine de drainage, on parle de retour veineux pulmonaire anormal total (RVPAt).

Selon le site de drainage des veines pulmonaires, il existe différentes formes anatomiques de RVPAt : RVPA supracardiaque, le plus souvent, dans une veine cardinale antérieure gauche, RVPA intracardiaque dans le sinus coronaire et RVPA infracardiaque dans une veine cardinale postérieure (figure 6.12). Le drainage direct dans l'oreillette droite et les formes mixtes se rencontre essentiellement dans les cardiopathies complexes et les hétérotaxies.

b. Incidence

Affection très rare, représentant 1 à 3 % de l'ensemble des cardiopathies. On recense 30 à 40 nouveaux cas par an en France, soit 1/20 000 naissances. C'est la cardiopathie grave la moins dépistée en anténatal, moins de 12 % dans toutes les séries de la littérature. Le RVPA est tellement rare que certains jugent son dépistage systématique inutile. Cependant, l'urgence des formes bloquées et l'excellent résultat opératoire incitent à essayer d'en faire le diagnostic.

c. Diagnostic

La confluence veineuse pulmonaire qui vient s'incorporer à la face postérieure de l'oreillette gauche durant la vie embryonnaire confère à l'oreillette gauche une forme particulière avec une face postérieure rectiligne. Le diagnostic repose donc sur l'absence d'incorporation de la confluence pulmonaire avec, sur la coupe des quatre cavités, une oreillette gauche souvent petite et ronde.

La confluence veineuse pulmonaire s'intercale entre la paroi postérieure de l'oreillette gauche et l'aorte, et donne une image rétro-auriculaire anormale.

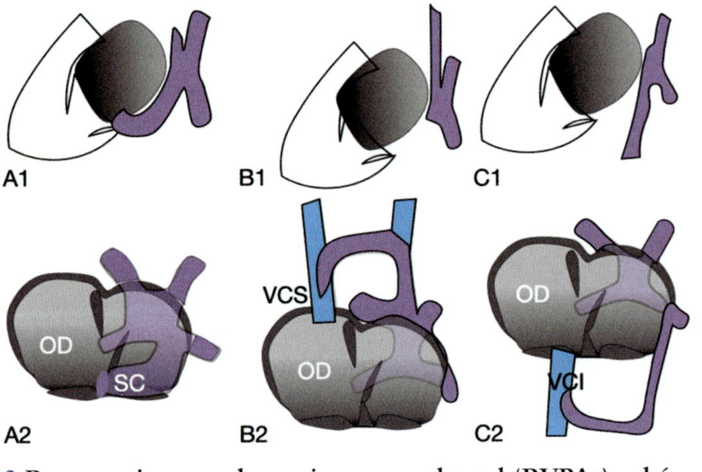

FIGURE 6.12 **Retour veineux pulmonaire anormal total (RVPAt) : shémas des principales formes anatomiques. Série 1, vue de profil; série 2, vue coronale.**
A. RVPA intracardiaque dans le sinus coronaire. **B.** RVPAt supracardiaque. **C.** RVPAt infracardiaque. OD : oreillette droite; SC : sinus coronaire; VCI : veine cave inférieure; VCS : veine cave supérieure.

La distance entre la paroi de l'oreillette gauche et l'aorte est ainsi parfois augmentée.

L'asymétrie de taille des cavités cardiaques sur la coupe des quatre cavités est fréquente mais inconstante.

Le Doppler couleur est un mauvais outil de dépistage car difficile à interpréter dans l'incidence des quatre cavités et il peut faussement rassurer (figure 6.13).

En revanche, le Doppler pulsé des veines pulmonaires est toujours pathologique dans les formes graves. Facile à faire, il pourrait être utile au dépistage en routine même s'il ne fait actuellement pas partie des recommandations (voir plus loin figure 6.19).

d. Diagnostic différentiel et pièges

Sur la coupe des quatre cavités :

• le piège essentiel en dépistage est l'interprétation erronée du retour veineux, même dans le RVPAT les veines pulmonaires sont au contact de l'oreillette gauche et peuvent sembler s'y drainer. Ne jamais se contenter de l'image d'une veine semblant s'aboucher à l'oreillette gauche, chercher la confluence (figure 6.14);

• l'œsophage plein donne une image anéchogène qui s'intercale entre l'oreillette gauche et l'aorte et peut mimer une confluence anormale. Cette image n'est pas vasculaire et disparaît rapidement après la déglutition (figure 6.15);

• le sinus coronaire peut être dilaté par l'abouchement d'une autre veine anormale : VCSG ou canal d'Arantius.

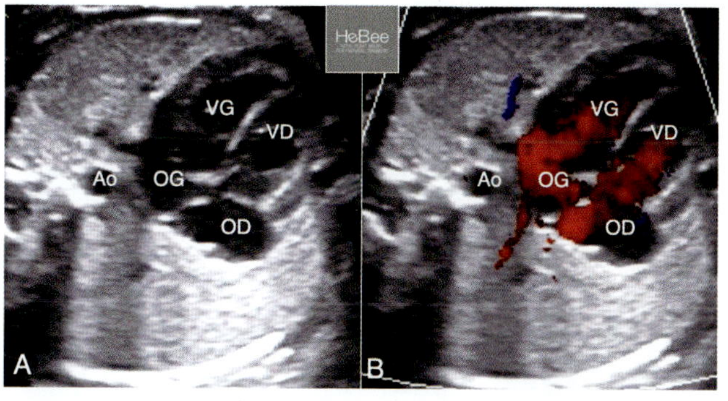

FIGURE 6.13 **Retour veineux pulmonaire anormal total dans le sinus coronaire : Doppler couleur, piège échographique.**
A. Coupe des quatre cavités. Une veine pulmonaire gauche semble se vider dans l'oreillette gauche. **B.** Aspect trompeur en Doppler couleur, la veine pulmonaire droite semble se vider dans l'oreillette gauche.
Source : HeBee.

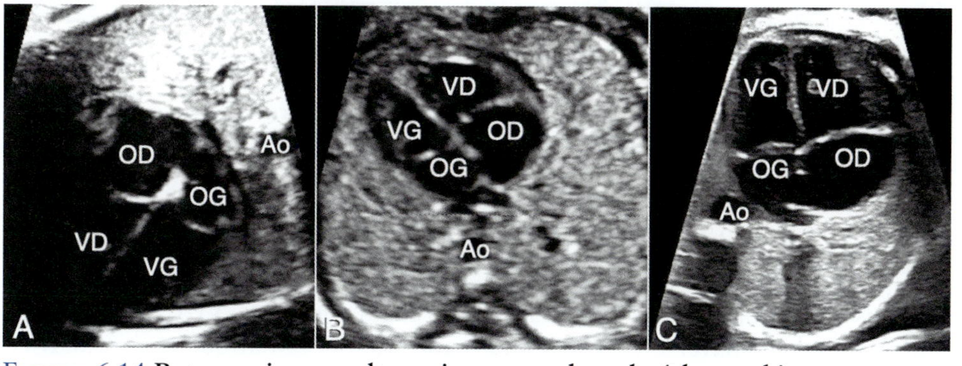

FIGURE 6.14 **Retour veineux pulmonaire anormal total : échographie.**
A. La confluence pulmonaire est au contact de l'oreillette gauche mais n'y est pas intégrée. **B.** Aspect inhabituel de deux veines pulmonaires au contact de l'oreillette gauche. **C.** Une veine pulmonaire semble s'aboucher à l'oreillette gauche.

e. Expertise

- Confirme que la confluence pulmonaire n'est pas intégrée à l'oreillette gauche, tant en échographie bidimensionnelle qu'en Doppler couleur.
- Recherche le site de drainage des veines pulmonaires :

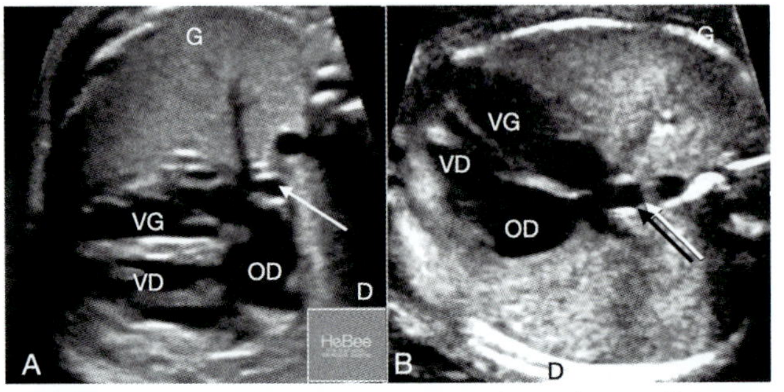

FIGURE 6.15 **Retour veineux pulmonaire anormal total : confluence veineuse pulmonaire/œsophage en échographie, piège échographique.**
A. Retour veineux pulmonaire anormal total, la confluence veineuse pulmonaire est vue en coupe entre l'oreillette gauche et l'aorte (flèche blanche). **B.** Cœur normal avec œsophage plein intercalé entre l'oreillette gauche et l'aorte (flèche noire).
Source : HeBee.

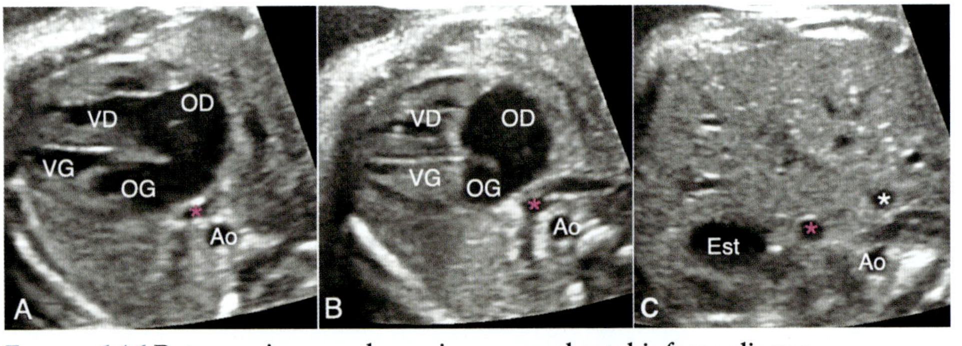

FIGURE 6.16 **Retour veineux pulmonaire anormal total infracardiaque : échographie.**
A. Coupe des quatre cavités, il existe une image inhabituelle derrière l'oreillette gauche qui est petite et ronde (étoile). **B.** Coupe axiale postérieure à la coupe des quatre cavités, on voit bien la confluence veineuse pulmonaire non intégrée à l'oreillette gauche. **C.** Coupe abdominale transverse, il existe un vaisseau inhabituel en avant de l'aorte, à gauche de la veine cave supérieure correspondant à la veine de drainage. Ao : aorte; Est : estomac.

– vaisseau anormal en avant de l'aorte, à gauche de la VCI, sur la coupe abdominale transverse dans un RVPA infradiaphragmatique (figure 6.16D) qui se draine soit dans la veine porte dilatée, soit directement dans la veine cave inférieure;

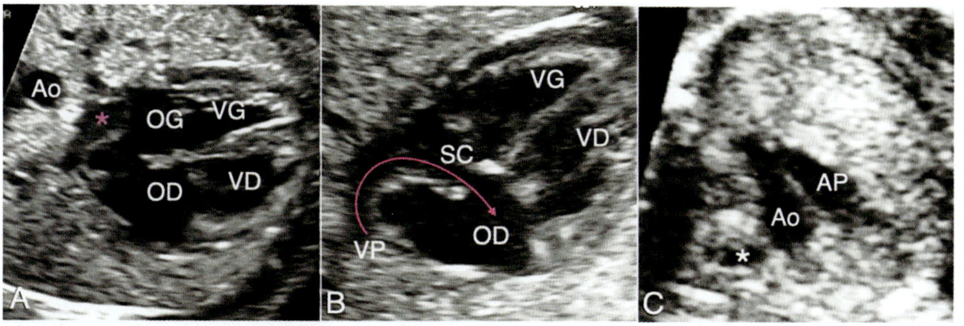

Figure 6.17 **Retour veineux pulmonaire anormal total dans le sinus coronaire : échographie.**
A. Coupe des quatre cavités, impression de membrane intra-auriculaire gauche correspondant au toit de l'oreillette gauche refoulé par la confluence veineuse pulmonaire non intégrée (étoile rose). **B.** Coupe postérieure à la coupe des quatre cavités, les veines pulmonaires se jettent dans le sinus coronaire dilaté. À noter que les images intra-auriculaires gauches peuvent aussi évoquer une valvule de Vieussens bombante. **C.** Coupe des trois vaisseaux–trachée, pas de quatrième vaisseau. SC : sinus coronaire; VP : veine pulmonaire; étoile blanche : veine cave supérieure.

– sinus coronaire dilaté sans VCSG dans un RVPAt intracardiaque dans le sinus coronaire (figure 6.17B);
– quatrième vaisseau sur la coupe des trois vaisseaux sans dilatation du sinus coronaire, sans VCSG persistante dans un RVPAt supracardiaque. Son drainage se fait soit dans le tronc veineux innominé qui est dilaté, soit plus rarement directement dans la veine cave supérieure ou dans la veine azygos. Dans tous les cas, la VCSD qui draine tout le sang veineux systémique et le sang veineux pulmonaire est plus large que la normale (figure 6.18);
– attention ! Un RVPAt peut se faire dans une VCSG qui est alors large
– et un RVPAt intra- ou infracardiaque peut être associé à une VCSG;

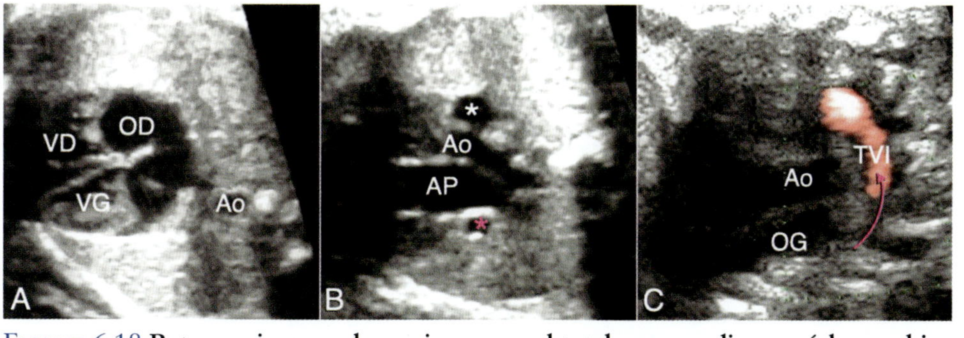

Figure 6.18 **Retour veineux pulmonaire anormal total supracardiaque : échographie.**
A. Coupe des quatre cavités, une seule veine pulmonaire est visible et semble se drainer dans l'oreillette gauche. **B.** Coupe des trois vaisseaux, quatrième vaisseau sans diminution de taille de la veine cave droite devant faire suspecter un retour veineux pulmonaire anormal. **C.** Coupe sagittale passant par le tronc veineux innominé dilaté. TVI : tronc veineux innominé; VP : veine pulmonaire; étoile blanche : veine cave supérieure; étoile jaune : veine de drainage des veines pulmonaires.

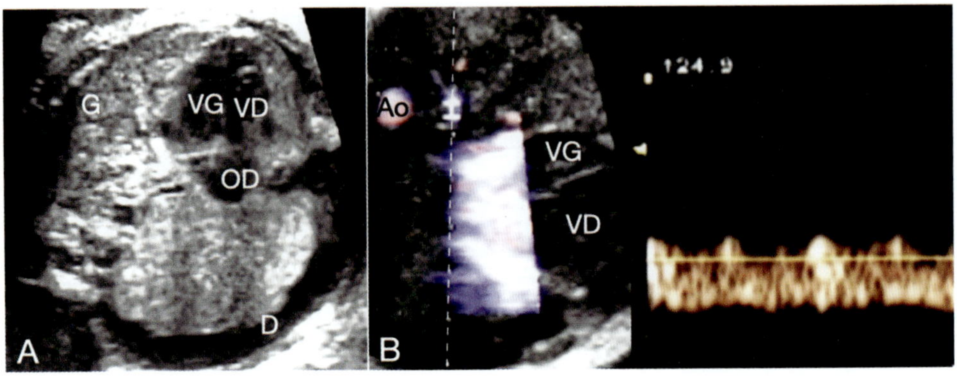

FIGURE 6.19 **Retour veineux pulmonaire anormal total bloqué en anténatal : échographie.**
A. Épanchement pleural droit et image vasculaire liquidienne de lymphangiectasies dans le poumon gauche. **B.** Doppler pulsé veineux continu monotone d'une veine pulmonaire gauche chez le même fœtus.

– le site de drainage peut être difficile à mettre en évidence : drainage dans la veine azygos ou directement dans la VCS.

- Cherche les éléments du pronostic :
  – anomalie du Doppler pulsé des veines pulmonaires avec un flux amorti, d'autant plus anormal que le RVPA est bloqué ;
  – lymphangiectasies pulmonaires avec aspect en « noix de muscade » des poumons ou épanchements pleuraux dans les formes avec blocage veineux anténatal (figure 6.19).

f. Pronostic

Il s'agit d'une cardiopathie très rare, de diagnostic difficile donc souvent méconnu, pouvant conduire rapidement au décès alors qu'une prise en charge néonatale permet souvent la guérison.

Le pronostic du RVPAt dépend de la qualité du drainage des veines pulmonaires.

Si le drainage est bloqué (RVPA infracardiaques et environ 50 % des RVPA supracardiaques), la gêne à la circulation veineuse pulmonaire peut être délétère dès la période anténatale avec l'apparition d'un épanchement pleural ou de lymphangiectasies pulmonaires d'évolution postnatale redoutable même en cas de chirurgie précoce.

À la naissance, l'évolution du RVPAt bloqué est rapidement défavorable avec un œdème pulmonaire, une hypertension pulmonaire majeure et une insuffisance cardiaque dès les premières minutes de vie. C'est dans ces formes que le diagnostic anténatal prend tout son sens puisque le transfert *in utero* dans une maternité proche d'un service de chirurgie cardiaque permet l'intervention dès la naissance avec un résultat chirurgical le plus souvent excellent en l'absence de lymphangiectasies.

Si le drainage n'est pas bloqué (RVPA intracardiaques et 50 % environ des RVPA supracardiaques), la cardiopathie est très bien tolérée durant la grossesse et souvent en postnatal. La physiologie est celle d'un simple shunt auriculaire qui sera opéré dans les premières semaines ou mois de vie.

À long terme, le pronostic est le plus souvent excellent.

3. Anomalies des oreillettes

3.1 Membrane intra-atriale droite : cœur triatrial droit

Elle peut être isolée ou associée à une communication interauriculaire (CIA), une sténose ou atrésie pulmonaires ou encore à une hypoplasie plus ou moins importante du ventricule droit sans obstacle à l'éjection.

a. Anatomie

Le cœur triatrial droit résulte d'un défaut de résorption de la valve séparant le sinus veineux de la portion droite de l'oreillette primitive (valve droite du sinus veineux). La cloison plus ou moins complète entre les deux veines caves (sinus veineux) et la valve tricuspide peut faire obstacle.

Une valve d'Eustachi trop développée et fenestrée (réseau de Chiari) en est une forme habituellement bénigne, qui ne fait qu'exceptionnellement obstacle sur la voie d'éjection droite (figure 6.20).

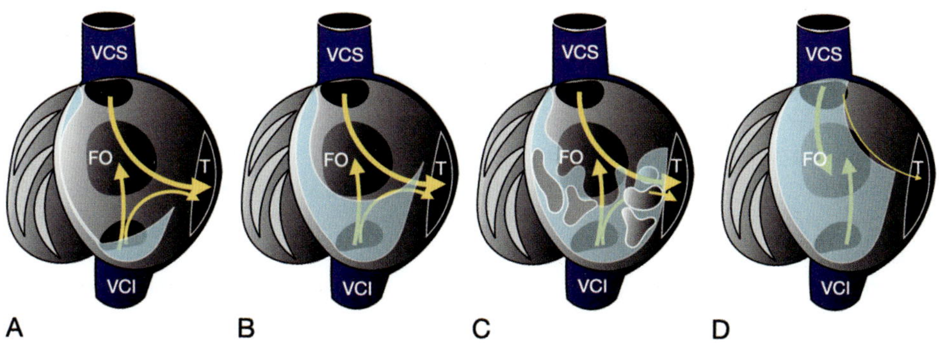

FIGURE 6.20 **Valve droite du sinus veineux, aspect normal et pathologique : schémas**

A. Résorption normale avec valvule d'Eustachi normale. **B.** Résorption incomplète, valvule d'Eustachi anormalement grande sans gêne au retour veineux cave. **C.** Résorption très incomplète mais membrane multiperforée, réseau de Chiari sans gêne au retour veineux cave. **C.** Cœur triatrial droit avec déviation du sang cave dans le foramen ovale. FO : foramen ovale; t : trachée; VCI : veine cave inférieure; VCS : veine cave supérieure.

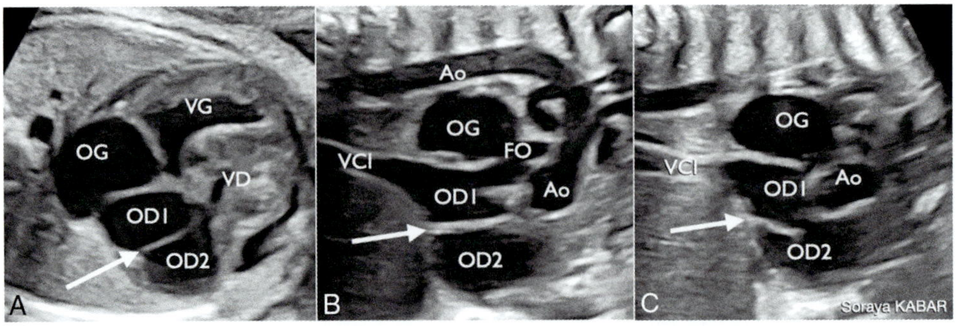

FIGURE 6.21 **Cœur triatrial droit, associé à une atrésie valvulaire pulmonaire : échographie.**
En coupe des quatre cavités (**A**) et en coupe sagittale (**B**), la membrane semble complète. **C.** Membrane en fait incomplète non obstructive. Ao : aorte; FO : foramen ovale; OD1 : oreillette droite antérieure; OD2 : oreillette droite postérieure; SC : sinus coronaire; VCI : veine cave inférieure.
Source : Soraya Kabar.

b. Incidence

Très rare, d'incidence inconnue, quelques formes de découverte anté- ou néonatale sont décrites dans la littérature.

c. Diagnostic

Sur la coupe quatre cavités, on voit une image de membrane plus ou moins épaisse, plus ou moins mobile, dans l'oreillette droite (figure 6.21).

d. Expertise

Elle vise à apprécier le retentissement de cette membrane pour différencier le cœur triatrial symptomatique après la naissance d'un réseau de Chiari ou d'une valvule d'Eustachi ample, sans conséquence clinique.

Visible sur la coupe quatre cavités, on s'aidera de la coupe bicave et du Doppler couleur pour étudier le drainage des veines caves et le remplissage du ventricule droit.

Un réseau de Chiari ample peut s'enchâsser dans l'orifice tricuspide ou dans le foramen ovale, le plus souvent sans conséquences hémodynamiques.

On cherchera des signes de retentissement, sur la croissance des cavités droites, et des signes d'hyperpression veineuse par le Doppler.

e. Pronostic

Il dépend de l'obstacle à l'écoulement du flux cave.

Les rares cas décrits dans la littérature font état de cyanose néonatale par shunt droite gauche auriculaire soit spontanément régressive, soit guérie par la chirurgie.

L'obstacle complet au drainage cave, surtout inférieur, est exceptionnel.

3.2 Membrane intra-atriale gauche : cœur triatrial

a. Anatomie

> Le cœur triatrial gauche est dû à une incorporation incomplète de la confluence veineuse pulmonaire au toit de l'oreillette gauche réalisant une cloison plus ou moins obstructive dans l'oreillette gauche.

La cloison plus ou moins largement perforée sépare la confluence veineuse pulmonaire en arrière de la valve mitrale en avant.

Elle peut être isolée ou associée à n'importe quelle cardiopathie mais plus particulièrement une CIA, la persistance d'une VCSG ou une hypoplasie du cœur gauche.

b. Incidence

Très rare, 0,1 % des cardiopathies.

c. Diagnostic

- Sur la coupe quatre cavités, une image dense et linéaire barre l'oreillette gauche en deux parties.
- Les coupes de la voie d'éjection gauche et droite ainsi que la coupe des trois vaisseaux sont normales si la membrane ne gêne pas le remplissage du ventricule gauche (figure 6.22).

d. Diagnostic différentiel

- La paroi postérieure d'un sinus coronaire dilaté donne l'impression d'une oreillette gauche à deux cavités (figure 6.23B).

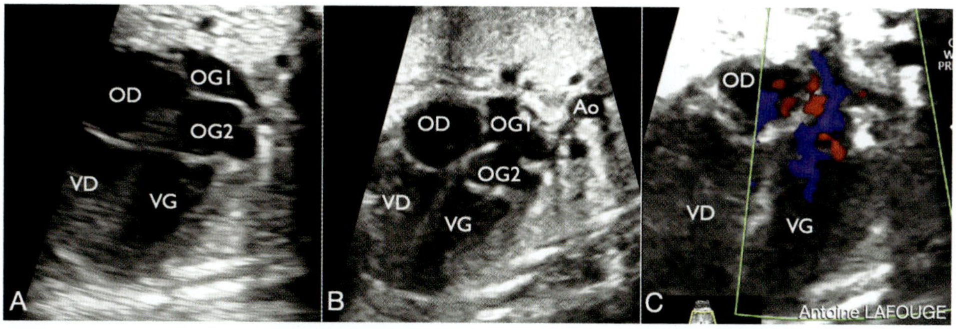

FIGURE 6.22 **Cœur triatrial gauche : échographie.**
A. Coupe des quatre cavités postérieure, la membrane paraît complète séparant l'oreillette en deux parties, on voit l'arrivée des veines pulmonaires dans l'oreillette postérieure (OG1). **B.** Coupe des quatre cavités plus antérieure, on voit un orifice d'assez bonne taille dans la cloison entre l'oreillette postérieure (OG1) et antérieure (OG2). **C.** Pas d'*aliasing* sur l'orifice de la cloison en Doppler donc membrane non obstructive.
Source : Antoine Lafouge.

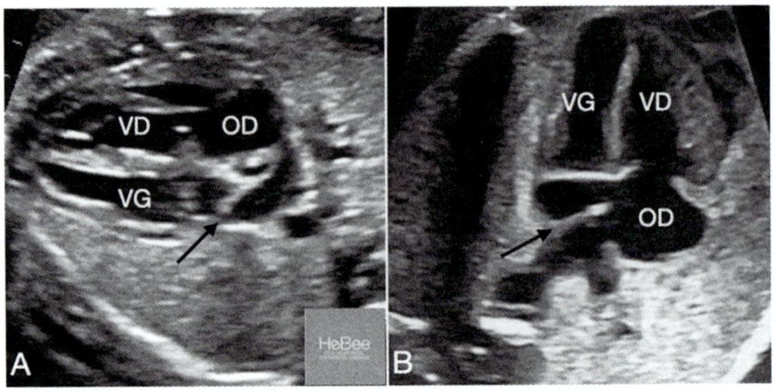

FIGURE 6.23 **Pseudo-membrane intra-auriculaire gauche : échographie.**
A. Coupe des quatre cavités un peu postérieure, petite oreillette gauche refoulée par le collecteur des veines pulmonaires dans un retour veineux pulmonaire anormal total dans le sinus coronaire. **B.** Coupe des quatre cavités un peu postérieure, passe par la paroi postérieure du sinus coronaire dilaté par une veine cave supérieure gauche.
Source : HeBee.

• Dans un RVPAt intracardiaque, la paroi de l'oreillette refoulée par le collecteur veineux pulmonaire peut être prise pour une membrane intra-auriculaire (figure 6.23A).

e. Expertise

• Elle vise à apprécier le retentissement d'amont. La membrane intra-atriale sépare la partie postérieure de l'oreillette qui reçoit les veines pulmonaires de sa partie antérieure qui éjecte dans la mitrale.
• Si la membrane est peu perforée, elle fait obstacle au drainage des veines pulmonaires et on notera une dilatation de la partie postérieure de l'oreillette et des veines pulmonaires et une accélération du flux Doppler au niveau de la communication. Si la membrane est en aval du foramen ovale, le remplissage gauche sera diminué pouvant affecter la croissance des structures gauches.

f. Pronostic

• Avant la naissance, la tolérance est habituellement bonne.
• À la naissance, il dépend de la taille de l'orifice entre les deux parties de l'oreillette gauche. En cas d'obstacle, la physiopathologie est celle d'un rétrécissement mitral serré avec un risque d'œdème pulmonaire imposant la levée chirurgicale de l'obstacle.

3.3 Shunts auriculaires : communication interauriculaire

Un shunt auriculaire persiste pendant toute la vie fœtale à travers le foramen ovale.

La persistance du foramen ovale, due à l'absence d'accolement de la valvule du foramen ovale sur la paroi gauche du septum secundum dans les 2 ans suivant la naissance, est imprévisible.

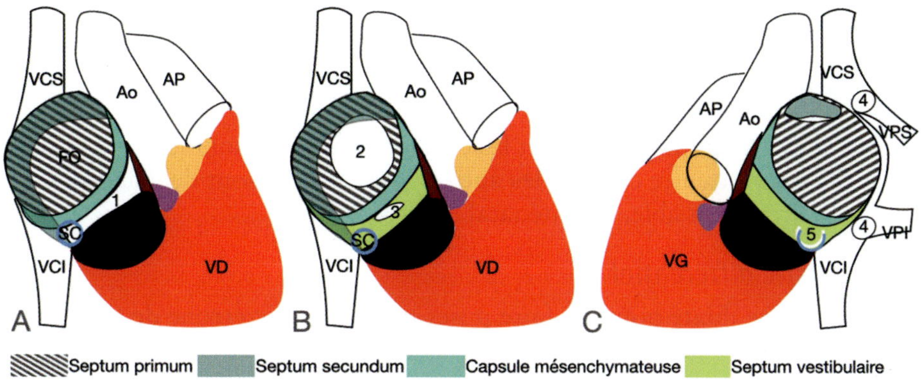

FIGURE 6.24 **Shunts auriculaires : schémas des différents types anatomiques.**
A, B. Cloison interauriculaire vue du côté droit. **C.** Cloison interauriculaire vue du côté gauche. Ao : aorte; AP : artère pulmonaire; FO : foramen ovale; SC : sinus coronaire; VCI : veine cave inférieure; VCS : veine cave supérieure; VD : ventricule droit; VPI : veine pulmonaire inférieure; VPS : veine pulmonaire supérieure; 1 : communication interauriculaire (CIA) ostium primum (canal atrioventriculaire); 2 : CIA ostium secundum; 3 : CIA vestibulaire; 4 : CIA sinus venosus supérieure et inférieure; 5 : CIA sinus coronaire.

Les autres shunts auriculaires sont malformatifs.

a. Anatomie

Variable selon le type de shunt (figure 6.24) :

- anomalies du cloisonnement des oreillettes :
  - CIA ostium primum : défaut septal interauriculaire du canal atrioventriculaire (CAV),
  - CIA ostium secundum : défaut central au niveau de la fosse ovale par insuffisance de tissu ou perforation de la valve du foramen ovale (valvule de Vieussens),
  - CIA vestibulaire par défaut de coaptation entre la capsule mésenchymateuse et l'épine vestibulaire;
- défauts d'incorporation d'une veine pulmonaire qui arrive directement dans une veine cave : CIA sinus venosus supérieure ou inférieure;
- défaut de la paroi du sinus coronaire qui permet le drainage du sang veineux coronaire dans l'oreillette gauche.

La CIA ostium secundum est la plus fréquente mais n'est pas dépistable en anténatal.

La CIA ostium primum, seule dépistable en anténatal, s'inscrit dans le canal atrioventriculaire, elle doit faire rechercher une trisomie 21.

Les oreillettes uniques, absence totale de septum primum, s'intègrent souvent aux hétérotaxies.

b. Incidence

Anomalie très fréquente en postnatal, environ 10 % des anomalies cardiaques avec une incidence de 1/1500.

c. Diagnostic

L'analyse de la cloison sera au mieux réalisée sur un cœur horizontalisé pour bien dégager la jonction auriculoventriculaire, les incidences multiples sont souvent nécessaires.

Seules les CIA ostium primum et les oreillettes uniques sont facilement dépistées sur la coupe quatre cavités; les autres types de CIA sont de diagnostic plus difficile, voire impossible, en anténatal.

d. Diagnostic différentiel

Sinus coronaire dilaté pouvant faire poser un diagnostic erroné de CIA ostium primum : il faut dans ce cas mobiliser la sonde par un léger balayage antéropostérieur. Le sinus coronaire chemine dans le sillon auriculoventriculaire, il est postérieur au plan des valves auriculoventriculaires, alors que la CIA ostium primum est dans le plan des valves (figure 6.25).

e. Expertise

- En cas de CIA ostium primum, l'expertise vise à rechercher un canal atrioventriculaire sur les coupes transverses axées sur les valves auriculoventriculaires et d'en apprécier la forme anatomique d'où découle le pronostic.
- En cas d'absence de cloison interauriculaire, on doit rechercher des anomalies des retours veineux systémiques et/ou pulmonaires s'intégrant parfois dans des syndromes d'hétérotaxie.

f. Pronostic

- Avant la naissance, la tolérance des CIA est toujours bonne.

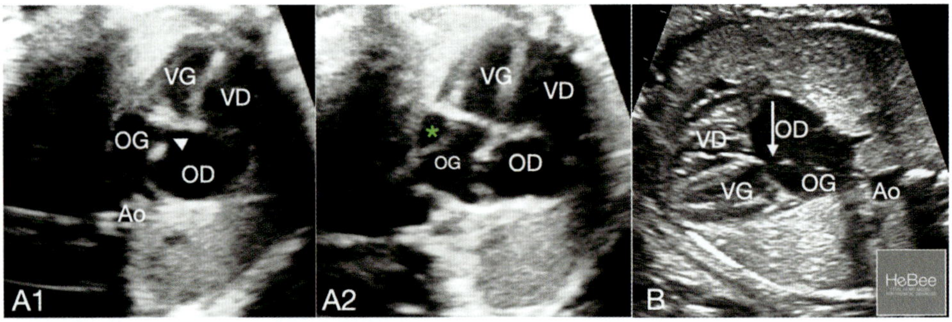

Figure 6.25 **Communication interauriculaire (CIA) ostium primum/orifice du sinus coronaire : piège échographique.**
A1. Coupe des quatre cavités postérieure avec image anéchogène proche de valves évoquant une CIA ostium primum : il s'agit du sinus coronaire. **A2.** Coupe des quatre cavités, pas de CIA et image latéro-auriculaire gauche de veine cave supérieure gauche. **B.** Image des quatre cavités d'une CIA ostium primum dans le plan des valves auriculoventriculaires. étoile verte : veine cave supérieure gauche au sinus coronaire. Source : HeBee.

• À la naissance, la CIA isolée n'a aucun impact postnatal immédiat, les larges CIA seront fermées dans l'enfance ou l'adolescence. L'oreillette unique peut être mal tolérée dans les premières semaines de vie et doit être cloisonnée dans les premiers mois de vie.
• À long terme, le pronostic des CIA fermées est excellent.

3.4 Dilatation idiopathique de l'oreillette droite

a. Anatomie

Il s'agit d'une dilatation isolée de l'oreillette droite sans anomalie cardiaque associée.

b. Incidence

Affection extrêmement rare, le diagnostic est le plus souvent fait à l'âge adulte.

c. Diagnostic

Le déséquilibre atrial est évident sur la coupe quatre cavités, avec une oreillette droite souvent ectasique (figure 6.26). La valve tricuspide est normalement implantée avec une cinétique d'ouverture et de fermeture normale. La taille du ventricule droit est normale de même que toutes les autres structures. Les coupes des voies d'éjection et des trois vaisseaux sont normales.

d. Expertise

Elle vise à éliminer toutes les causes de dilatation de l'oreillette droite (augmentation de débit ou de pression droite) : dysplasie tricuspide avec fuite ou sténose, obstacle à l'éjection du ventricule droit avec fuite tricuspide.

e. Pronostic

• Si elle est bien idiopathique donc isolée, la dilatation de l'oreillette droite n'a pas d'impact *in utero* ni à la naissance.
• À long terme, des troubles du rythme sont décrits.

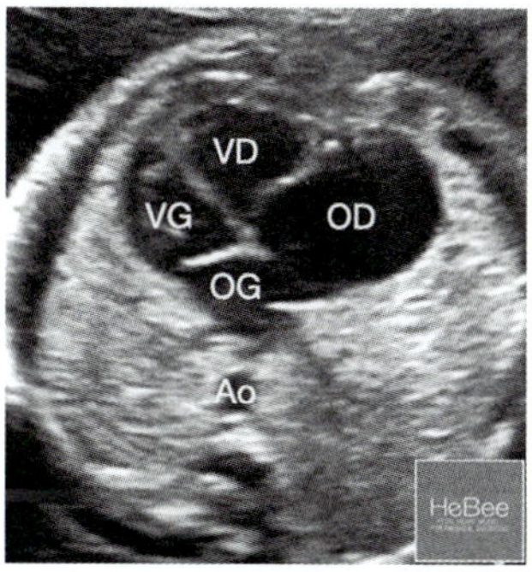

FIGURE 6.26 **Dilatation idiopathique de l'oreillette droite : échographie en coupe des quatre cavités.**
Source : HeBee.

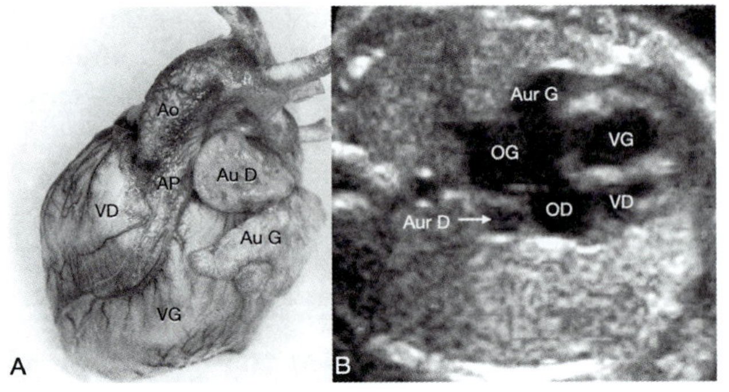

FIGURE 6.27 **Juxtaposition gauche des auricules dans une malformation cardiaque congénitale complexe : échographie.**
A. Aspect anatomique. **B.** Aspect échographique de la coupe des quatre cavités, cœur en mésocardie, aorte centrale, l'auricule droite passe en arrière de l'oreillette droite.
Ao : aorte; AP artère pulmonaire; Aur D : auricule droite; Aur G : auricule gauche.

3.5 Juxtaposition des auricules

Anomalie auriculaire rencontrée dans certaines cardiopathies complexes; son diagnostic n'a pas d'intérêt en échographie anténatale, mais elle donne un aspect inhabituel des images (figure 6.27).

4. Anomalies de la jonction et des valves auriculoventriculaires

4.1 Valve tricuspide

A. Anomalie d'Ebstein

La malformation d'Ebstein est une anomalie des feuillets de la valve tricuspide avec accolement du feuillet septal et postérieur de la valve tricuspide qui entraîne un déplacement plus ou moins apical de l'orifice valvulaire.

Elle est associée dans plus d'un tiers des cas à une CIA, une obstruction du cœur droit, parfois une communication interventriculaire (CIV), et des anomalies des tissus de conduction. Les anomalies chromosomiques sont exceptionnelles.

a. Anatomie

L'importance de l'accolement du feuillet septal et postérieur de la valve tricuspide conditionne l'importance du déplacement de l'orifice valvulaire réduisant d'autant la cavité ventriculaire droite.

Il en résulte un défaut de coaptation avec une fuite d'importance variable. L'atteinte plus rare du feuillet antérieur peut être responsable d'un obstacle infundibulaire.

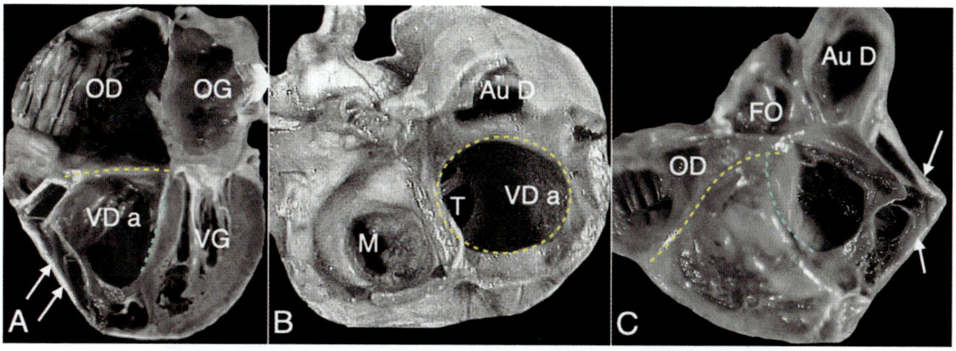

FIGURE 6.28 **Malformation d'Ebstein, forme sévère : images anatomiques.**
A. Coupe des quatre cavités, une grande partie du ventricule droit est atrialisée et la paroi latérale est très fine. **B.** Cœur tronqué vu depuis les oreillettes, l'orifice tricuspide est très décalé vers la pointe. **C.** Vue des feuillets septal et antérieur par une incision latérale, le feuillet septal est accolé jusqu'à la bandelette modératrice, le feuillet antérieur a quelques attaches sur la paroi anormalement fine. Aur D : auricule droite; FO : foramen oval; M : mitrale; T : tricuspide; VD a : ventricule droit atrialisé; flèches : attaches du feuillet antérieur à la paroi; pointillés bleus : accolement du feuillet septal; pointillés jaunes : anneau tricuspide.

Selon la position des feuillets tricuspides, une partie plus ou moins importante du ventricule droit est atrialisée et le ventricule droit proprement dit est amputé (figure 6.28).

b. Incidence

L'anomalie d'Ebstein est très rare et ne concerne que 1/100 000 naissances.

c. Diagnostic

• Sur la coupe des quatre cavités, le décalage anormalement prononcé entre l'insertion mitrale et tricuspide et la cinétique anormale de la valve tricuspide pose le diagnostic.
• L'oreillette droite est large avec sa surface propre augmentée de la partie atrialisée du ventricule droit.
• Le mouvement septal du fait de son atrialisation partielle est anormal. Le cœur est souvent augmenté de volume.
• En Doppler couleur, le flux antérograde tricuspide est décalé vers la pointe et la valve est souvent fuyante.

d. Diagnostic différentiel et pièges

• Le déplacement vers la pointe de l'orifice tricuspide peut passer inaperçu lorsque la coupe des quatre cavités, trop postérieure, passe par l'anneau valvulaire. En multipliant les incidences, l'anomalie valvulaire devient évidente (figure 6.29).
• Dans les formes mineures, c'est essentiellement la dysplasie tricuspide qui se différencie par l'absence d'accolement des feuillets valvulaires. Le niveau

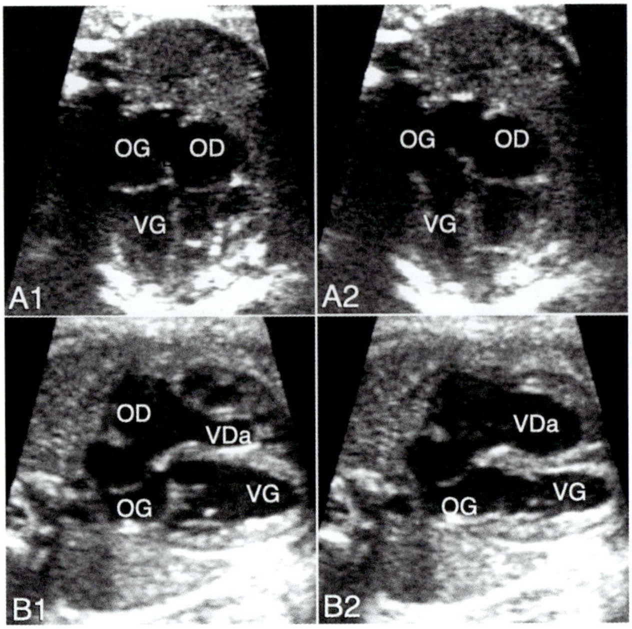

Figure 6.29 **Malformation d'Ebstein, forme modérée : piège échographique.**
A. Coupe trop postérieure passant par l'anneau tricuspide qui ne s'efface pas en diastole (**A2**). **B.** Même fœtus, abord latéral, on voit bien l'accolement du feuillet septal et la grande partie du ventricule droit atrialisé (VDa) en diastole (**B2**).

classique du départ de fuite en Doppler couleur est un mauvais élément, la fuite tricuspide des dysplasies se faisant en retrait par rapport au niveau de l'anneau du fait de la fermeture incomplète de la valve.

• Les formes majeures, où l'ensemble de la cavité ventriculaire droite est atrialisé, sont difficiles à différencier de l'*unguarded tricuspide valve* (agénésie de la valve tricuspide) qui se caractérise par l'absence de feuillets valvulaires et de la maladie de Uhl. Les trois ont le même mauvais pronostic.

e. Expertise

• Elle a pour but d'évaluer l'anatomie de chaque feuillet et le fonctionnement de la voie droite. Dans les formes sévères d'Ebstein, toute une partie du ventricule se retrouve « atrialisée » avec un ventricule droit peu ou pas fonctionnel (figure 6.30). Dans ces formes anatomiques sévères, le ventricule droit ne parvient pas à éjecter dans l'artère pulmonaire qui est alimentée en rétrograde par le canal artériel, il y a une atrésie pulmonaire fonctionnelle sur une artère pulmonaire de taille normale ou petite. L'atrésie pulmonaire fonctionnelle, parfois associée à une insuffisance valvulaire lorsque la fuite tricuspide est massive, est de très mauvais pronostic (figure 6.31).

• On cherche une CIV associée qui peut aider au remplissage de la voie pulmonaire et masquer une dysfonction sévère de la valve.

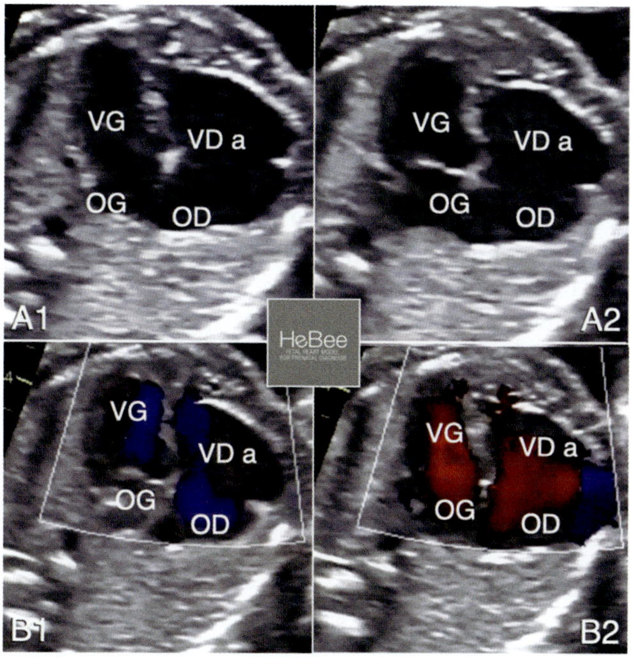

Figure 6.30 **Malformation d'Ebstein majeure : échographie.**
A1, A2. Coupe des quatre cavités, la valve tricuspide est accolée jusqu'à la pointe de la cavité ventriculaire droite entièrement atrialisée. **B1, B2.** Doppler couleur en diastole et systole, mouvement de va-et-vient dans le cœur droit entièrement atrialisé. Pas de ventricule droit fonctionnel, cœur univentriculaire.
Source : HeBee.

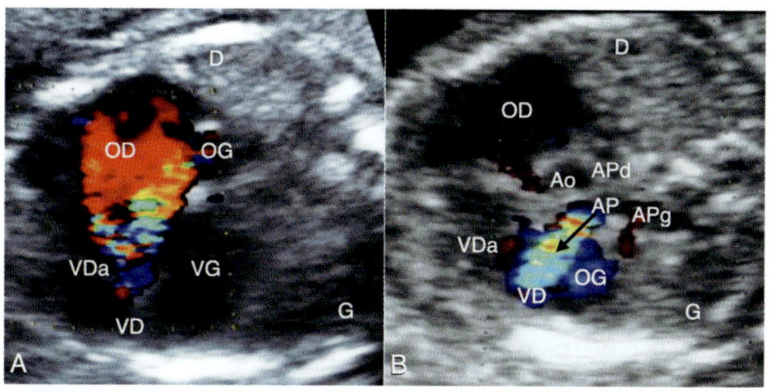

Figure 6.31 **Malformation d'Ebstein sévère avec atrésie pulmonaire fonctionnelle : échographie.**
A. Coupe des quatre cavités en systole avec cardiomégalie et fuite tricuspide massive.
B. Coupe long axe ventricule droit–artère pulmonaire, le flux dans l'artère pulmonaire est rétrograde avec fuite pulmonaire dans le ventricule droit (flèche). Pronostic très sombre, APd : artère pulmonaire droite; APg : artère pulmonaire gauche.

f. Pronostic

Il dépend de l'importance de la fuite tricuspide, de la taille du ventricule droit et de l'existence d'un flux pulmonaire.

- Avant la naissance, lorsque la fuite est importante et retentit sur les pressions caves, une anasarque peut survenir. Certaines formes anatomiques sont découvertes au stade de cardiomégalie majeure avec hypoplasie pulmonaire et défaillance cardiaque conduisant souvent au décès *in utero*. Même dans des formes moins sévères, la survenue toujours possible d'un trouble du rythme rapide, secondaire à la dilatation de l'oreillette droite, peut entraîner anasarque et mort fœtale.
- À la naissance, le pronostic dépend de la taille du ventricule droit et de la présence d'un flux antérograde pulmonaire :
  - la prise en charge néonatale relève souvent de la réanimation le temps que la circulation pulmonaire et la fonction ventriculaire droite s'adaptent;
  - lorsque le ventricule droit est de taille très réduite, le pronostic est celui des cardiopathies fonctionnellement univentriculaires;
  - lorsque le ventricule droit est de belle taille, le pronostic est fonction de la fuite tricuspide qui peut être modeste, auquel cas la cardiopathie est très bien tolérée.
- À long terme, des troubles du rythme peuvent survenir à tout moment.

B. Dysplasie tricuspide

Une dysplasie valvulaire tricuspide est une malformation des feuillets et de l'appareil sous-valvulaire tricuspide responsable d'une fuite.

La valve tricuspide est une valve qui peut être physiologiquement fuyante. La fuite physiologique est minime, protosystolique. Une fuite holosystolique est toujours pathologique. Elle peut être due à : une dysplasie de la valve; une dilatation de l'anneau par hyperdébit ou atteinte myocardique; une augmentation de la pression ventriculaire droite (obstacle à l'éjection). La dysplasie tricuspide isolée peut révéler une trisomie 21.

a. Anatomie

Une fuite tricuspide isolée modérée est habituellement due à un prolapsus valvulaire Les formes sévères, de diagnostic anténatal, sont dues à des remaniements valvulaires importants avec valves épaisses et à une dysplasie de l'appareil sous-valvulaire (figure 6.32).

b. Incidence

Inconnue, car seules les formes sévères sont dépistées en anténatal. Mais elles sont très rares et habituellement isolées, sans autre anomalie cardiaque ou extracardiaque.

c. Diagnostic

Il n'est fait que dans les formes où la fuite tricuspide est suffisamment importante pour entraîner une dilatation de l'oreillette droite. Il associe une cardiomégalie au profit des cavités droites et une régurgitation tricuspide en Doppler couleur.

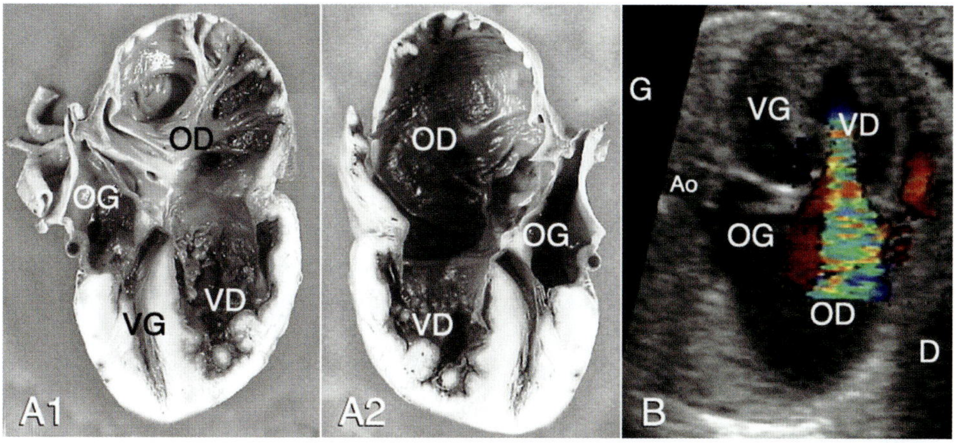

FIGURE 6.32 **Dysplasie valvulaire tricuspide : images anatomiques et échographie.** **A.** Anatomie en coupe des quatre cavités, le feuillet septal de la valve tricuspide n'est pas accolé, tous les feuillets sont dysplasiques, dilatation majeure de l'oreillette droite. **B.** Même coupe en échographie Doppler couleur, la fuite commence proche de la pointe du ventricule droit bien que l'orifice tricuspide soit en place.

Les formes sévères sont souvent diagnostiquées dès le 1er trimestre par la dilatation majeure des cavités droites.

d. Diagnostic différentiel

Essentiellement l'anomalie d'Ebstein, mais l'absence d'accolement de la valve septale permet de les différencier.

e. Expertise

Elle précise le mécanisme de la fuite qui peut être un prolapsus valvulaire, une absence de coaptation des feuillets par soit malformation de la valve, dilatation de l'anneau ou hyperpression ventriculaire droite.

On recherchera donc une sténose pulmonaire ou une fermeture du canal artériel et toutes les causes de dilatation ventriculaire droite telles qu'une anémie fœtale ou une fistule artérioveineuse.

f. Pronostic

- Avant la naissance, comme toute pathologie susceptible d'élever la pression auriculaire droite, la dysplasie tricuspide très fuyante peut évoluer vers l'anasarque.
- À la naissance :
  - avec la baisse de la pression pulmonaire, la fuite tricuspide a tendance à régresser et la tolérance est généralement bonne;
  - les formes majeures, peuvent être mal tolérées, mais il est exceptionnel d'avoir à opérer une fuite tricuspide isolée;
  - les fuites tricuspides dues à une sténose pulmonaire avec souffrance ventriculaire droite peuvent imposer une dilatation pulmonaire percutanée rapidement;
  - les fuites par dilatation de l'anneau régressent après traitement de la cause.

• À long terme, la fuite peut progresser et imposer un traitement chirurgical, et des troubles du rythme peuvent survenir.

C. Sténoses tricuspides

Elles sont exceptionnellement isolées et alors peu dépistables en anténatal.

D. Atrésie tricuspide

L'atrésie tricuspide est l'absence de connexion entre l'oreillette droite et le ventricule droit.

a. Anatomie

Un plancher épais sépare l'oreillette droite du ventricule droit et l'oreillette droite se vide dans la gauche par le foramen ovale.

Il existe une CIV (foramen bulboventriculaire ou CIV primitive) qui permet le remplissage d'un petit ventricule droit.

Lorsque les vaisseaux sont bien posés, la taille de l'artère pulmonaire dépend de la taille de la CIV (figure 6.33).

Avec la nouvelle classification des cardiopathies, lorsque les vaisseaux sont mal posés, on ne parle désormais plus d'atrésie tricuspide mais de cœur univentriculaire avec atrésie de la valve droite (voir plus loin Cœurs univentriculaires).

b. Diagnostic

Il est fait en coupe des quatre cavités devant l'absence de valve tricuspide, remplacée par un plancher épais et la présence d'une CIV qui permet le remplissage d'un infundibulum et d'une artère pulmonaire (figure 6.34).

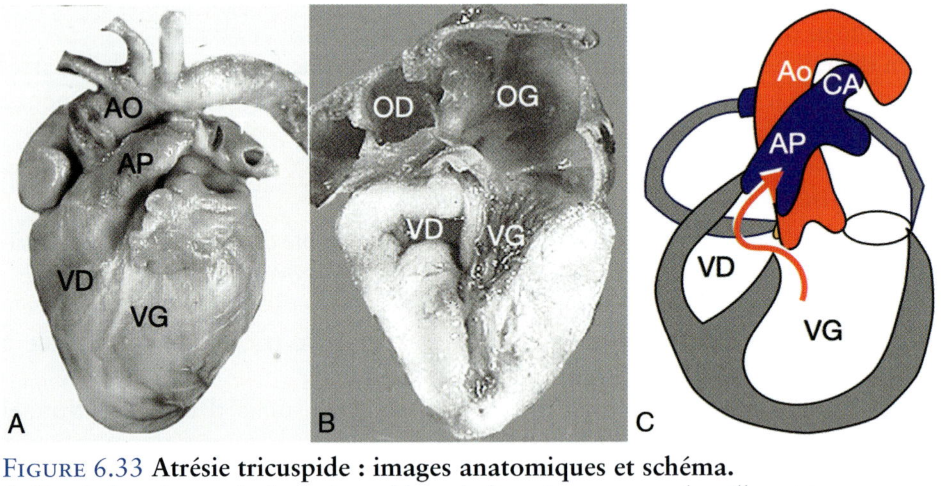

FIGURE 6.33 **Atrésie tricuspide : images anatomiques et schéma.**
A. Vue de face, le ventricule droit semble petit, les vaisseaux sont de taille voisine.
B. Coupe des quatre cavités, plancher épais entre l'oreillette droite et le ventricule droit, communication interventriculaire (CIV), petit ventricule droit sans pointe. **C.** L'artère pulmonaire est irriguée grâce à la persistance de la CIV primitive.

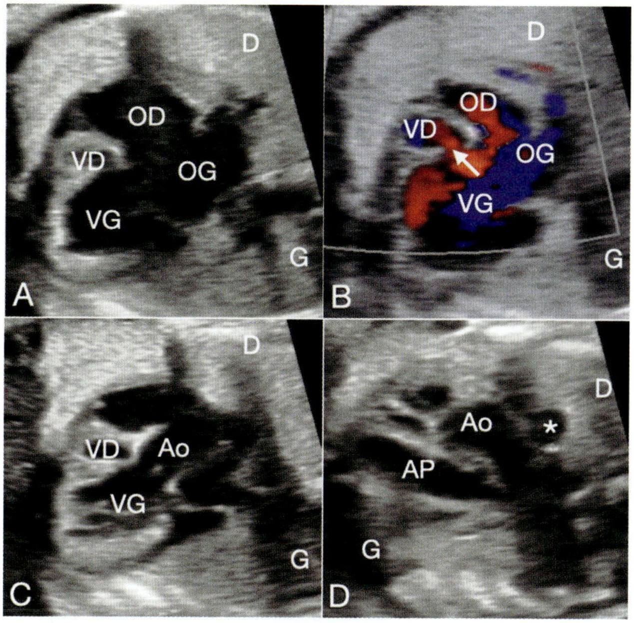

FIGURE 6.34 **Atrésie tricuspide : échographie.**
A, B. Coupe des quatre cavités, absence de valve tricuspide, petit ventricule droit vascularisé par une communication interventriculaire. **C, D.** Vaisseaux en place, l'artère pulmonaire est un peu plus petite que l'aorte. Étoile : veine cave supérieure.

c. Expertise

Elle évalue la taille de la CIV et le débit pulmonaire dont dépendra le pronostic néonatal, ainsi que la taille du foramen ovale exceptionnellement restrictif.

Il n'y a habituellement pas de lésion cardiaque associée.

d. Pronostic

C'est celui d'un cœur univentriculaire.

4.2 Valve mitrale

Les anomalies malformatives de la mitrale sont très rarement isolées et s'intègrent habituellement dans les anomalies étagées du cœur gauche, de pronostic très réservé.

A. Fuite mitrale

Une fuite mitrale n'est jamais physiologique.

a. Anatomie

La fuite peut être liée à une dysplasie mitrale isolée ou à une malformation de la valve, telle qu'une fente s'intégrant ou non dans un canal atrioventriculaire ou une malformation plus complexe comme un double orifice. Une fuite mitrale peut également être la simple conséquence d'une dilatation de l'anneau mitral par dilatation ventriculaire gauche (sténose ou fuite aortiques, myocardiopathie, anémie...).

b. Incidence

Inconnue car la dysplasie mitrale isolée est souvent méconnue en anténatal.

c. Diagnostic

Il est posé au Doppler couleur, soit lors d'un examen systématique, soit dans le bilan d'une autre malformation (figure 6.35).

Parfois le diagnostic est fait sur une anomalie de cinétique de la valve mitrale associée à une dilatation des cavités gauches plus ou moins importante.

d. Expertise

Préciser le mécanisme de la fuite

- Malformative : il s'agit le plus souvent d'une fente mitrale.
- Secondaire à une dilatation de l'anneau : il faut alors rechercher la cause de la dilatation ventriculaire gauche (anémie fœtale sévère ou myocardiopathie).
- Souffrance ventriculaire avec atteinte de l'appareil sous-valvulaire dans les obstacles à l'éjection ou toute autre atteinte ischémique.

Apprécier l'importance de la fuite et son retentissement hémodynamique

- Dilatation ventriculaire et auriculaire, proportionnelle à l'importance de la fuite (à différencier d'une dilatation cause éventuelle de la fuite).
- L'analyse Doppler montre le flux régurgitant, son volume et son extension dans l'oreillette gauche. La vitesse du flux régurgitant permet d'estimer la pression que le ventricule gauche est capable de générer, reflet de sa fonction

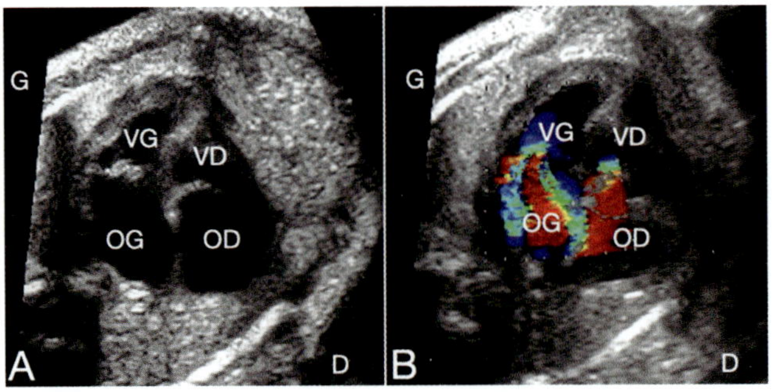

FIGURE 6.35 **Insuffisance mitrale à 30 semaines d'aménorrhée (myocardiopathie restrictive ?) : échographie.**

A. Cardiomégalie globale avec oreillettes dilatées, aspect dysplasique de la valve mitrale, dilatation des oreillettes. **B.** Fuite mitrale sévère en Doppler couleur (fuite tricuspide associée mal visible sur ce cliché).

contractile. Une sténose mitrale peut être associée à la fuite, un *aliasing* est alors retrouvé au Doppler.

e. Pronostic

- Avant la naissance, les fuites mitrales isolées sont habituellement bien tolérées.
- À la naissance, les fuites importantes peuvent être mal tolérées et imposer une chirurgie dès les premiers mois de vie. Une plastie même imparfaite sera toujours préférée à un remplacement valvulaire mitral, afin d'éviter un traitement anticoagulant difficile à équilibrer et une reprise chirurgicale répétée pour adapter la taille de la prothèse à la croissance de l'enfant.
- À long terme, le pronostic dépend de la qualité de la valve mitrale native et du résultat chirurgical. Une reprise chirurgicale est parfois nécessaire.
- Les fuites mitrales modérées peuvent très longtemps rester stables sans geste chirurgical.

B. Sténose mitrale

a. Anatomie

La sténose mitrale congénitale est la conséquence d'une malformation de l'appareil valvulaire et sous-valvulaire, limitant la cinétique d'ouverture mitrale. Selon la distribution des cordages sur les piliers, on décrit une valve mitrale en hamac ou en parachute.

Parfois l'obstacle est constitué d'une membrane supramitrale, accolée à la mitrale sur son versant atrial.

b. Incidence

La sténose mitrale isolée est exceptionnelle. Elle s'intègre le plus souvent dans une pathologie étagée du cœur gauche.

c. Diagnostic

- Le plus souvent, fait dans le bilan d'un petit cœur gauche avec anneau mitral étroit et ouverture valvulaire limitée.
- Sur la coupe des quatre cavités, les feuillets valvulaires peuvent paraître étriqués et épais avec un mouvement limité (figure 6.36).

d. Expertise

- Précise le mécanisme de l'obstacle : membrane supravalvulaire de diagnostic très difficile, feuillets valvulaires épais, anomalie des cordages, anomalies des piliers, uniques ou rapprochés.
- Apprécie le retentissement : dilatation de l'oreillette gauche et des veines pulmonaires, inversion du flux du foramen ovale.
- Vérifie l'absence de lésions associées du cœur gauche qui sont souvent au premier plan : sténose aortique et sous-aortique et anomalie de la crosse (syndrome de Shone).

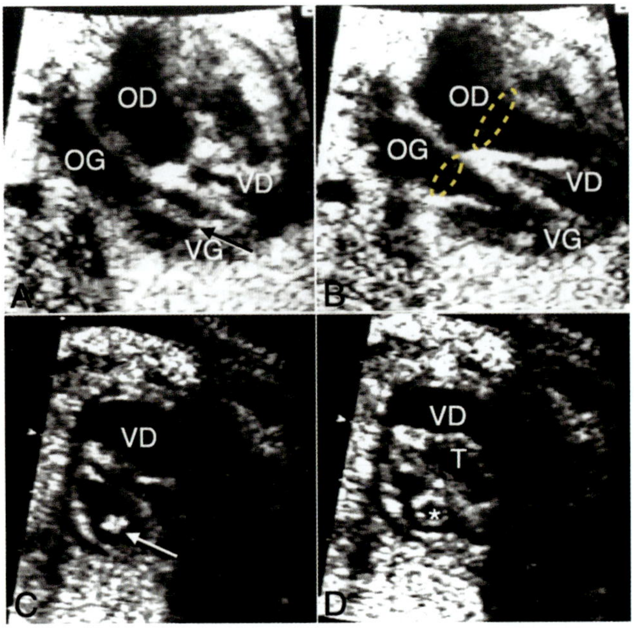

FIGURE 6.36 **Mitrale en parachute : échographie.**
Petit cœur gauche avec valve mitrale en parachute chez un fœtus à 35 semaines d'aménorrhée, pas de coarctation et anomalie mitrale bien tolérée à 15 ans. **A.** Coupe des quatre cavités en systole, impression de pilier épais. **B.** Coupe des quatre cavités en diastole, anneau mitral petit, l'ouverture valvulaire semble incomplète. **C.** Coupe petit axe sur les ventricules, pilier mitral unique. **D.** Coupe petit axe sur les valves, ouverture mitrale limitée. T : tricuspide; étoile : ouverture valvulaire mitrale; flèche : pilier mitral; pointillés : anneau mitral et tricuspide.

e. Pronostic

Il est difficilement prévisible compte tenu de l'absence de corrélation entre anatomie et fonction, mais le pronostic est réservé.

- Avant la naissance, bien que la sténose mitrale soit généralement bien tolérée, il est important de suivre le potentiel de croissance des structures gauches.
- À la naissance, une valve mitrale sténosante se complique rapidement d'hypertension pulmonaire. La plastie chirurgicale est très difficile et le remplacement valvulaire souvent nécessaire, imposant un traitement anticoagulant difficile à gérer chez l'enfant.
- Lorsque la sténose est due à une membrane supravalvulaire mitrale, le pronostic est excellent après résection complète de la membrane.
- À moyen terme, dans le syndrome de Shone, le pronostic dépend du caractère modéré ou sévère des obstacles aux différents étages, mais il est globalement péjoratif avec des interventions répétées.

C. Atrésie mitrale

L'atrésie mitrale se définit par l'absence de valve entre l'oreillette gauche et le ventricule gauche. L'absence de remplissage du ventricule gauche empêche son développement ainsi que celui de l'anneau aortique donnant un tableau d'hypoplasie du cœur gauche.

Elle se comporte donc comme un cœur univentriculaire dont elle a le plus mauvais pronostic.

a. Anatomie

L'oreillette gauche, souvent de petite taille, se vide dans l'oreillette droite qui est large. Le ventricule droit assure tout le débit cardiaque fœtal et est dilaté. L'artère pulmonaire large vascularise, par le canal artériel, l'aorte descendante et, en rétrograde, l'aorte horizontale et ascendante (figure 6.37).

b. Diagnostic

Il est fait devant l'absence de connexion entre l'oreillette gauche et le ventricule gauche qui n'est pas décelable. L'aorte est très hypoplasique entièrement vascularisée en rétrograde au Doppler couleur (figure 6.38).

L'expertise, le pronostic et le traitement sont traités p. 230.

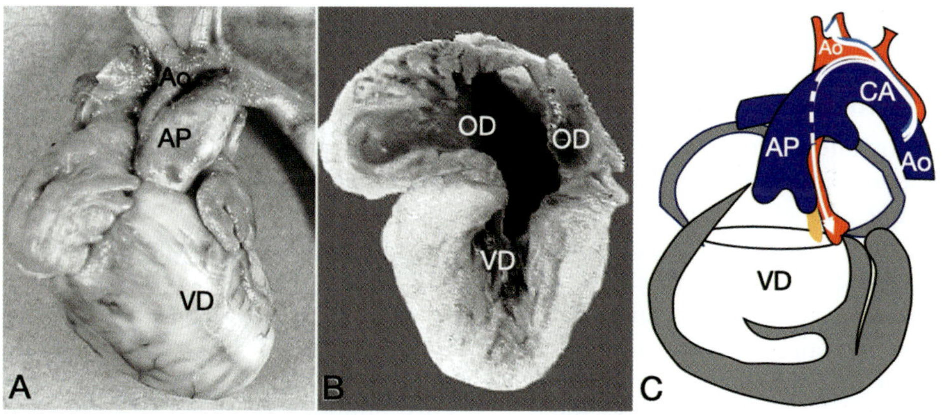

FIGURE 6.37 **Hypoplasie du cœur gauche par atrésie mitrale avec atrésie aortique : images anatomiques et schéma.**
A. Le sillon interventriculaire est très dévié à gauche et délimite un tout petit ventricule gauche, l'aorte ascendante est hypoplasique. **B.** Coupe des quatre cavités, la valve mitrale est remplacée par un plancher épais non perforé, il n'y a pas de cavité ventriculaire gauche. **C.** L'aorte et les artères coronaires sont vascularisées en rétrograde par le canal artériel. CA : canal artériel.

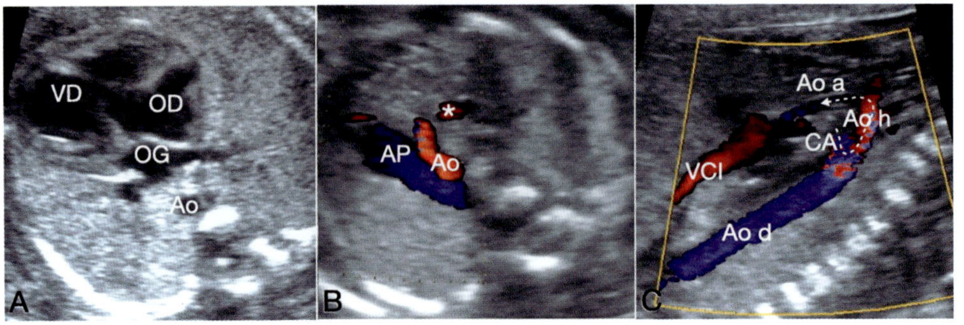

FIGURE 6.38 **Hypoplasie ventriculaire gauche avec atrésie mitrale et atrésie aortique : échographie.**
A. Coupe des quatre cavités, plancher mitral épais, pas de ventricule gauche visible.
B. Coupe trois vaisseaux–trachée, aorte horizontale étroite vascularisée en rétrograde.
C. Crosse de l'aorte en Doppler couleur, l'aorte est entièrement vascularisée en rétrograde par le canal artériel, l'aorte ascendante est très hypoplasique : flèche en pointillé.
Ao a : aorte ascendante ; Ao d : aorte descendante ; Ao h : aorte horizontale ; étoile : veine cave supérieure.

4.3 Anomalies du cloisonnement auriculoventriculaire

Le canal auriculoventriculaire, anomalie de cloisonnement de la jonction atrioventriculaire, est associé à des anomalies génétiques dans plus de 50 % cas, trisomie 21, 13 et 18. Des formes syndromiques sont recherchées : syndromes CHARGE[i], de Noonan, de Holt-Oram.

a. Anatomie

L'anomalie de formation de la jonction atrioventriculaire aboutit à un canal atrioventriculaire (CAV) dont il existe différentes formes selon le stade embryologique auquel l'anomalie survient :

- le CAV complet correspond à un défaut complet de cloisonnement de la jonction auriculoventriculaire associant au niveau atrial, une CIA ostium primum, au niveau ventriculaire, une CIV d'admission et au niveau des valves auriculoventriculaires, un anneau auriculoventriculaire unique avec valve commune (figure 6.39) ;
- le CAV intermédiaire correspond à un CAV complet dont la CIV est fermée par du tissu valvulaire (figure 6.40) ;
- le CAV partiel associe une CIA ostium primum et une fente du feuillet antérieur de la valve mitrale, le septum interventriculaire est de hauteur normale (figure 6.41).

---

[i] *Coloboma, **H**eart defect, **A**tresia choanae, **R**etarded growth and development, **G**enital hypoplasia, **E**ar anomalies/deafness.*

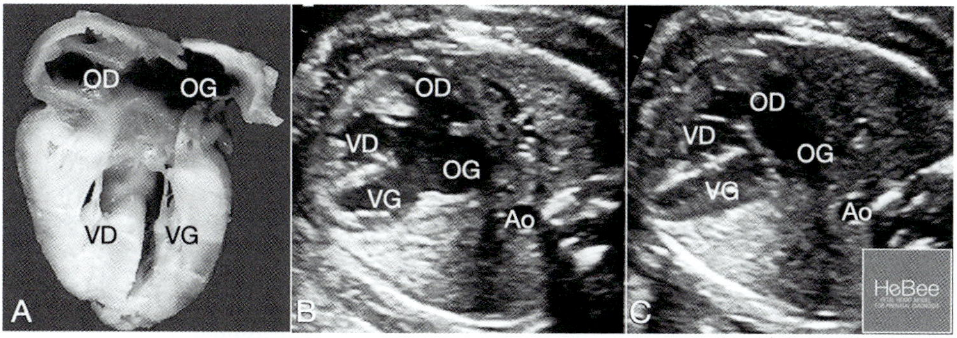

FIGURE 6.39 **Canal atrioventriculaire (CAV) complet : image anatomique et échographie en coupe des quatre cavités.**
A. Quasi-oreillette unique, valve auriculoventriculaire commune et communication interventriculaire (CIV) d'admission avec septum court. **B.** En diastole, large défaut septal central. **C.** En systole, valve auriculoventriculaire commune concave, CIV d'admission et communication interauriculaire ostium primum.
Source : HeBee.

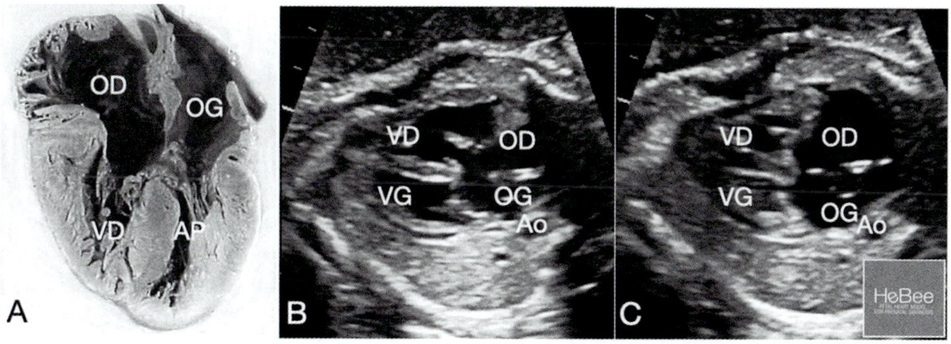

FIGURE 6.40 **Canal atrioventriculaire (CAV) intermédiaire : image anatomique et échographie en coupe des quatre cavités.**
A. Communication interauriculaire (CIA) ostium primum, la valve auriculoventriculaire commune attachée au septum ferme la communication interventriculaire (CIV) d'admission mais le septum reste court. **B.** En diastole, la valve commune s'ouvre en deux orifices de part et d'autre du septum. **C.** En systole, valve auriculoventriculaire commune concave, pas de CIV d'admission, CIA ostium primum.
Source : HeBee.

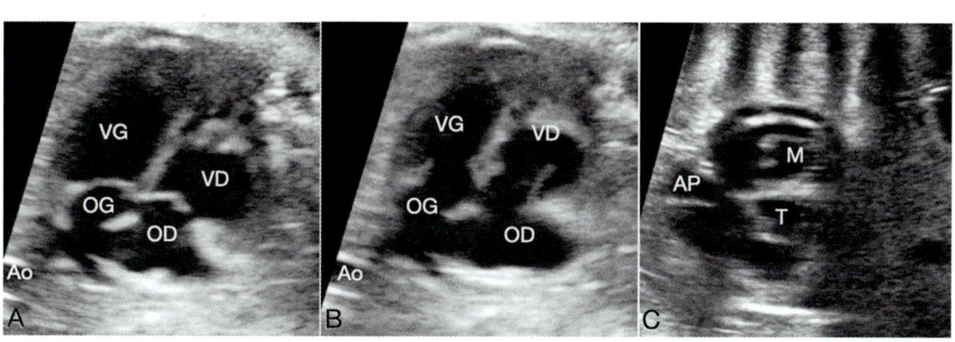

FIGURE 6.41 **Canal atrioventriculaire (CAV) partiel : échographie.**
A, B. Coupe des quatre cavités en systole et en diastole, communication interauriculaire ostium primum, hauteur septale normale, deux orifices valvulaires. **C.** Coupe petit axe par les valves auriculoventriculaires montrant la fente mitrale. T : tricuspide.

b. Incidence

Son incidence est de 3/10 000 naissances, près de la moitié est associée à la trisomie 21.

c. Diagnostic

Sur la coupe des quatre cavités, c'est une anomalie de la jonction auriculo-ventriculaire avec l'association :

- CIA de type ostium primum, c'est-à-dire au contact des valves ;
- anomalie des valves auriculoventriculaires avec absence de décalage des valves ou valve concave en systole et dans les formes complètes disparition des feuillets valvulaires en diastole (absence de croix du cœur) ;
- CIV d'admission, c'est-à-dire au contact des valves ou septum « trop court » s'arrêtant en deçà du niveau des valves auriculoventriculaires.

La coupe de la voie d'éjection gauche peut montrer une angulation sous-aortique mais est le plus souvent normale.

La coupe des trois vaisseaux est normale si le CAV est isolé.

La coupe petit axe sur les valves auriculoventriculaires confirme le diagnostic en mettant en évidence la valve auriculoventriculaire commune et la CIV d'admission dans les CAV complets ou la fente mitrale dans les CAV partiels.

d. Diagnostic différentiel et pièges

- Il faut différencier l'image d'ostium primum de l'image de l'abouchement dans l'oreillette droite d'un sinus coronaire dilaté. Le diagnostic sera rectifié en réalisant une coupe des quatre cavités bien centrée sur le mouvement des deux valves auriculoventriculaires. Le sinus coronaire n'est pas dans le plan des valves auriculo-ventriculaires mais en arrière de celui-ci, alors que la CIA ostium primum est visible lorsque l'on voit le mouvement des valves mitrale et tricuspide (voir CIA, p. 201).
- Il faut éliminer une simple insertion linéaire des valves auriculoventriculaires (ILVAV) sans défaut septal ni malformation des valves. La coupe transversale sur les valves auriculoventriculaires est normale et il n'y a pas d'ostium primum, même de petite taille sur la coupe des quatre cavités.
- Il faut surtout ne pas méconnaître un CAV, CIA et CIV n'étant pas toujours visibles sur toutes les coupes de l'admission ; il faut multiplier les incidences de la coupe des quatre cavités (figure 6.42).

e. Expertise

- Elle détermine la forme anatomique du CAV :
  - CAV complet :
    - la coupe des quatre cavités montre un large défaut de cloisonnement de la partie centrale du cœur, associant une CIA ostium primum, une CIV d'admission et une valve auriculoventriculaire commune (voir figure 6.42),
    - le diagnostic peut être difficile lorsque les défauts septaux sont de petite taille ou en partie comblés par du tissu valvulaire. Il est alors important de multiplier les incidences et de tenter d'obtenir une coupe petit axe pour analyser la cinétique d'ouverture de la valve mitrale. Alors que l'ouverture du feuillet antérieur

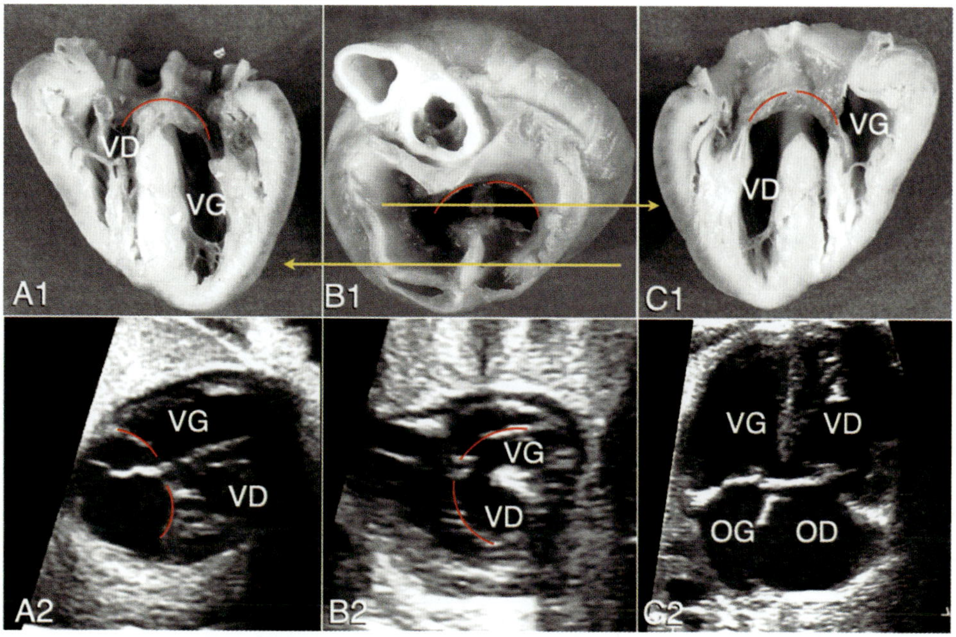

FIGURE 6.42 **Canal atrioventriculaire (CAV) complet : corrélations anatomo-échographiques.**
A. Coupe des quatre cavités postérieure, le septum est complet jusqu'au niveau de l'hémi-valve postérieure, pas de communication interventriculaire (CIV) visible, ostium primum de petite taille non visible en échographie. **B.** Coupe axiale du cœur, montre l'anneau auriculoventriculaire commun, l'hémi-valve postérieure fixée à l'ébauche de septum en arrière et la CIV plus antérieure. **C.** Coupe des quatre cavités plus antérieure, le septum est court, l'hémi-valve antérieure libre au-dessus d'une CIV.

mitral est parallèle à celle du feuillet supérieur de la valve tricuspide dans un cœur normal, l'ouverture de la valve commune, qui passe en pont entre les deux ventricules, est perpendiculaire à la cloison en cas de CAV. La coupe petit axe sur les valves auriculoventriculaires met aussi en évidence la CIV pas toujours bien visible sur la coupe des quatre cavités (figure 6.43C et D);

– CAV intermédiaire : le diagnostic est difficile sur la coupe des quatre cavités car la CIV d'admission est fermée par du tissu valvulaire. Cependant, même si la CIV est fermée, la cloison interventriculaire est plus courte que dans un cœur normal. La coupe petit axe sur le plan des valves auriculoventriculaires montre une valve auriculoventriculaire commune comme dans le CAV complet, mais il n'y a pas de CIV (figure 6.43B);

– CAV partiel : difficile à dépister lorsque la CIA ostium primum est de petite taille, il est vu en expertise sur l'incidence petit axe passant par les valves auriculoventriculaires qui met en évidence la fente mitrale (figure 6.43A).

• Elle évalue la qualité des valves auriculoventriculaires dont dépend le pronostic chirurgical : amplitude et épaisseur des feuillets, déséquilibre valvulaire, en particulier petit composant gauche rendant impossible la reconstruction d'une valve mitrale de qualité (figure 6.44); fuite valvulaire souvent témoin d'une dysplasie des feuillets valvulaires qui resteront fuyants en postopératoire.

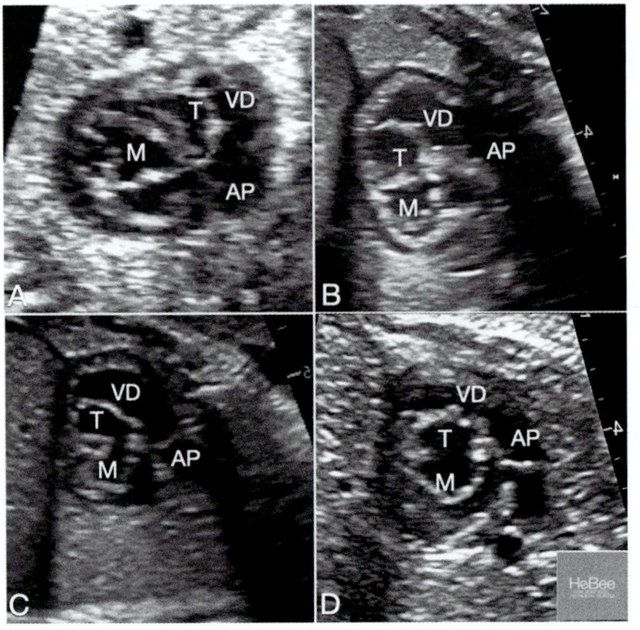

Figure 6.43 **Canal atrioventriculaire (CAV) : différents aspects de la jonction atrioventriculaire en échographie.**

A. CAV partiel, deux valves auriculaires différenciées avec fente mitrale. **B.** CAV intermédiaire, anneau auriculoventriculaire commun mais attache des valves au septum fermant la communication interventriculaire (CIV). **C.** CAV complet avec anneau auriculoventriculaire commun et CIV d'admission sous le feuillet antérieur. **D.** CAV complet avec CIV large et deux feuillets valvulaires libres. M : mitrale; T : tricuspide.
Source : HeBee.

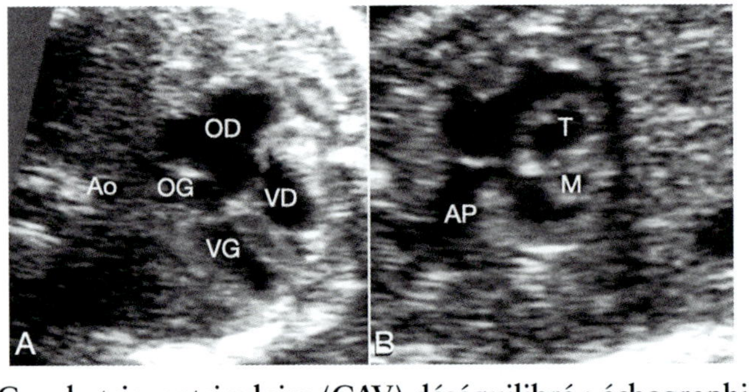

Figure 6.44 **Canal atrioventriculaire (CAV) déséquilibré : échographie.**

A. Coupe des quatre cavités d'un CAV intermédiaire avec petite asymétrie de taille des ventricules, plus nette au niveau des anneaux auriculoventriculaires. **B.** Coupe petit axe avec anneau unique, communication interventriculaire (CIV) fermée par les attaches valvulaires qui séparent l'orifice en deux composants asymétriques : petit composant mitral, large composant tricuspide. M : mitrale; OD : oreillette droite; OG : oreillette gauche; T : tricuspide.

• Elle cherche les lésions associées : coarctation de l'aorte surtout dans les formes déséquilibrées avec petit cœur gauche et tétralogie de Fallot.

f. Pronostic

Il dépend de la forme anatomique du CAV, en particulier de la qualité de la valve auriculoventriculaire et des lésions associées.

Avant la naissance

Le CAV est habituellement bien toléré.

• En cas d'asymétrie ventriculaire ou artérielle, on suivra le potentiel de croissance qui déterminera si la cardiopathie peut être réparée ou s'il s'agit d'une évolution vers une cardiopathie univentriculaire sans possibilité curative.

• En cas d'obstacle pulmonaire ou aortique associé, la naissance sera organisée en milieu cardiologique.

À la naissance

La tolérance est généralement bonne dans la forme isolée.

• CAV complet :

– équilibré avec bonne étoffe valvulaire, comme dans les larges CIV, les signes cliniques de shunt apparaissent vers 2 à 3 semaines de vie, généralement contrôlés par le traitement médical en attendant la chirurgie, idéalement réalisée vers l'âge de 4 à 6 mois. Le pronostic est bon quand la valve mitrale est bien fonctionnelle sans fuite ni sténose notable. L'hypertension artérielle pulmonaire (HTAP), plus fréquente chez l'enfant trisomique, protège de l'insuffisance cardiaque mais impose une chirurgie précoce pour éviter l'HTAP définitive ; elle masque la cardiopathie si le diagnostic n'a pas été fait avant la naissance et justifie un contrôle cardiaque chez tout nouveau-né trisomique ;

– déséquilibré avec défaut d'étoffe sur le versant mitral, le pronostic est plus réservé ; l'impossibilité de reconstituer une valve fonctionnelle peut aboutir à la mise en place d'une prothèse valvulaire dès la petite enfance, voire à l'âge du nourrisson, imposant un traitement anticoagulant à vie et des changements de prothèse.

• CAV intermédiaire et CAV partiel : ils sont bien tolérés durant la grossesse et en postnatal. Le traitement chirurgical est généralement réalisé dans l'enfance et est habituellement de bon pronostic sauf si la hauteur septale est très courte ou en cas de dysfonction valvulaire.

À long terme

• Dans toutes les formes de CAV, la valve mitrale peut dysfonctionner au cours de l'évolution et imposer des réinterventions, voire un remplacement valvulaire mitral.

• La voie sous-aortique souvent étroite peut devenir sténosante et altérer le fonctionnement de la valve aortique (formes intermédiaires avec septum court) exposant à des réinterventions.

5. Anomalies des connexions atrioventriculaires

La discordance atrioventriculaire isolée est exceptionnelle, elle est presque toujours associée à une discordance ventriculo-artérielle, il s'agit alors d'une double discordance auriculo-ventriculaire et ventriculo-artérielle.

5.1 Doubles discordances

La double discordance est une cardiopathie très rare qui associe une discordance auriculo-ventriculaire et ventriculo-artérielle (vaisseaux transposés avec aorte antérogauche, L-TGV).

a. Anatomie

Dans la double discordance les vaisseaux sont transposés avec une aorte antérieure située à gauche de l'artère pulmonaire (LTGV). La séquence anatomique est donc, à droite, oreillette droite–ventricule gauche–artère pulmonaire et, à gauche, oreillette gauche–ventricule droit–aorte.

Physiologiquement, le sang veineux cave va bien dans les artères pulmonaires et le sang veineux pulmonaire dans l'aorte. Anatomiquement, le ventricule sous-pulmonaire est un ventricule gauche et le ventricule systémique sous-aortique est un ventricule droit (figure 6.45A).

Sont fréquemment associées CIV, sténose pulmonaire et anomalies tricuspides (figure 6.45B et C).

b. Incidence

0,3/10 000 naissances.

c. Diagnostic

Le diagnostic de discordance atrioventriculaire est fait sur la coupe des quatre cavités soit devant l'inversion du niveau des valves, soit par l'analyse de la morphologie des oreillettes et des ventricules : l'oreillette droite se vide dans un

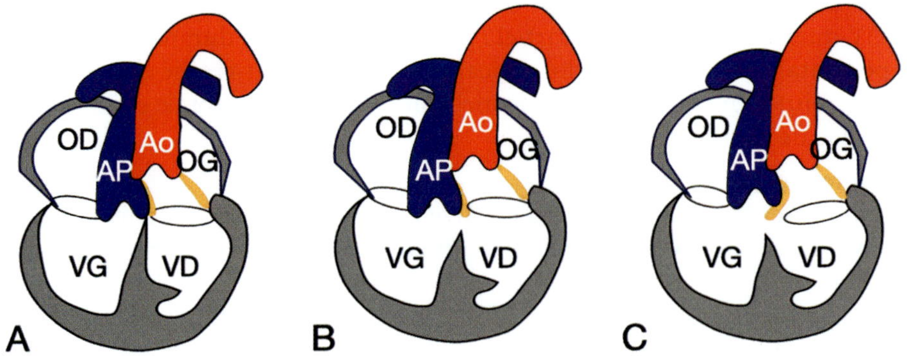

FIGURE 6.45 **Double discordance : schéma des différentes formes anatomiques.**
A. Avec communication interventriculaire (CIV). **B, C.** Avec CIV (**B**) et sténose sous-pulmonaire (**C**).

ventricule de morphologie gauche et la gauche dans un ventricule de morphologie droite (figure 6.46A).

Le diagnostic de vaisseaux transposés est fait sur la coupe de la voie d'éjection droite : on voit que l'artère est tubulaire, ne bifurque pas et fait une crosse, il s'agit d'une aorte. On voit parfois sur cette incidence des artères parallèles (figure 6.46C et D).

Sur la coupe de la voie d'éjection gauche, la continuité septo-artérielle est respectée dans les formes simples.

La coupe des trois vaisseaux est toujours anormale avec la perte d'alignement et de position des vaisseaux : l'aorte est le vaisseau le plus à gauche, l'artère pulmonaire est au milieu et la veine cave supérieure est à droite (L malposition).

d. Diagnostic différentiel

Transposition des gros vaisseaux.

e. Expertise

Elle a pour but de rechercher les anomalies fréquemment associées (50 % des cas).

Les anomalies de situs, une dextrocardie ou un trouble de conduction (bloc auriculoventriculaire ou BAV) sont parfois le seul motif de la demande d'expertise.

Les malformations associées les plus fréquentes sont :

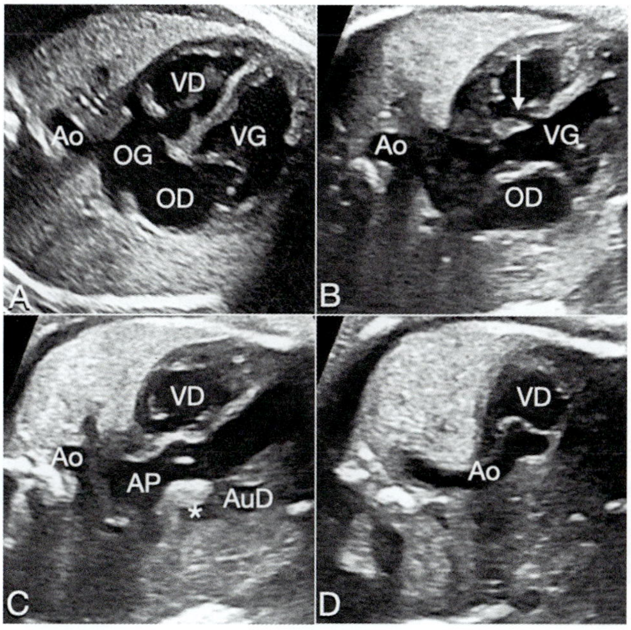

Figure 6.46 **Double discordance avec communication interventriculaire (CIV) : échographie.**

A. Coupe des quatre cavités avec discordance atrioventriculaire. **B.** Coupe de la chambre de chasse du ventricule gauche, CIV trabéculée haute. **C.** L'artère pulmonaire sort du ventricule gauche, pas de sténose sous-pulmonaire. **D.** L'aorte sort en avant du ventricule droit. Étoile : veine cave supérieure; flèche : CIV.

- les communications interventriculaires, le plus souvent périmembraneuses sous-pulmonaires (figure 6.46B);
- les sténoses pulmonaires, valvulaires ou sous-valvulaires (figure 6.47);
- les anomalies de la valve tricuspide : dysplasie valvulaire, valve « ebsteinoïde » (figure 6.48).

f. Pronostic

Il repose beaucoup sur la qualité de la valve tricuspide et du ventricule droit en position systémique ainsi que sur les troubles conductifs qui peuvent survenir à tout moment et imposer la mise en place d'un pacemaker.

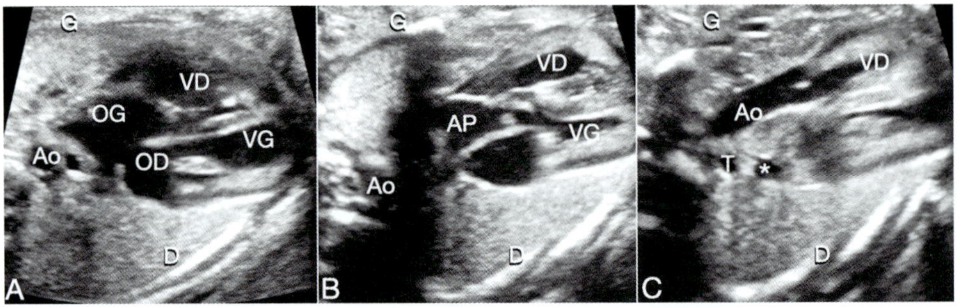

Figure 6.47 **Double discordance avec communication interventriculaire (CIV) et sténose sous-pulmonaire : échographie.**
A. Coupe des quatre cavités avec discordance atrioventriculaire. **B.** Coupe ventricule gauche–artère pulmonaire, CIV sous-pulmonaire et voie sous-pulmonaire étroite. **C.** Coupe ventricule droit–aorte. T : trachée; étoile : veine cave supérieure.

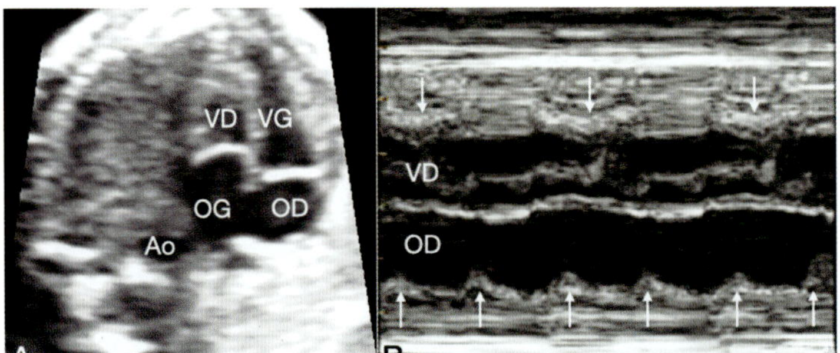

Figure 6.48 **Double discordance avec valve tricuspide « ebsteinoïde » et bloc auriculoventriculaire à 22 semaines d'aménorrhée : échographie bidimensionnelle et TM.**
A. Important décalage entre la valve tricuspide et la valve mitrale. **B.** Bloc auriculoventriculaire 2/1.

Double discordance isolée

Avant la naissance

La tolérance est bonne durant la grossesse, sauf en cas de BAV avec bradycardie trop importante.

À la naissance

La tolérance est excellente tant que la valve tricuspide ne fuit pas. En cas de fuite tricuspide dès la naissance, les options chirurgicales sont limitées. Un double *switch* atrial et artériel peut être proposé, mais il faut que la masse ventriculaire gauche soit suffisante, ce qui est rarement le cas au-delà de 15 jours de vie. On propose alors de faire un cerclage pulmonaire pour remuscler le ventricule gauche afin de pouvoir faire le double *switch* quelques semaines plus tard.

Nouvelle stratégie de prise en charge néonatale : certaines équipes, sur l'expérience d'une meilleure évolution de cette cardiopathie lorsqu'elle est associée à une sténose pulmonaire, préconisent de réaliser un cerclage pulmonaire à la naissance pour maintenir une pression élevée dans le ventricule gauche et éviter ainsi à l'anneau tricuspide d'être déformé. Cette stratégie, qui vise à limiter la fuite tricuspide, a l'avantage de maintenir la masse ventriculaire gauche suffisante pour réaliser un double *switch* lorsque la situation clinique se détériore. Il s'agit d'une intervention délicate qui cumule les risques du *switch* artériel (risque coronaire) à celui du *switch* atrial (troubles conductifs et rythmiques, imposant souvent un pacemaker). La décision de recourir à ce lourd programme opératoire est difficile à prendre dans la double discordance simple dont la tolérance peut être parfaite très longtemps.

À long terme

Le pronostic de la double discordance est imprévisible car le ventricule droit en position systémique et la valve tricuspide peuvent dysfonctionner à tout moment mais parfois très tardivement. Lorsque le diagnostic n'a pas été fait en anténatal, il n'est pas rare que le diagnostic soit posé à un âge adulte avancé lors d'une coronarographie par exemple ou d'une fuite tricuspide prise pour une fuite « mitrale ».

Double discordance–communication interventriculaire–sténose pulmonaire

La physiologie est celle d'une tétralogie de Fallot.

- Avant la naissance, la tolérance est bonne.
- À la naissance :
  - si la cyanose est importante, on réalise une chirurgie palliative d'anastomose pour améliorer la perfusion pulmonaire. Chez le plus grand enfant, la tolérance peut longtemps rester excellente ;
  - en cas de cyanose évolutive, deux options sont envisageables :
    - la première consiste à fermer la CIV en laissant le ventricule droit sous l'aorte et à élargir la voie pulmonaire parfois à l'aide d'un tube,
    - la seconde est plus complexe mais elle remet le ventricule gauche en position systémique sous l'aorte. Elle consiste à faire un chenal entre le ventricule gauche et l'aorte à travers la CIV, et un chenal entre le ventricule droit et l'artère pulmonaire en levant la sténose pulmonaire, souvent à l'aide d'un

tube. Il faut bien sûr compléter le geste par un *switch* atrial afin de ramener le sang oxygéné des veines pulmonaires vers la mitrale et le sang désaturé vers la tricuspide.

Double discordance avec dysplasie tricuspide fuyante

Dans cette forme anatomique, il faut s'efforcer de ne pas laisser le ventricule droit en position systémique. Ce sont dans ces formes que le cerclage pulmonaire précoce et le double *switch* trouvent leur indication première. En cas d'échec, seule la transplantation peut être proposée.

Toutes les formes anatomiques peuvent se compliquer à tout moment d'un BAV imposant la mise en place d'un pacemaker.

5.2 Autres anomalies complexes de connexion

Certaines cardiopathies complexes et très rares ont des ventricules superposés rendant l'analyse des connexions difficile. On peut avoir une oreillette gauche qui communique avec un ventricule situé à droite et une oreillette droite qui communique avec un ventricule situé à gauche, mais sans possibilité de voir la mitrale et la tricuspide dans un même plan : on parle de *criss-cross heart*.

6. Cœurs univentriculaires

Les cardiopathies univentriculaires qui perturbent profondément l'anatomie cardiaque sont des cardiopathies graves. Elles regroupent un ensemble de malformations dont l'origine embryologique et l'anatomie diffèrent mais qui ont en commun de n'avoir aucune possibilité de réparation à deux ventricules.

Lorsque la grossesse est poursuivie, des chirurgies palliatives peuvent être proposées avec des résultats incertains à court et moyen terme.

Le diagnostic peut être posé au 1er trimestre surtout lorsqu'il n'existe qu'une valve auriculoventriculaire et qu'il existe une asymétrie de taille des vaisseaux.

Il y a plusieurs types de classification des cœurs univentriculaires et l'analyse segmentaire complète de chaque cas permettra de comprendre la physiologie et les options thérapeutiques qui en découlent (figure 6.49)

Nous excluons ici, bien que faisant partie des cœurs fonctionnellement univentriculaires, et aboutissant à la même prise en charge :

- les atrésies valvulaires tricuspide et mitrale, traitées dans les anomalies des valves auriculoventriculaires (voir p. 210, 213);
- les hypoplasies du cœur droit et du cœur gauche du fait d'une atrésie valvulaire pulmonaire ou aortique, étudiées avec les anomalies des valves semi-lunaires (voir p. 230);
- les CAV déséquilibrés, vus dans le CAV (voir p. 221);
- les petits cœurs gauches sans atrésie valvulaire, traités dans les anomalies de la crosse de l'aorte (voir p. 278);

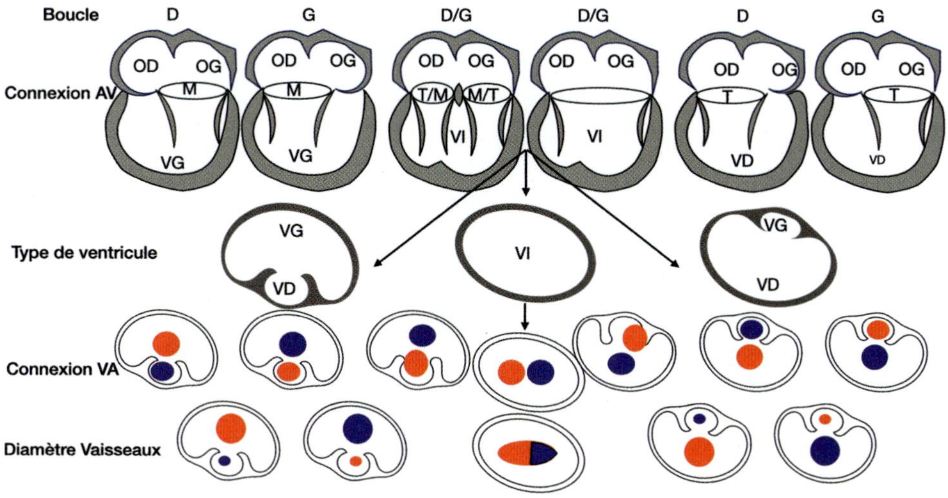

Figure 6.49 **Cœurs anatomiquement univentriculaires : schémas des différentes formes anatomiques.**
Ils sont fonction de la boucle droite ou gauche, du nombre et du type de valve auriculoventriculaire, du type de ventricule fonctionnel (gauche, droit ou indéterminé), de la position des vaisseaux (aorte en rouge, artère pulmonaire en bleu), du rapport à un éventuel ventricule accessoire, à la taille des vaisseaux et à un obstacle sous-valvulaire. AV : auriculoventriculaire ; D : droite ; G : gauche ; M : mitrale ; T : tricuspide ; VA : connexion ventriculo-artérielle ; VI : ventricule indéterminé.

• les ventricules de développement normal mais non fonctionnels par dégradation de leur fonction, conséquences d'une pathologie valvulaire ou myocardique, traités dans les anomalies du myocarde (voir p. 291).

a. Anatomie

Elle est variable et définie par l'analyse segmentaire (figures 6.50 et 6.51) :
• situs et retours veineux en place ou non ;
• ventricule unique à double ou simple entrée et concordance ou discordance atrioventriculaires ;
• ventricule fonctionnel de morphologie droite ou gauche ou indéterminée ;
• simple ou double sortie avec concordance ventriculo-artérielle ou non qui, en cas de ventricule accessoire, va déterminer le potentiel de croissance et de vascularisation des vaisseaux ;
• sténose valvulaire ou sous-valvulaire ou atrésie d'une valve semilunaire qui détermine le tableau clinique à la naissance ;
• aspect de la crosse et arcs vasculaires.

b. Diagnostic

Il est posé devant l'impossibilité de mettre en évidence deux ventricules séparés par un septum (figure 6.52).

Attention ! Dans certaines incidences les piliers valvulaires peuvent mimer un septum interventriculaire.

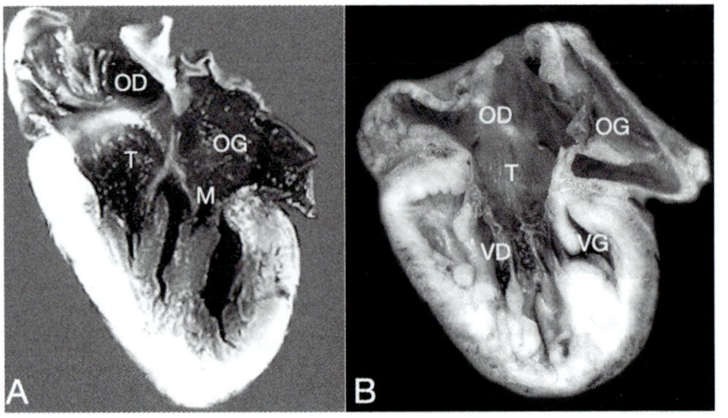

FIGURE 6.50 **Cœur univentriculaire : images anatomiques au niveau de l'admission.**
A. Ventricule unique à double entrée avec valve mitrale et valve tricuspide équilibrées.
B. Atrésie mitrale avec vaste ventricule droit et minuscule ventricule gauche par atrésie mitrale. M : mitrale; T : tricuspide.

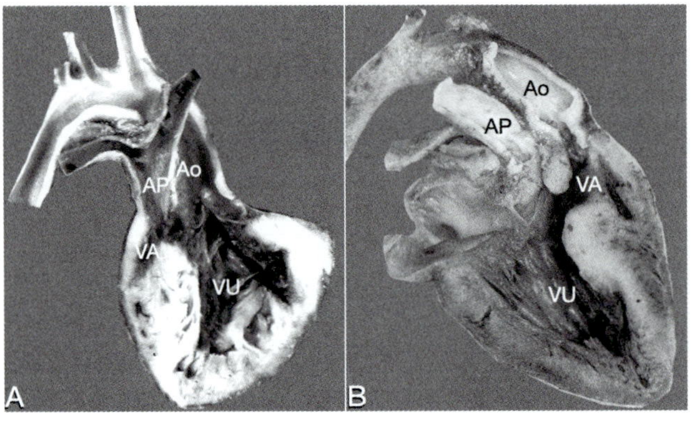

FIGURE 6.51 **Cœur univentriculaire : images anatomiques au niveau des voies d'éjection.**
A. L'artère pulmonaire sort de la cavité accessoire. **B.** L'aorte sort de la cavité accessoire. Le débit artériel dépend donc de la taille de la communication entre cavité ventriculaire et cavité accessoire. VA : ventricule accessoire; VU : ventricule unique.

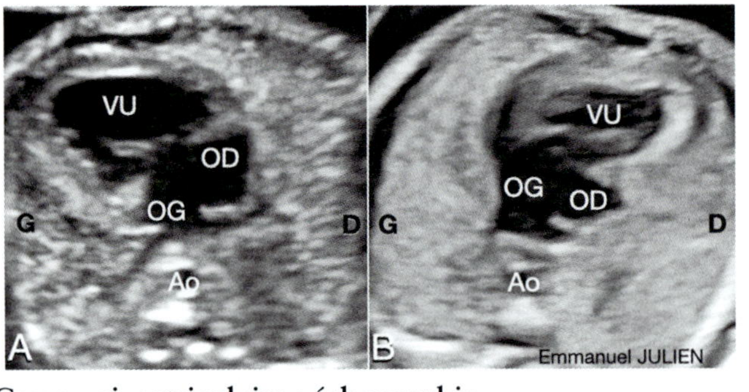

FIGURE 6.52 **Cœur univentriculaire : échographie.**
A. Valve auriculoventriculaire unique par absence de connexion atrioventriculaire gauche. **B.** Dextrocardie, valve auriculoventriculaire unique par absence de connexion atrioventriculaire droite. D : droite; G : gauche; VU : ventricule unique.
Source : Emmanuel. Julien.

c. Expertise

On s'astreint avec l'analyse segmentaire complète à préciser l'anatomie, donc la physiologie du cœur et le pronostic néonatal et chirurgical (figure 6.53).

d. Pronostic

Avant la naissance

La tolérance est bonne du fait de la circulation fœtale.

À la naissance

S'il existe deux vaisseaux de taille correcte, la cardiopathie est viable sans traitement, elle peut même passer inaperçue quelques semaines si elle n'a pas été dépistée en anténatal. Sa tolérance est variable selon qu'il existe une sténose pulmonaire ou non, un obstacle aortique ou non :

- une sténose pulmonaire serrée avec cyanose trop marquée à la naissance conduira à la réalisation d'une anastomose entre une branche de l'aorte et l'artère pulmonaire;
- l'absence de sténose sur la voie pulmonaire conduira à la réalisation d'un cerclage pulmonaire pour éviter les complications de l'HTAP;
- en cas de coarctation, une plastie de l'arche aortique sera réalisée.

À court terme

Le but de la prise en charge est d'essayer de séparer la circulation systémique de la circulation pulmonaire.

Le ventricule unique va assurer la fonction d'éjection aortique et on va se passer de ventricule pour la circulation pulmonaire en branchant directement une puis les deux veines caves sur les artères pulmonaires. Ces interventions, appelées dérivations cavopulmonaires, ne peuvent fonctionner que si des critères stricts sont respectés.

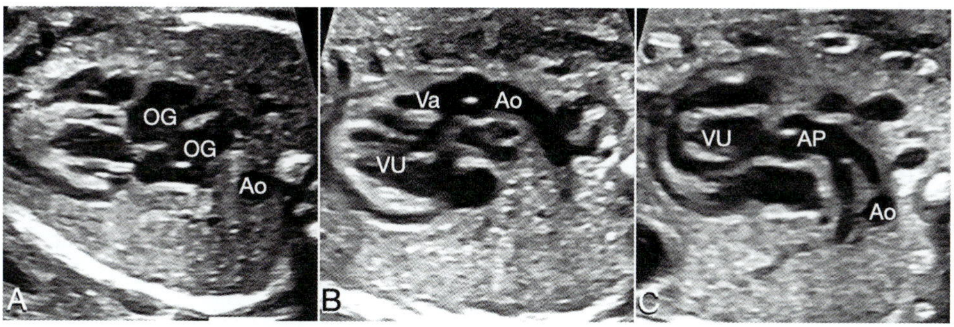

FIGURE 6.53 **Ventricule unique à double entrée : échographie.**
A. Coupe des quatre cavités, un pilier tricuspide peut être pris pour le septum interventriculaire, noter l'absence d'alignement entre ce faux septum et la cloison interauriculaire. **B.** Deux vaisseaux symétriques malposés, l'aorte sort d'une cavité accessoire antérieure. **C.** L'artère pulmonaire sort de la cavités principale postérieure. Va : ventricule accessoire; VU : ventricule unique.

En effet, pour que le sang puisse circuler des veines caves vers les artères pulmonaires sans « pompe » ventriculaire, il est impératif que les pressions pulmonaires soient très basses.

On ne pourra donc proposer ces programmes chirurgicaux que si :

- la fonction ventriculaire est bonne (toujours meilleure si le ventricule est un ventricule gauche) ;
- il n'y a pas de fuite auriculoventriculaire ;
- il n'y a pas d'HTAP ;
- l'arbre pulmonaire n'est pas hypoplasique.

Lorsque ces critères ne sont pas respectés, la cardiopathie restera à sang mélangé avec une évolution variable selon la présence d'une sténose pulmonaire ou d'une HTAP. Dans les deux cas, il y aura une très mauvaise tolérance à terme avec cyanose évolutive et son cortège de complications infectieuses et emboliques.

À moyen terme

En cas de dérivation cavopulmonaire totale

- À tout moment, des troubles du rythme et de conduction peuvent venir compliquer l'évolution.
- La fonction ventriculaire risque de s'altérer d'autant plus que le ventricule est un ventricule droit ou qu'il y a des troubles du rythme.
- L'absence de pompe à droite a un retentissement sur la pression cave qui est obligatoirement élevée, égale à la pression pulmonaire. Cette surpression cave entraîne des hépatopathies parfois cirrhotiques avec risque d'hépatocarcinome et des entéropathies exsudatives.

La transplantation cardiaque est alors la seule option, elle doit parfois être associée à une transplantation hépatique.

En cas de cardiopathie ventriculaire non opérable

Les complications des cardiopathies cyanogènes vont émailler l'évolution : infection, thrombose, abcès cérébral, polycythémie...

e. Cas particulier de l'hypoplasie du ventricule gauche avec atrésie mitrale et atrésie aortique

La dérivation cavopulmonaire initialement proposée exclusivement aux cas d'atrésie tricuspide (avec ventricule gauche de bonne fonction, mitrale continente et bel arbre pulmonaire à basse pression) a été étendue à toutes les cardiopathies univentriculaires avec bonne fonction ventriculaire sans fuite auriculoventriculaire et bel arbre pulmonaire à basse pression, y compris les hypoplasies du ventricule gauche avec des programmes très complexes et des résultats le plus souvent médiocres.

- À la naissance, l'aorte filiforme, alimentée par le canal artériel, est élargie en utilisant le tronc de l'artère pulmonaire (intervention de Norwood). La néoaorte est donc alimentée par le seul ventricule droit. Les branches pulmonaires sont alimentées par un tube venant soit du ventricule, soit de l'aorte.
- À court terme, le premier temps de la dérivation cavopulmonaire sera fait vers l'âge de 4 mois. La moitié des enfants ne survivent pas à 1 an. Les survivants

qui ont une bonne fonction ventriculaire droite sans fuite tricuspide et avec un bel arbre pulmonaire auront le second temps de la dérivation cavo-pulmonaire, avec là encore une mortalité opératoire élevée et des résultats médiocres à court et moyen terme, l'issue étant au mieux la transplantation cardiaque.

7. Anomalies du cloisonnement ventriculaire

Les CIV sont souvent isolées mais peuvent révéler des anomalies cardiaques, extracardiaques et syndromiques (trisomie 21, microdélétion 22q).

a. Anatomie

Il existe quatre types de CIV selon leur localisation (figure 6.54) :

- la CIV d'admission, postérieure, secondaire à une anomalie de développement du CAV ;
- la CIV d'éjection, antérieure, secondaire à une anomalie du cloisonnement conotroncal ;
- les CIV musculaires, postérieure, antérieure, moyenne ou de pointe, secondaires à une anomalie de développement du myocarde ;
- la CIV périmembraneuse rétrotricuspide, défaut de confluence des différents septa.

b. Incidence

Les CIV sont très fréquentes et représentent 30 % des cardiopathies congénitales en postnatal.

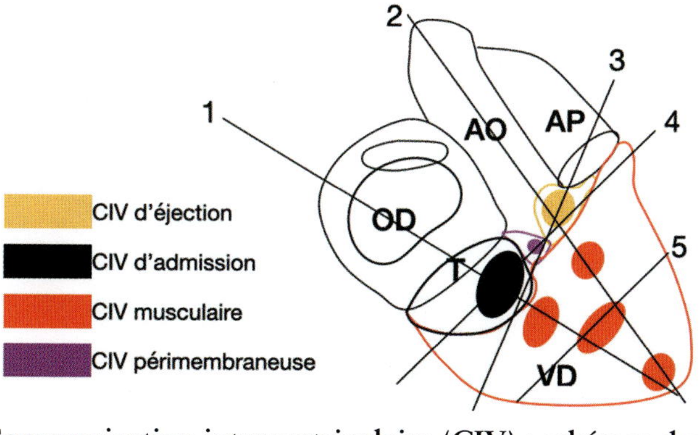

FIGURE 6.54 **Communication interventriculaire (CIV) : schémas des différents types anatomiques.**
Différentes coupes : quatre cavités (1), voie d'éjection gauche (2), voie d'éjection droite (3) et transverses passant par les anneaux auriculoventriculaires (4) et par la pointe (5).
T : tricuspide.

c. Diagnostic

• Sur la coupe des quatre cavités, on trouve les CIV d'admission et les CIV musculaires postérieures moyennes et de pointe.
• Sur la coupe de la voie d'éjection gauche, on note une discontinuité septovasculaire avec chevauchement vasculaire dans les CIV d'éjection et sans chevauchement dans les CIV périmembraneuses. On voit parfois, en examen dynamique, une protrusion du feuillet septal de la tricuspide en diastole dans les CIV périmembraneuses (figure 6.55).
• Sur la coupe de la voie d'éjection droite, on trouve les CIV d'éjection, avec l'éventuelle bascule antérieure ou postérieure du septum conal (voir plus loin figure 6.72), et les CIV périmembraneuses larges.

d. Diagnostic différentiel

Les fausses CIV construites par un faisceau d'ultrasons parallèle à la cloison sont des images pièges (figure 6.56).

e. Expertise

• Elle a pour but d'éliminer les fausses CIV : défaut septal d'admission sur une coupe des quatre cavités apicale ou basale et défaut septal d'éjection sur une coupe de l'éjection gauche. Un renforcement échographique au bord du défaut septal est un bon argument pour affirmer la CIV. La multiplication des incidences, le Doppler couleur permettent en général de conclure.
• Elle doit classer la CIV pour la rattacher à un groupe malformatif : CAV ou anomalie conotroncale (figure 6.57).
• Quand la CIV est périmembraneuse ou musculaire, il faut chercher les lésions associées, en particulier les anomalies de la crosse de l'aorte et des obstacles valvulaires aortiques ou pulmonaires.

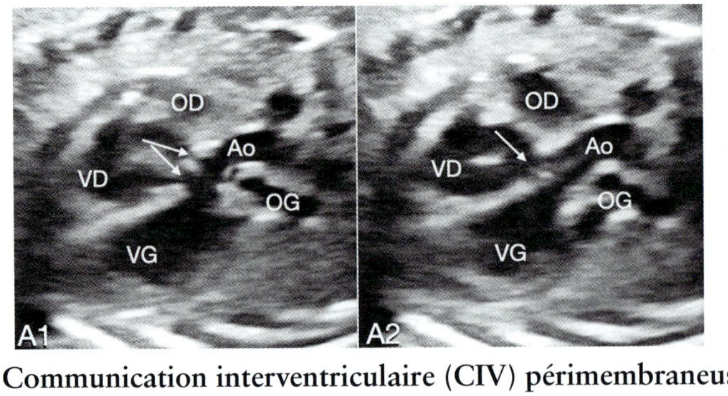

Figure 6.55 **Communication interventriculaire (CIV) périmembraneuse large : échographie.**
A. La taille de la CIV est minorée par la présence de tissu tricuspide adjacent. **B.** Protrusion de tissu tricuspide dans la chambre de chasse du ventricule gauche en diastole bien visible en dynamique. Flèches : CIV.

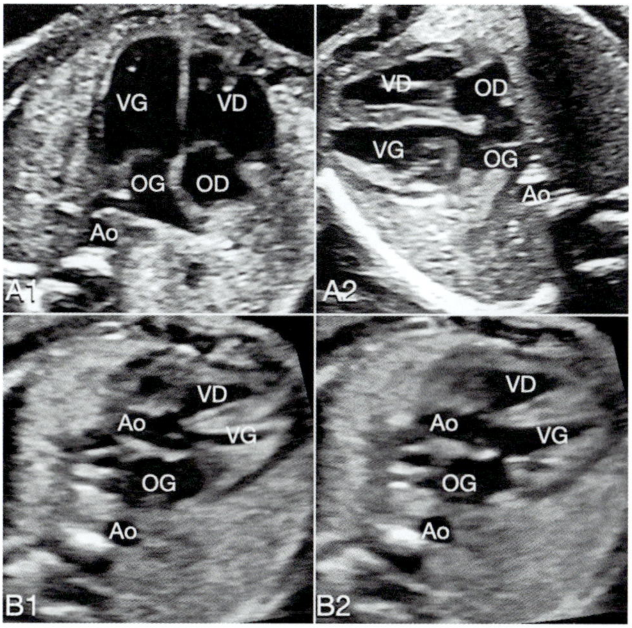

FIGURE 6.56 **Fausses et vraies communications interventriculaires (CIV) : piège échographique.**
A1. Coupe des quatre cavités, impression de défaut septal d'admission liée à l'incidence de coupe. **A2.** Même fœtus en coupe des quatre cavités latérale, pas de CIV. **B1.** Impression de défaut septal d'éjection créé par l'orientation de la paroi d'un sinus de Valsalva par rapport au faisceau d'ultrasons; en fait, fausse CIV située au-dessus de l'insertion valvulaire.
B2. Ouverture des sigmoïdes aortiques dans les sinus de Valsalva confirmant que le faux défaut septal est en aval de l'anneau aortique.
Source : HeBee.

f. Pronostic

Avant la naissance

La tolérance est bonne.

À la naissance

- Les CIV d'admission et d'éjection ont le pronostic du CAV ou de l'anomalie conotroncale dont elles sont un des éléments.
- Les petites CIV trabéculées et périmembraneuses sont très fréquentes et le plus souvent isolées. Elles ne sont visibles en anténatal que si elles sont larges ou recherchées systématiquement en Doppler couleur, mais leur dépistage est sans intérêt car elles évoluent le plus souvent vers la fermeture spontanée.
- Les CIV même larges sont bien tolérées à la naissance et n'imposent pas de naissance en milieu cardiologique. Certaines vont évoluer vers la réduction ou la fermeture spontanée, d'autres restent larges et peuvent être responsables d'une défaillance cardiaque qui se manifeste vers 2 à 3 semaines de vie imposant un traitement médical en attendant la fermeture chirurgicale dans les premiers mois de vie.

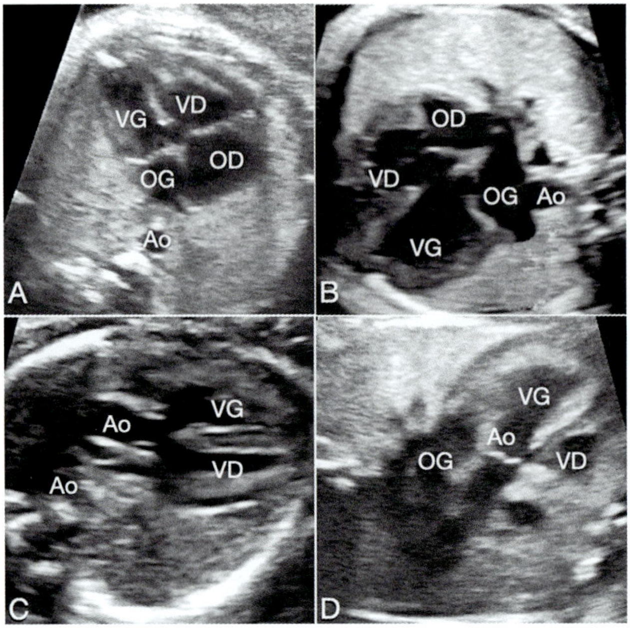

FIGURE 6.57 **Communications interventriculaires (CIV) : échographie en coupe des quatre cavités.**
A. CIV d'admission. **B.** CIV trabéculée postérieure, le septum d'admission est présent au contact des valves. **C.** CIV d'éjection avec malalignement septo-aortique. **D.** CIV périmembraneuse le long du feuillet septal de la valve tricuspide.

À long terme

Le pronostic est excellent aussi bien pour les CIV qui ont dû être fermées chirurgicalement que pour les petites CIV qui n'ont aucun impact clinique.

8. Anomalies de connexion ventriculo-artérielles

8.1 Malpositions vasculaires

A. Transposition des gros vaisseaux

a. Anatomie

La transposition simple des gros vaisseaux est une discordance ventriculo-artérielle isolée : l'aorte est connectée au ventricule droit et l'artère pulmonaire au ventricule gauche (figure 6.58).
Dans sa forme simple, la transposition des gros vaisseaux (TGV) n'est pas associée à des anomalies chromosomiques ou syndromiques.

b. Incidence

3/10 000 naissances; 5 à 7 % des cardiopathies congénitales.

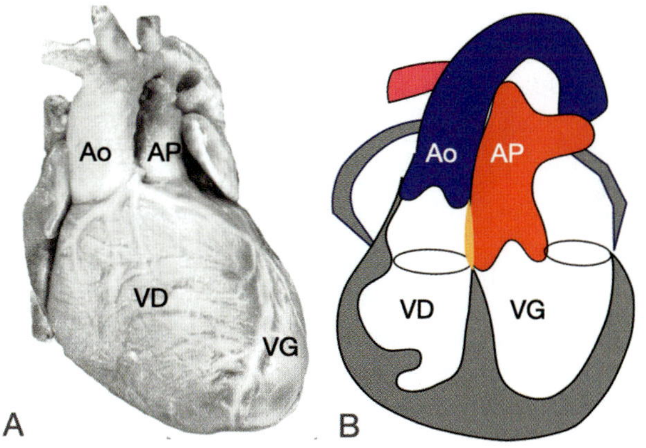

FIGURE 6.58 **Transposition simple des gros vaisseaux : image anatomique (A) et schéma (B).**
L'aorte antérieure sort seule du ventricule droit et l'artère postérieure sort seule du ventricule gauche.

c. Diagnostic

- Lors du balayage axial, le vaisseau qui sort du ventricule gauche se bifurque alors que celui qui sort du ventricule droit est long et a une morphologie d'aorte.
- Les coupes des trois vaisseaux de Yoo et trois vaisseaux–trachée sont toujours anormales avec une perte de l'alignement des vaisseaux ou une impossibilité à voir trois vaisseaux (figure 6.59).
- La coupe de la voie d'éjection gauche peut paraître normale car la continuité septo-artérielle est respectée et il est souvent difficile d'identifier le vaisseau qui sort du ventricule gauche (figure 6.60).
- Sur la coupe de la voie d'éjection droite, on pourra reconnaître l'aorte sortant du ventricule droit et, parfois, l'aspect caractéristique des deux vaisseaux parallèles.
- La coupe des quatre cavités est toujours normale.

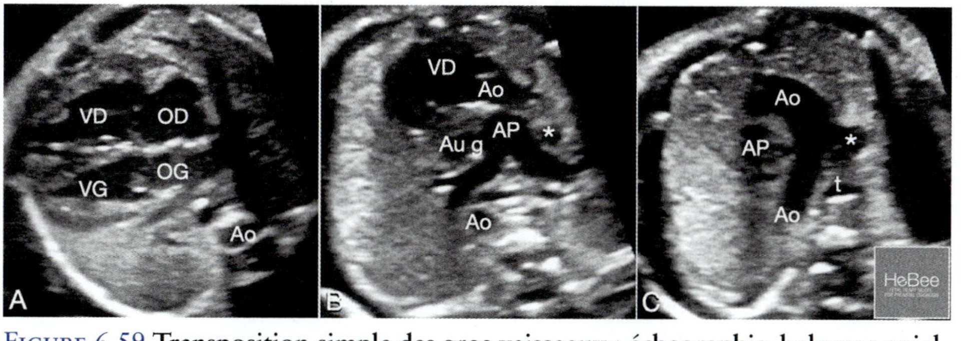

FIGURE 6.59 **Transposition simple des gros vaisseaux : échographie, balayage axial.**
Balayage axial. **A.** Coupe des quatre cavités normale. **B.** Coupe des trois vaisseaux de Yoo, l'aorte et la veine cave supérieure ne sont pas alignées à droite de la bifurcation pulmonaire. **C.** Coupe des trois vaisseaux–trachée, l'aorte sort du ventricule antérieur, donc du ventricule droit. Aur g : auricule gauche ; Étoile : veine cave supérieure.
Source : HeBee.

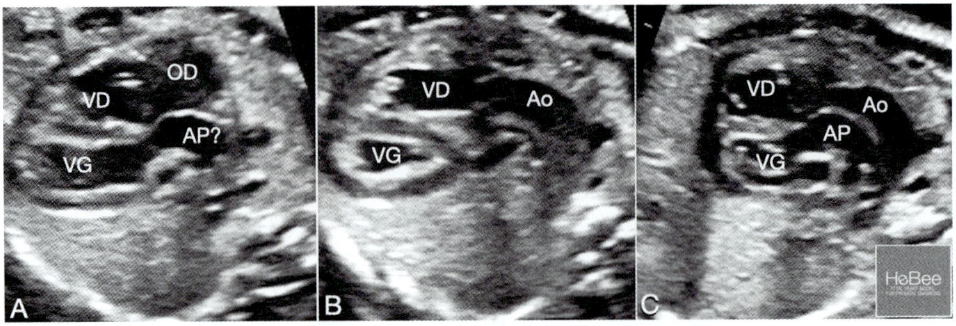

Figure 6.60 **Transposition simple des gros vaisseaux : échographie des voies d'éjection.** **A.** Coupe long axe de l'éjection gauche, continuité septovasculaire normale, le vaisseau est difficile à identifier. **B.** Coupe long axe de l'éjection droite, le vaisseau qui sort du ventricule droit est une aorte. **C.** Coupe de la voie droite en petit axe, discordance ventriculo-artérielle évidente avec vaisseaux parallèles.
Source : HeBee.

d. Expertise

- Elle a pour but de vérifier que la transposition est strictement isolée, sans CIV ni asymétrie artérielle. 111
- L'évaluation de la taille du foramen ovale est importante pour juger de l'urgence d'un geste néonatal. 111
- Les anomalies de trajet coronaire qui ont un impact pronostique sont rares, elles sont exceptionnellement dépistées en anténatal. 111

e. Pronostic

- Avant la naissance, la TGV isolée est une cardiopathie bien tolérée *in utero*.
- À la naissance :
  - l'oxygénation aortique est assurée par le sang traversant le foramen ovale qui doit impérativement être maintenu largement ouvert par la manœuvre de Rashkind, parfois nécessaire dès les premières minutes de vie, lorsque le foramen ovale est restrictif. La naissance doit donc être organisée en milieu cardiologique (figures 6.61 et 6.62);
  - la chirurgie de repositionnement des artères, communément appelée *switch* artériel, est réalisée dans la première semaine de vie, avant que le ventricule gauche ne perde sa masse musculaire, à la baisse néonatale des pressions pulmonaires. Le temps délicat de la chirurgie est la réimplantation des artères coronaires qu'il faut bien entendu reconnecter à l'aorte reconstituée. Selon la disposition normale ou anormale des coronaires, la mortalité opératoire va de moins de 1 % à 10 % respectivement.
- À moyen et long terme, la qualité de vie des patients est excellente dans plus de 90 % des cas. Les complications coronaires sont néanmoins possibles, elles sont systématiquement recherchées par un coroscanner avant l'âge de 5–6 ans; des fuites aortiques et des dilatations de la néo-aorte imposent une reprise chirurgicale chez environ 5 % des patients. Les techniques chirurgicales actuelles se compliquent moins de sténose pulmonaire.

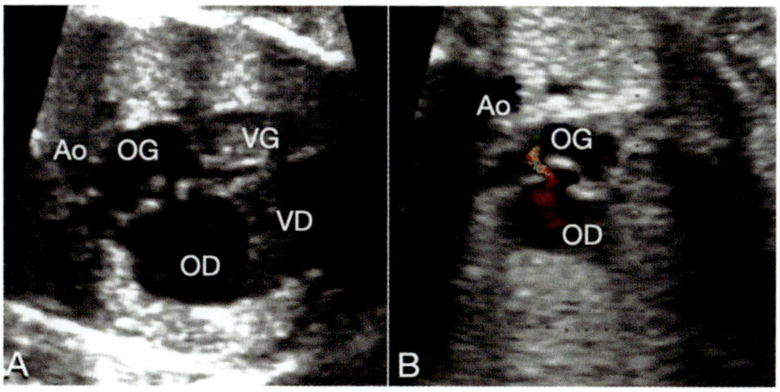

FIGURE 6.61 **Transposition simple des gros vaisseaux avec foramen ovale de petite taille et flux restrictif : échographie.**

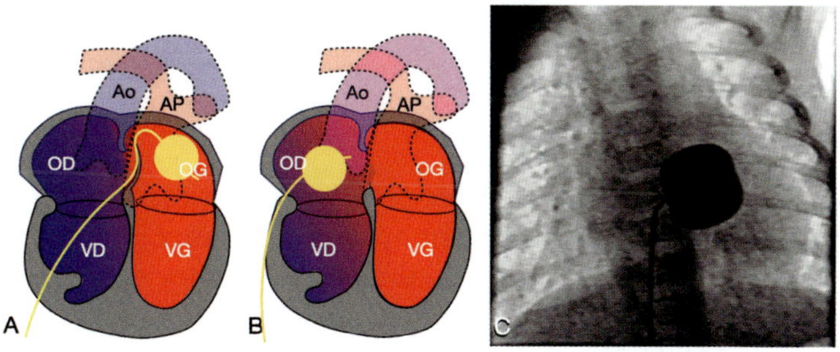

FIGURE 6.62 **Manœuvre de Rashkind : schémas et angiographie.**
Une sonde à ballonnet est montée dans l'oreillette gauche à travers le foramen ovale puis gonflée. Une traction brève déchire la partie fine du septum primum et permet le maintien d'un shunt gauche-droite auriculaire et une meilleure oxygénation aortique.

B. Transposition des gros vaisseaux avec communication interventriculaire

a. Anatomie

À la TGV s'associe une communication interventriculaire. Selon la localisation de la CIV, la prise en charge et le pronostic diffèrent.
Le plus souvent, il s'agit d'une petite CIV périmembraneuse ou trabéculée, sans conséquences.
Il peut s'agir d'une CIV d'éjection et dans ce cas, des associations chromosomiques ou syndromiques devront être recherchées.

b. Incidence

0,6/10 000 naissances.

c. Diagnostic

C'est celui d'une transposition des gros vaisseaux avec une CIV associée de taille et de localisation variables (figure 6.63A).

Lorsque la CIV est large, l'artère pulmonaire est souvent dilatée (figure 6.63B).

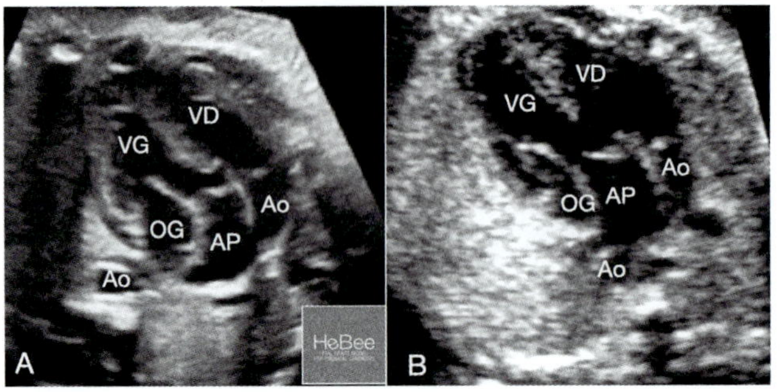

FIGURE 6.63 **Transposition des gros vaisseaux (TGV) avec communication interventriculaire (CIV) : échographie.**
A. TGV avec petite CIV périmembraneuse, les vaisseaux sont de taille équilibrée.
B. TGV avec large CIV périmembraneuse ou d'éjection, l'artère pulmonaire est dilatée chevauchante, l'aorte est étroite.
Source : HeBee.

d. Expertise

• Elle a pour but de localiser la CIV, de préciser ses rapports avec les vaisseaux, d'évaluer sa taille et son retentissement après la naissance.
• Il faut chercher une fuite valvulaire pulmonaire (qui deviendra aortique après la chirurgie) lorsque l'artère pulmonaire est très dilatée.
• Contrairement à la TGV simple, lorsqu'une CIV est présente, les associations sont possibles.
• On recherchera une asymétrie de taille des artères (discongruence artérielle), une sténose pulmonaire avec bascule postérieure du septum conal sous l'artère pulmonaire, une coarctation de l'aorte, des CIV multiples, une asymétrie ventriculaire avec d'éventuelles anomalies des valves auriculoventriculaires (*straddling* ou *overriding*).

e. Pronostic

Il dépend de la taille et de la localisation de la CIV et des éventuels obstacles associés.

Avant la naissance

La cardiopathie est toujours bien tolérée, une surveillance est nécessaire pour vérifier la croissance des artères.

À la naissance

La tolérance est variable selon la taille du foramen ovale et de la CIV.

La naissance doit être organisée en milieu cardiologique.

TGV–petite CIV

• Prise en charge et pronostic comparables à celui de la TGV simple.
• Le *switch* artériel sera réalisé comme pour une TGV simple dès la première semaine de vie et la CIV sera négligée dans l'espoir qu'elle se ferme spontanément, et c'est souvent le cas.

TGV–large CIV

• La tolérance néonatale est habituellement meilleure que dans la TGV simple car les échanges peuvent se faire par la CIV en plus du foramen ovale. Cependant lorsque le foramen ovale est restrictif, la tolérance est médiocre et une manœuvre de Rashkind est alors nécessaire.

• La pression ventriculaire gauche restant élevée du fait de la large CIV, le *switch* artériel est moins urgent. Selon la taille et la localisation de la CIV, la chirurgie consistera en un *switch* artériel et une fermeture de CIV ou un *switch* artériel et un cerclage pulmonaire pour protéger le lit pulmonaire en attendant de pouvoir fermer la CIV. Tout comme pour la TGV simple, le temps délicat de la chirurgie est la réimplantation des coronaires dont la disposition anormale est plus fréquente dans les formes avec CIV.

TGV–CIV–sténose pulmonaire

• La sténose est souvent sous-valvulaire et valvulaire pulmonaire si bien qu'un *switch* artériel est impossible (figure 6.64).

• La réparation chirurgicale vise à constituer un chenal entre le ventricule gauche et l'aorte à travers la CIV et lever l'obstacle pulmonaire. Les techniques diffèrent selon la relation des artères par rapport à la CIV. La réparation est beaucoup plus complexe et risquée lorsque la CIV ne permet pas une tunnelisation entre le ventricule gauche et l'aorte.

TGV–CIV–coarctation

La sténose siège cette fois sur la voie d'éjection du ventricule droit (figure 6.65), le *switch* artériel permettra d'utiliser la valve pulmonaire saine pour reconstituer l'aorte. La réparation chirurgicale consiste en un *switch* artériel, une fermeture de CIV et une cure de coarctation. Selon le degré de sténose sur la future voie pulmonaire, une plastie pourra être nécessaire.

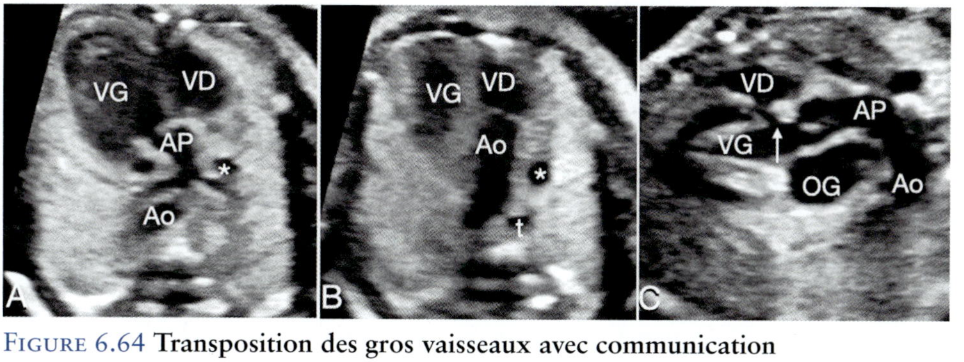

Figure 6.64 **Transposition des gros vaisseaux avec communication interventriculaire (CIV) et sténose sous-pulmonaire : échographie, balayage axial.**
A. La bifurcation pulmonaire est vue proche de l'admission gauche signant la position postérieure de l'artère pulmonaire, on ne voit pas l'aorte à sa droite. **B.** Coupe des trois vaisseaux–trachée, il manque un vaisseau : l'aorte large est en avant de l'artère pulmonaire déjà vue dans un plan plus postérieur, elle sort du ventricule droit. **C.** Coupe de l'éjection gauche, on voit la CIV sous-pulmonaire et la bascule postérieure (vers la gauche) du septum conal qui réduit la voie sous-pulmonaire. t : trachée ; étoile : veine cave supérieure ; flèche : CIV.

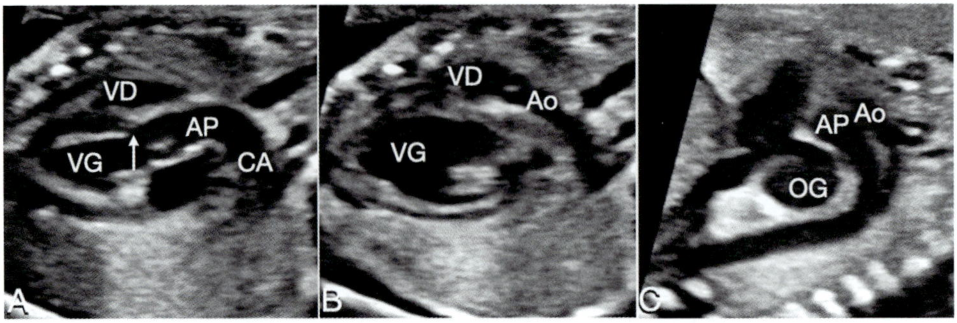

FIGURE 6.65 **Transposition des gros vaisseaux avec communication interventriculaire (CIV) et asymétrie de taille des vaisseaux : échographie.**
A. Coupe de la voie d'éjection gauche qui montre une CIV sous-vasculaire, le vaisseau qui sort du VG semble bifurquer. **B.** L'aorte antérieure sort du ventricule droit, elle est nettement plus petite que l'artère pulmonaire. **C.** Plan des crosses vues sur la même image, l'aorte horizontale est étroite et l'isthme désaxé, ce qui laisse craindre la constitution postnatale d'une coarctation. CA : canal artériel ; flèche : CIV.

À long terme

- Lorsqu'un *switch* artériel a été réalisé, la surveillance portera sur les coronaires et la néo-aorte qui peut se dilater avec valve fuyante.
- Lorsqu'il y a eu une tunnelisation ventricule gauche–aorte, des ré-interventions sont souvent nécessaires soit sur la voie gauche pour obstacle sous-aortique ou fuite valvulaire, soit sur la voie droite en cas de sténose ou fuite pulmonaires.
- Lorsqu'il y a eu cure de coarctation, le suivi sera celui des *switchs* (coronaire, néo-aorte) et des coarctations (risque de re-coarctation et d'hypertension artérielle).

C. Malpositions vasculaires avec communication interventriculaire (ventricule droit à double issue)

Les malpositions vasculaires avec CIV sont des anomalies complexes de la morphogenèse qui impliquent la recherche d'anomalies génomiques et syndromiques. En fonction de la relation des vaisseaux l'un par rapport à l'autre et de leur rapport à la CIV, différentes formes anatomiques et physiologiques de VDDI sont décrites : VDDI type CIV ; VDDI type Fallot ; VDDI type TGV… (figure 6.66).

a. Anatomie

En dehors de la TGV avec CIV où l'artère pulmonaire sort seule du ventricule gauche et l'aorte sort seule du ventricule droit, il existe d'autres malpositions vasculaires. Différentes définitions et classifications, anatomiques ou physiologiques, ont été décrites : cardiopathie ou un vaisseau sort du ventricule droit et l'autre sort à cheval sur la CIV mais nettement décalé vers le ventricule droit ; cardiopathie où l'on ne parvient pas à voir la mitrale en continuité avec l'artère qui sort du ventricule gauche car le conus de la voie d'éjection gauche ne s'est pas effacé, créant une discontinuité mitro-aortique ou mitropulmonaire selon

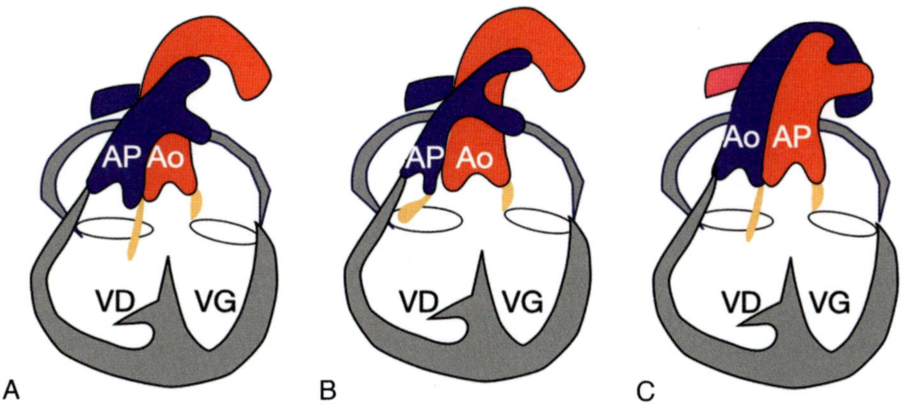

FIGURE 6.66 **Malpositions vasculaires : schémas.**
A. Ventricule droit à double issue (VDDI) de type communication interventriculaire (CIV) ; l'aorte est décalée vers la droite, à cheval sur la CIV. **B.** VDDI de type Fallot, bascule antérieure du septum conal créant un obstacle sous-pulmonaire. **C.** VDDI de type transposition des gros vaisseaux–CIV, les vaisseaux sont transposés.

que les vaisseaux sont transposés ou non. Ces cardiopathies sont communément appelées ventricule droit à double issue (VDDI). Les vaisseaux peuvent être normoposés ou transposés avec ou sans obstacle.

b. Incidence

0,3/10 000 naissances.

c. Diagnostic

• La coupe des quatre cavités peut être normale, l'axe est parfois dévié à gauche.
• Lors du balayage vers la coupe de la voie d'éjection gauche, on trouve une discontinuité septo-artérielle avec artère chevauchante décalée à droite au-dessus du ventricule droit.
• Sur la coupe des trois vaisseaux, la disposition artérielle est toujours anormale, parfois associée à un déséquilibre de taille.
• La coupe de la voie d'éjection droite varie selon qu'il existe ou non un obstacle ou une discordance ventriculo-artérielle.
• Selon les formes anatomiques, l'expertise est demandée pour une large CIV, une tétralogie de Fallot ou une transposition des gros vaisseaux, associées à une discontinuité mitrovasculaire, parfois difficile à voir.

d. Expertise

Elle a pour but de préciser :
• la taille des deux ventricules et des anneaux auriculoventriculaires ;
• la taille et l'emplacement de la CIV par rapport aux vaisseaux : sous-aortique, sous-pulmonaire, sous-aortique et pulmonaire *(doubly committed)* ou à distance de chaque vaisseau *(non commited)* ;
• la taille et la position des artères (équilibrées ou discongruentes) et la normalité des flux à leur niveau (valves et isthme) ;

• le mode de reconstruction des voies d'éjection, en particulier de la voie d'éjection gauche (fermeture de CIV ou tunnelisation).

e. Pronostic

Il dépend des possibilités de réparation selon la forme anatomique.

• Avant la naissance, une surveillance est utile pour vérifier la croissance des structures et déterminer vers quelle réparation on s'oriente.

• À la naissance, la tolérance dépend de la forme anatomique. La naissance est habituellement organisée en milieu cardiologique :

– VDDI type CIV (figure 6.67) : la tolérance néonatale est bonne, la chirurgie consiste à fermer la CIV en déviant le patch de façon à ramener l'aorte au-dessus du ventricule gauche. Elle doit être réalisée avant l'âge de 6 mois pour éviter le risque d'hypertension pulmonaire;

– VDDI type Fallot (figure 6.68) : même prise en charge que dans la tétralogie de Fallot. Chirurgie vers l'âge de 4 mois pour fermer la CIV et lever la sténose pulmonaire. En cas de cyanose sévère à la naissance, une chirurgie

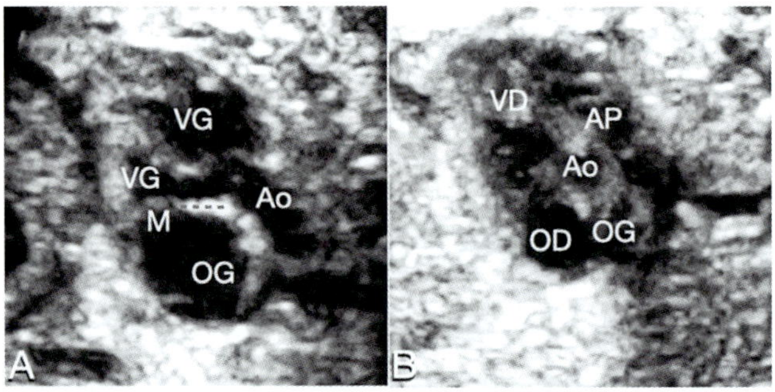

FIGURE 6.67 **Ventricule droit à double issue (VDDI) de type communication interventriculaire (CIV) : échographie.**
A. CIV sous-aortique avec fort malalignement, l'aorte sort essentiellement du ventricule droit avec une discontinuité mitro-aortique marquée (pointillés). **B.** Voie droite avec position normale de l'artère pulmonaire qui sort du ventricule droit. M : mitrale.

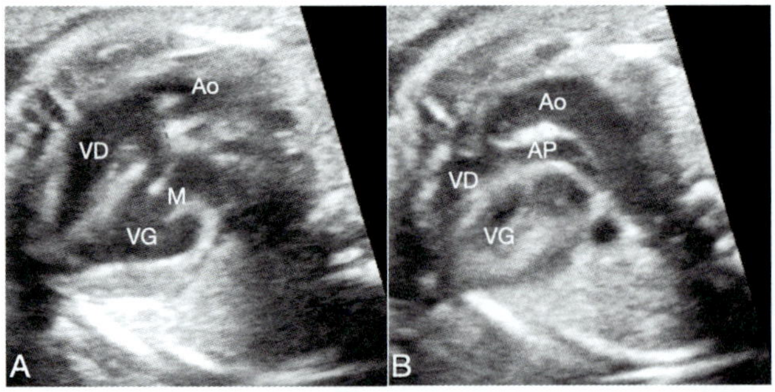

FIGURE 6.68 **Ventricule droit à double issue (VDDI) de type Fallot : échographie.**
A. Coupe de l'éjection gauche, communication interventriculaire (CIV) d'éjection, l'aorte large est très dextroposée avec discontinuité mitro-aortique marquée (pointillés). **B.** Voie d'éjection droite, l'artère pulmonaire en place est étroite. M : mitrale.

palliative (anastomose systémico-pulmonaire) sera réalisée en attendant la cure chirurgicale;
– VDDI type TGV : même prise en charge que la TGV avec CIV comprenant fermeture de CIV et *switch* artériel;
– VDDI de forme anatomique défavorable sans possibilité réparatrice (asymétrie ventriculaire trop marquée, CIV sans relation avec les artères) : pronostic très réservé des cardiopathies univentriculaires.

8.2 Anomalies conotroncales

Les cardiopathies conotroncales sont des anomalies du cloisonnement conotroncal qui ont toutes en commun une CIV d'éjection, une anomalie de nombre ou de taille des vaisseaux et un risque élevé d'association à des anomalies extracardiaques, syndromiques ou chromosomiques dont la trisomie 21 et la microdélétion 22q.

L'anomalie est due à un défaut de développement ou à une absence de septum conal qui ne vient pas à la rencontre du septum musculaire, laissant une large CIV d'éjection avec discontinuité septovasculaire. La déviation du septum conal par rapport au septum musculaire est soit antérieure, réduisant la voie d'éjection droite, soit postérieure, réduisant la voie d'éjection gauche.

A. Tétralogie de Fallot

La tétralogie de Fallot associe la CIV d'éjection à une sténose pulmonaire par bascule antérieure du septum conal.

Cardiopathie rarement isolée. En plus de la crosse aortique droite, on cherchera une VCSG, un CAV ou des CIV multiples. Les anomalies coronaires qui vont modifier le pronostic ne sont pas visibles en anténatal. Des anomalies extracardiaques, parfois méconnues en anténatal, sont associées dans 30 % des cas : imperforation anale, atrésie duodénale, anomalies squelettiques.

a. Anatomie

La bascule antérieure du septum conal vient faire obstacle sous la valve pulmonaire. Les quatre anomalies qui ont donné son nom à la tétralogie de Fallot sont : (1) une CIV; (2) une aorte dextroposée, dite « à cheval sur la CIV » avec discontinuité septo-aortique; (3) une sténose pulmonaire avec une artère pulmonaire plus petite que l'aorte; (4) un ventricule droit hypertrophié. Ce dernier n'est visible qu'en postnatal (figure 6.69).

b. Incidence

À près de 4 pour 10 000 naissances, soit environ 200 naissances par an en France.

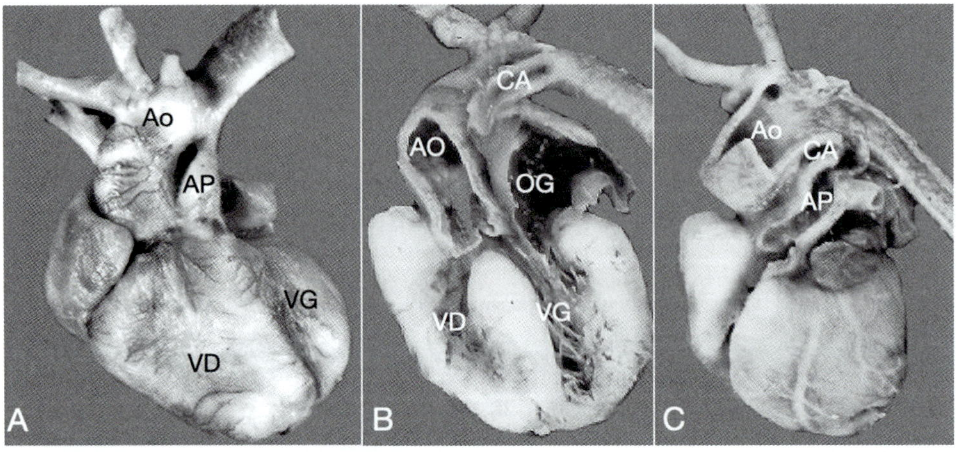

FIGURE 6.69 **Tétralogie de Fallot : images anatomiques.**
A. Vue extérieure, noter que l'asymétrie des vaisseaux est d'autant plus marquée qu'on s'éloigne de la valve, donc au mieux visible sur la coupe des trois vaisseaux–trachée. **B.** Coupe de la voie d'éjection gauche avec l'aorte à cheval sur la communication interventriculaire (CIV). **C.** Voie d'éjection droite avec artère pulmonaire de taille correcte, mais franche asymétrie entre l'aorte horizontale et le canal artériel (sera bien visible sur la coupe des trois vaisseaux–trachée). CA : canal artériel.

c. Diagnostic

- Coupe des quatre cavités : elle est normale en dehors des anomalies fréquemment associées aux cardiopathies conotroncales, c'est-à-dire déviation axiale gauche de la pointe du cœur et crosse aortique droite (figure 6.70A).
- Coupes des trois vaisseaux : elles mettent en évidence une asymétrie de taille des artères avec large aorte et petite artère pulmonaire. L'aorte étant anormalement large et antérieure, on observe une perte de l'alignement des trois vaisseaux (figures 6.70C et D et 6.71).
- Coupe de l'éjection gauche : c'est sur cette coupe que la CIV d'éjection est bien visible avec discontinuité septo-aortique, et aorte à cheval sur la CIV (figure 6.70B).
- Coupe de l'éjection droite : l'infundibulum, l'anneau pulmonaire et le tronc de l'artère pulmonaire sont anormalement étroits. Le Doppler couleur confirme la présence d'un flux antérograde.

d. Diagnostic différentiel

C'est essentiellement la tétralogie de Fallot avec atrésie pulmonaire qui a la même anatomie mais avec une artère pulmonaire généralement plus hypoplasique. L'analyse Doppler permet de différentier les deux formes anatomiques en mettant en évidence l'absence de flux ventricule droit–artère pulmonaire.

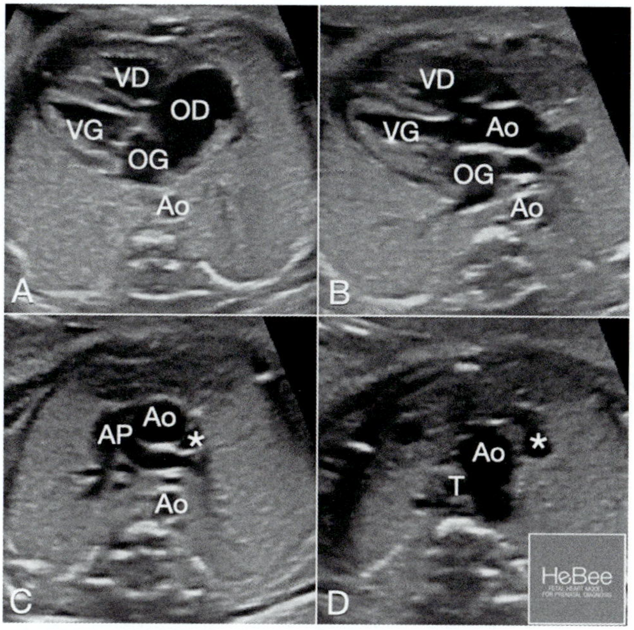

FIGURE 6.70 **Tétralogie de Fallot : échographie.**
A. Coupe des quatre cavités, axe dévié à gauche, aorte à droite. **B.** Coupe de la voie d'éjection gauche, discontinuité septo-aortique et aorte à cheval. **C.** Coupe des trois vaisseaux de Yoo, l'aorte est trop antérieure, plus large que l'artère pulmonaire. **D.** Coupe trois vaisseaux–trachée, l'aorte horizontale très large est à droite de la trachée. T : trachée ; étoile : veine cave supérieure.
Source : HeBee.

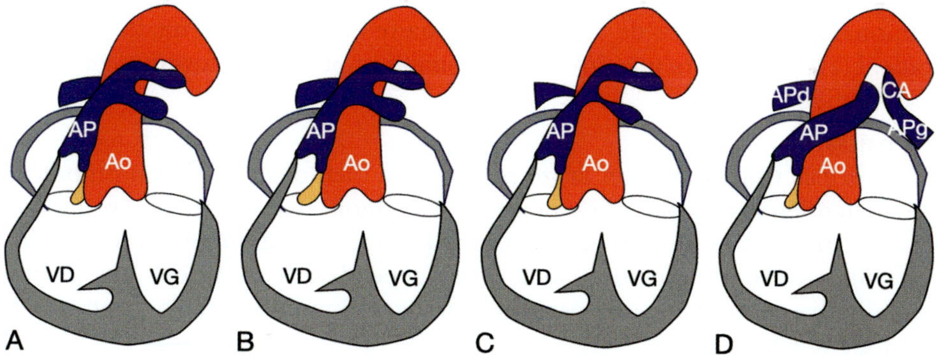

FIGURE 6.71 **Tétralogie de Fallot : schéma des différentes formes anatomiques.**
A. Forme régulière avec belle voie pulmonaire harmonieuse. **B.** Forme régulière mais avec bascule importante de septum conal et infundibulum très étroit, cyanose néonatale sévère probable. **C.** Voie pulmonaire dysharmonieuse avec probables sténoses des branches, mauvais pronostic chirurgical. **D.** Branche pulmonaire gauche naissant du canal artériel, méconnue, la branche (donc la vascularisation du poumon gauche) va disparaître à la fermeture du canal artériel. APd : artère pulmonaire droite ; CA : canal artériel.

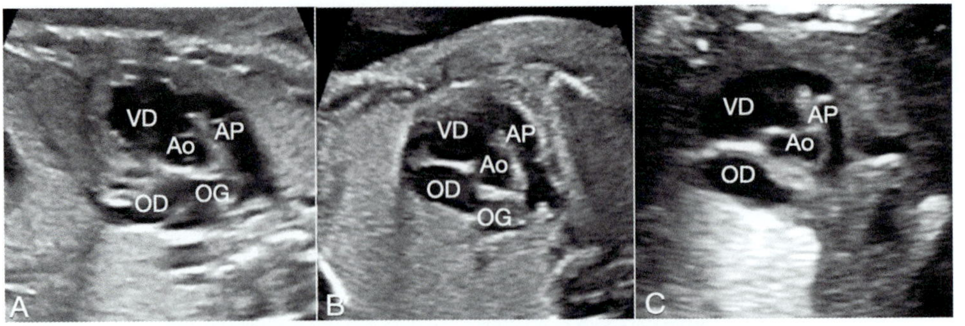

FIGURE 6.72 **Tétralogies de Fallot : échographie de la voie droite.**
A. Belle artère pulmonaire, infundibulum hypertrophié. **B.** Infundibulum large, artère pulmonaire harmonieuse de taille correcte. **C.** Infundibulum et artère pulmonaire étroits. Source : HeBee.

e. Expertise

L'étude de la voie pulmonaire est très importante pour le pronostic néonatal et chirurgical : la mesure du diamètre de l'infundibulum, de l'anneau, du tronc pulmonaire et des branches pulmonaires au moment du diagnostic et du suivi établira les possibilités de réparation de la cardiopathie (voir figure 6.72). La vérification de la persistance d'un flux antérograde au cours du suivi est un élément important pour la décision du lieu d'accouchement.

f. Pronostic

Il dépend des associations et de la forme anatomique.

Avant la naissance

La malformation est bien tolérée, on suivra l'évolution anatomique de la voie pulmonaire : croissance de l'arbre pulmonaire et maintien d'un flux antérograde. L'évolution vers une atrésie pulmonaire impose une naissance en milieu cardiologique.

À la naissance

- Les formes isolées avec un arbre pulmonaire bien développé et harmonieux sont bien tolérées et réparées vers l'âge de 3 à 6 mois avec un très bon pronostic.
- Les formes avec évolution vers un obstacle serré infundibulaire ou valvulaire, voire une atrésie pulmonaire, sont ducto-dépendantes et auront une chirurgie palliative permettant une perfusion de l'arbre pulmonaire en attendant la chirurgie réparatrice.
- Les formes avec hypoplasie de l'arbre pulmonaire sont de très mauvais pronostic car seules des chirurgies palliatives itératives pourront être proposées.

À long terme

Le pronostic peut être assombri par la fuite pulmonaire, quasi constante après cure de tétralogie de Falot. Une fuite importante et prolongée est responsable d'une dilatation avec dysfonction diastolique du ventricule droit parfois irréversible. Le suivi cardiologique annuel permet de vérifier la tolérance de la fuite et de proposer une valvulation avant l'apparition de la défaillance ventriculaire droite. La valvulation peut être chirurgicale ou percutanée selon l'anatomie de la voie pulmonaire.

Les formes avec arbre pulmonaire hypoplasique qui n'ont pu bénéficier que de chirurgies palliatives auront les complications cumulées de la cyanose chronique et de l'hypoperfusion pulmonaire (accidents vasculaires cérébraux, endocardite, hémoptysies…).

B. Tétralogie de Fallot avec atrésie pulmonaire

Anciennement appelée atrésie pulmonaire à septum ouvert (APSO).

> La bascule antérieure du septum conal est majeure et il n'y a plus aucun flux antérograde dans l'artère pulmonaire.

a. Anatomie

On retrouve la CIV d'éjection. L'anatomie de la voie pulmonaire est variable depuis un arbre pulmonaire complet, très proche d'une tétralogie de Fallot, jusqu'à l'absence complète de voie pulmonaire, la vascularisation est alors assurée par des artères intersegmentaires qui n'ont pas involué, appelées *major aortopulmonary collateral arteries* ou MAPCA.

b. Incidence

Rare, 7 à 10/100 000; 1,4 % des cardiopathies dépistées *in utero*.

c. Diagnostic

Il est posé sur la CIV d'éjection, la large aorte à cheval sur la CIV, et l'absence de flux antérograde au niveau de la voie d'éjection du ventricule droit. L'arbre pulmonaire est hypoplasique, d'anatomie variable, souvent difficile à trouver.

d. Diagnostic différentiel

- L'atrésie pulmonaire se différencie de la tétralogie de Fallot sans atrésie par l'absence de flux antérograde dans la voie pulmonaire en Doppler couleur.
- Le tronc artériel commun, comme la tétralogie de Fallot avec atrésie pulmonaire, a un seul large vaisseau chevauchant une large CIV d'éjection. La naissance des branches pulmonaires directement du tronc, proche de la valve, permet de les différencier.

e. Expertise

Elle vise à évaluer la qualité de l'arbre pulmonaire qui détermine les possibilités ou non de reconstruire un arbre pulmonaire connecté au ventricule droit.

- APSO de type I : il s'agit d'une tétralogie de Fallot extrême avec un arbre pulmonaire hypoplasique mais complet. La voie pulmonaire est vascularisée par le canal artériel rétrograde (figures 6.73 et 6.76).

- APSO de type II :
  – la coupe de la voie d'éjection droite ne retrouve pas de valve pulmonaire au contact de l'infundibulum pulmonaire, ni de tronc de l'artère pulmonaire;
  – la coupe des trois vaisseaux ne retrouve pas de tronc pulmonaire;
  – on peut voir, à distance de l'infundibulum, des artères pulmonaires hypoplasiques vascularisées par le canal artériel souvent tortueux (figures 6.74 et 6.77).
- APSO de type III et VI :
  – elles sont difficiles à différencier en anténatal car dans un cas, la voie pulmonaire est très hypoplasique, dans l'autre elle est absente;
  – on voit difficilement des branches pulmonaires très hypoplasiques à distance du ventricule droit;
  – dans tous les cas, l'analyse Doppler couleur de la crosse aortique retrouve des collatérales naissant de l'aorte descendante ou de ses branches (figures 6.75 et 6.78).

f. Pronostic

Il dépend grandement de la forme anatomique.

Avant la naissance

La tolérance est bonne, la vascularisation pulmonaire n'étant pas indispensable au bien être fœtal.

À la naissance

La naissance doit être programmée dans un environnement cardiologique, car il s'agit d'une cardiopathie ducto-dépendante.

Lorsqu'il existe deux belles branches pulmonaires, le pronostic est celui de la tétralogie de Fallot avec une étape chirurgicale supplémentaire à la naissance.

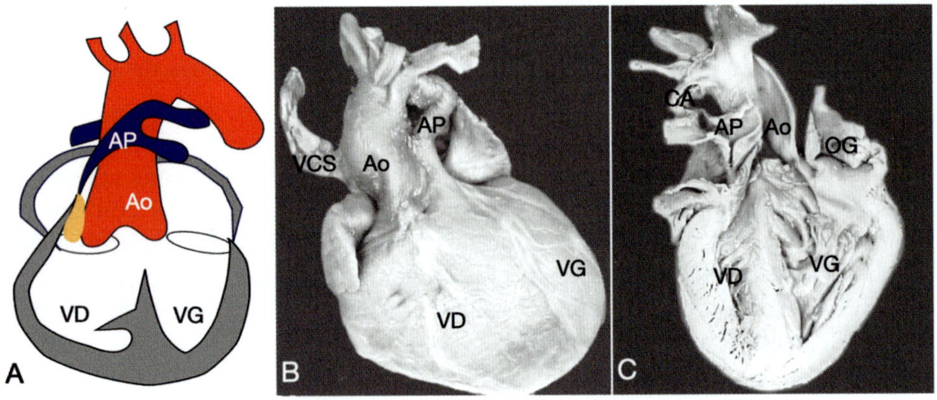

FIGURE 6.73 **Tétralogie de Fallot avec atrésie pulmonaire de type I : schéma et images anatomiques.**

A. Schématisation. **B.** Pièce anatomique, vue de face. **C.** Pièce anatomique, coupe des voies d'éjection. Le tronc pulmonaire est au contact du ventricule droit mais sa lumière s'effile vers l'infundibulum où elle est atrésique. La voie pulmonaire est vascularisée par un canal artériel sinueux. Ao : aorte; AP : artère pulmonaire; CA : canal artériel; OG : oreillette gauche; VCS : veine cave supérieure; VD : ventricule droit; VG : ventricule gauche.

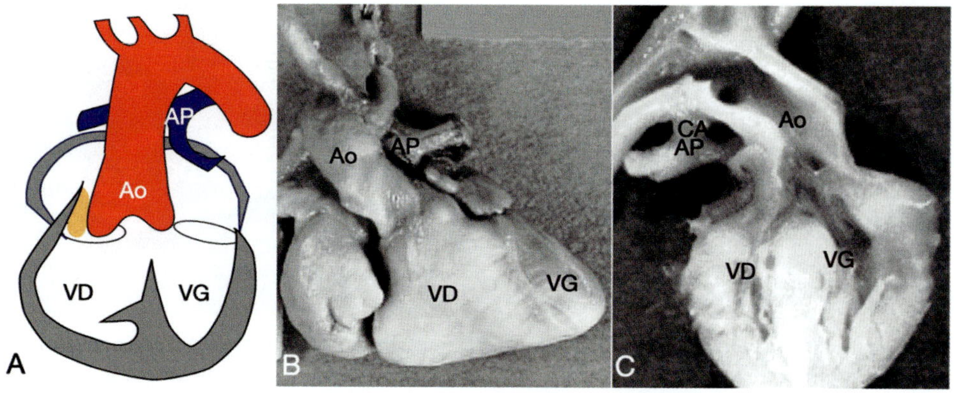

FIGURE 6.74 **Tétralogie de Fallot avec atrésie pulmonaire de type II : schéma et images anatomiques.**
A. Schématisation. **B.** Pièce anatomique, vue de face. **C.** Pièce anatomique, coupe des voies d'éjection. Pas de tronc pulmonaire au contact du ventricule droit. Les branches pulmonaires sont vascularisées par le canal artériel. CA : canal artériel.

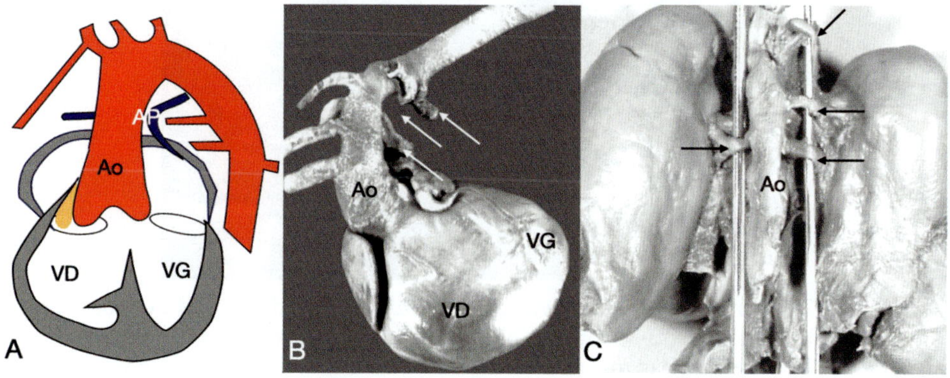

FIGURE 6.75 **Tétralogie de Fallot avec atrésie pulmonaire de type III : schéma et images anatomiques.**
A. Schématisation. **B.** Pièce anatomique, vue de face. **C.** Pièce anatomique, vue postérieure sur le bloc cœur–poumon. Pas de tronc pulmonaire. Les branches pulmonaires très hypoplasiques, vascularisées par un canal artériel également hypoplasiques, ne sont pas visibles sur la photo. Les poumons sont vascularisés par des MAPCA *(major aortopulmonary collateral arteries)* nées de l'aorte descendante et du tronc artériel brachiocéphalique (voir figure 6.77). Flèche : MAPCA.

Certaines équipes proposent de maintenir le canal artériel ouvert par interposition d'un stent, d'autres réalisent une anastomose systémico-pulmonaire (entre l'aorte et une branche pulmonaire), mais l'attitude la plus commune actuellement est d'interposer, entre le ventricule droit et le tronc de l'artère pulmonaire, un tube de petit calibre pour assurer une perfusion du tronc et des artères pulmonaires dans l'espoir de les faire grandir et de pouvoir réaliser la cure chirurgicale vers l'âge de 6 mois.

Lorsque l'arbre pulmonaire est très hypoplasique, le pronostic est sombre, il dépend du potentiel de développement de la voie pulmonaire native.

Si l'arbre reste très hypoplasique, aucune réparation ne sera possible et seules des chirurgies palliatives itératives seront proposées avec un pronostic très sombre.

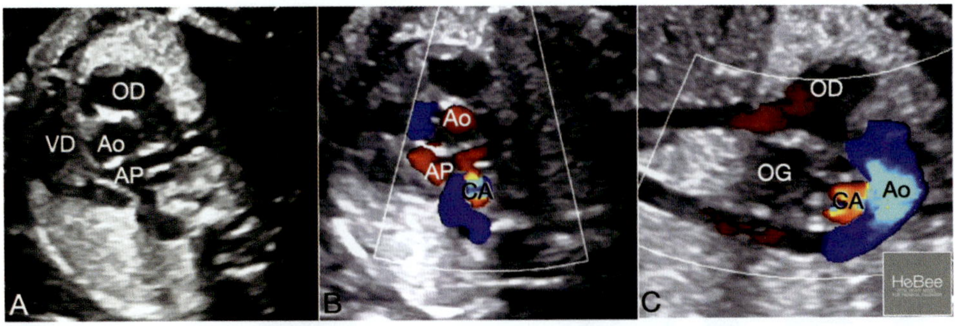

FIGURE 6.76 Tétralogie de Fallot avec atrésie pulmonaire de type I : échographie.
A. Arbre pulmonaire complet étroit harmonieux au contact du ventricule droit. **B.** Flux rétrograde dans le tronc de l'artère pulmonaire confirmant l'atrésie. **C.** Coupe sagittale sur la crosse, flux rétrograde dans le canal artériel, pas de MAPCA *(major aortopulmonary collateral arteries)* visibles. CA : canal artériel.
Source : HeBee.

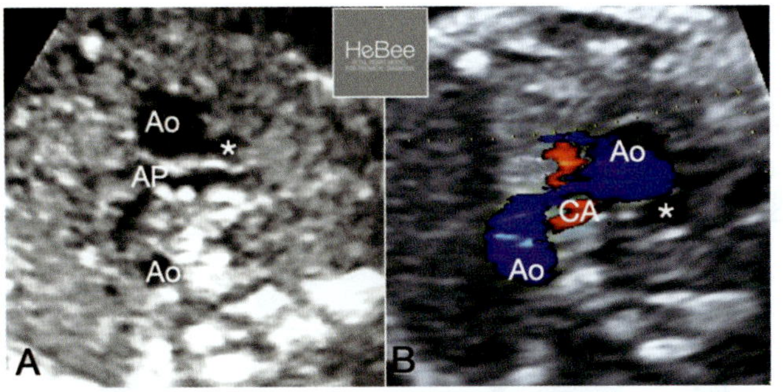

FIGURE 6.77 Tétralogie de Fallot avec atrésie pulmonaire de type II : échographie.
A. Bifurcation pulmonaire sans tronc visible. **B.** Vascularisation pulmonaire rétrograde par un petit canal artériel étroit et tortueux. CA : canal artériel ; étoile : veine cave supérieure.
Source : HeBee.

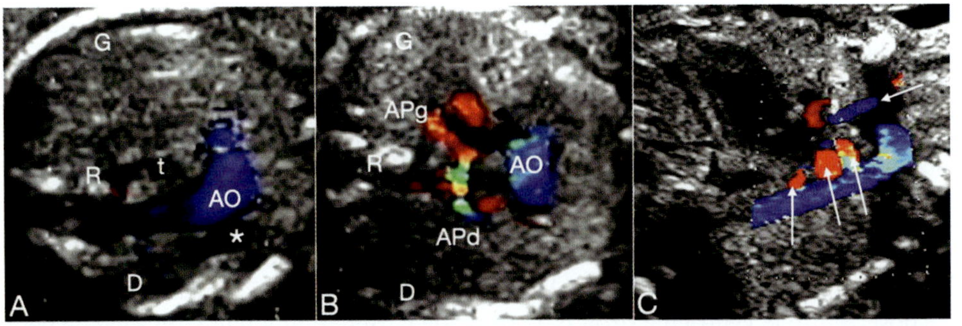

FIGURE 6.78 Tétralogie de Fallot avec atrésie pulmonaire de type III : échographie.
A. Coupe des trois vaisseaux–trachée, très large aorte à droite de la trachée, pas de canal artériel visible. **B.** Coupe axiale sur la bifurcation pulmonaire, pas de tronc pulmonaire visible. **C.** Coupe sagittale sur la crosse de l'aorte, MAPCA *(major aortopulmonary collateral arteries)* naissant de l'aorte descendante et du TABC. **D.** Pièce anatomique correspondante. APd : artère pulmonaire droite ; APg : artère pulmonaire gauche ; t : trachée ; étoile : veine cave supérieure ; flèches : MAPCA.

Lorsque l'arbre pulmonaire est absent avec une vascularisation exclusivement assurée par la MAPCA, le pronostic est effroyable car aucune réparation n'est possible en l'absence d'artère pulmonaire.

À long terme

• Les formes pour lesquelles on a pu reconstituer un arbre pulmonaire complet ont un pronostic à long terme comparable à celui des tétralogies de Fallot avec des ré-interventions plus fréquentes pour remplacer les valves ou tubes placés sur la voie d'éjection droite.

• Les autres situations sont d'évolution souvent dramatique avec les complications de la cyanose chronique (syndrome d'hyperviscosité, accidents vasculaires et abcès cérébraux, endocardite) et des MAPCA avec des hémoptysies répétées et souvent mortelles.

C. Tétralogie de Fallot avec agénésie des valves pulmonaires

a. Anatomie

La tétralogie de Fallot avec agénésie des valves pulmonaires associe la CIV des cardiopathies conotroncales déjà décrite à une anomalie de développement de la valve pulmonaire à la fois sténosante et fuyante. Il en résulte une dilatation très importante du tronc et des branches de l'artère pulmonaire.

b. Incidence

Faible : 1 % des cardiopathies congénitales, soit 0,1/1000.

c. Diagnostic

• La coupe des quatre cavités montre une cardiomégalie par dilatation du ventricule droit. La dilatation des branches pulmonaires est parfois déjà visible au niveau des hiles (figure 6.79A).

• La coupe de la voie d'éjection gauche retrouve la CIV d'éjection habituelle mais le chevauchement de l'aorte est souvent moins évident que dans les autres anomalies conotroncales (figure 6.79B).

• Sur la coupe des trois vaisseaux de Yoo, la dilatation importante du tronc et des branches de l'artère pulmonaire confirme le diagnostic (figure 6.79C).

d. Diagnostic différentiel

C'est la seule malformation responsable d'une dilatation des branches pulmonaires avec fuite pulmonaire massive.

e. Expertise

L'analyse de la valve pulmonaire qui est réduite à des reliquats ou bourgeons valvulaires est difficile. L'orifice est à la fois sténosant et fuyant comme l'atteste le flux Doppler véloce de « va-et-vient » au niveau de l'anneau pulmonaire (figure 6.80).

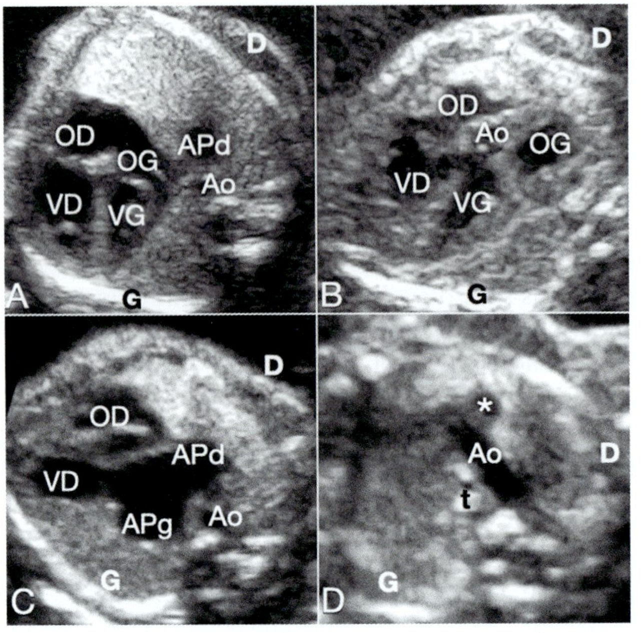

FIGURE 6.79 **Tétralogie de Fallot avec agénésie des valves pulmonaires : échographie bidimensionnelle.**
A. Coupe des quatre cavités avec lévorotation, aorte à droite, dilatation de l'artère pulmonaire droite au hile. **B.** Coupe de l'éjection gauche, communication interventriculaire (CIV) d'éjection. **C.** Coupe de l'éjection droite, dilatation des branches pulmonaires, pas de canal artériel visible. **D.** Coupe trois vaisseaux–trachée : crosse aortique droite. APd : artère pulmonaire droite; APg : artère pulmonaire gauche; D : droite; G : gauche; t : trachée; étoile : veine cave supérieure.

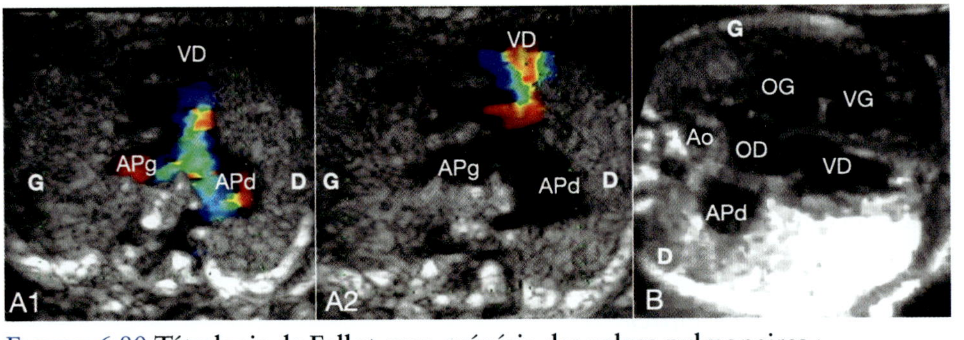

FIGURE 6.80 **Tétralogie de Fallot avec agénésie des valves pulmonaires : échographie Doppler couleur.**
A1. Flux Doppler couleur accéléré dans la voie pulmonaire en systole témoin de l'obstacle valvulaire. **A2.** Fuite valvulaire pulmonaire en diastole. **B.** Lévoposition du cœur et hyperéchogénicité du poumon droit dans une forme avec compression bronchique droite anténatale. APd : artère pulmonaire droite; APg : artère pulmonaire gauche; D : droite; G : gauche.

Une crosse droite et une VCSG peuvent être associées.
Des signes de compression bronchique sont parfois déjà évidents.

f. Pronostic

- Anténatal : il existe un risque d'anasarque et de mort fœtale *in utero* lorsque la compression bronchique est importante.
- À la naissance :
  – les artères pulmonaires très dilatées compriment l'axe aérien, conduisant à une mortalité néonatale élevée par détresse respiratoire ;
  – la chirurgie néonatale permet de réduire la taille des artères pulmonaires et de tenter de lever l'obstruction respiratoire. Une bronchomalacie et des troubles ventilatoires persistants en postopératoire assombrissent le pronostic ;
  – lorsque la compression a pu être levée et que l'état respiratoire est amélioré, la cure chirurgicale est comparable à celle de la tétralogie de Fallot avec fermeture de la CIV et reconstruction infundibulo-pulmonaire.
- À long terme, lorsque la cure chirurgicale a permis de rétablir un arbre pulmonaire harmonieux, le pronostic est proche de celui des tétralogies de Fallot avec surveillance annuelle pour protéger la fonction ventriculaire droite.

D. Tronc artériel commun

a. Anatomie

Le tronc artériel commun (TAC) est dû à une absence de septation de la voie d'éjection primitive. Il n'y a qu'un seul vaisseau qui donne l'aorte et l'artère pulmonaire.

C'est une anomalie conotroncale avec une CIV d'éjection et une large artère commune.

Des anomalies des arcs sont fréquemment associées (30 % des cas) : crosse aortique droite, absence de canal artériel, double arc aortique, interruption de la crosse de l'aorte, artère pulmonaire gauche naissant de l'aorte descendante. Ces anomalies, importantes à préciser pour la stratégie opératoire, ont donné lieu à plusieurs classifications.

On divise actuellement les TAC en deux grandes catégories : les TAC avec aorte prédominante, sans canal artériel où la voie pulmonaire naît du tronc de façon variable, et les formes avec prédominance pulmonaire où l'aorte coarctée ou interrompue naît du tronc. Dans ces formes, la vascularisation de l'aorte descendante est assurée par le canal artériel (figures 6.81 et 6.82).

b. Incidence

0,7/10 000 naissances.

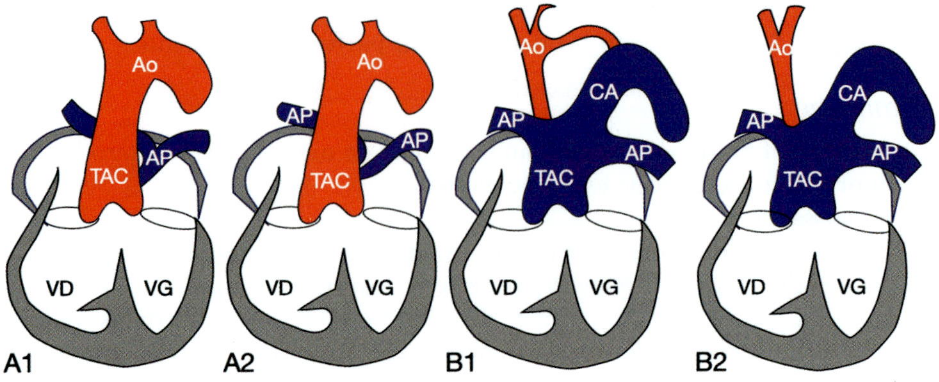

Figure 6.81 **Tronc artériel commun (TAC) : schéma des différentes formes anatomiques.**
A. TAC à prédominance aortique : type 1 de Van Praagh (**A1**) ; type 2 de Van Praagh (**A2**).
B. TAC à prédominance pulmonaire : avec hypoplasie de la crosse (**B1**) ; avec interruption de la crosse (**B1**). CA : canal artériel.

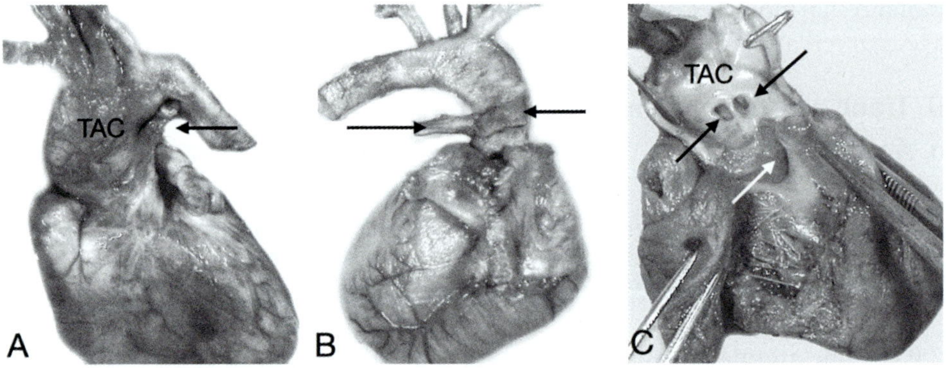

Figure 6.82 **Tronc artériel commun (TAC) à prédominance aortique : images anatomiques.**
Les deux branches pulmonaires juxtaposées naissent de la face latéropostérieure gauche du tronc (flèches noires), l'aorte est large. Pas de canal artériel. Communication interventriculaire d'éjection (flèche blanche).

c. Diagnostic

- La coupe des quatre cavités est normale, avec parfois un axe hypergauche comme dans toute anomalie conotroncale.
- Les coupes des trois vaisseaux sont toujours anormales, variables selon le type anatomique du tronc (figure 6.83A et B).
- Sur la coupe de l'éjection ventriculaire gauche, on trouve une CIV d'éjection et un très gros vaisseau chevauchant, très dextroposé (figure 6.83C et D).

d. Diagnostic différentiel

Tétralogie de fallot avec atrésie pulmonaire, avec alimentation pulmonaire par le canal artériel ou des collatérales aortiques.

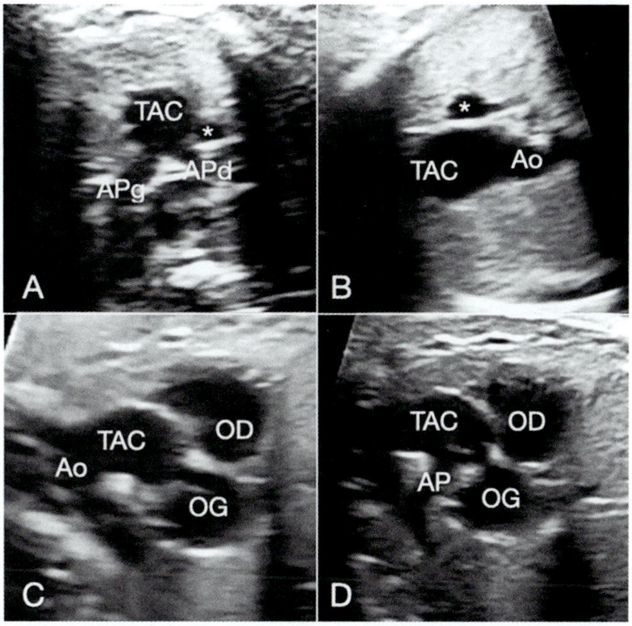

FIGURE 6.83 **Tronc artériel commun (TAC) à prédominance aortique : échographie.**
A. Coupe de Yoo, deux branches pulmonaires juxtaposées de belle taille. **B.** Coupe trois vaisseaux–trachée, une seule grosse artère, l'aorte horizontale. **C.** Coupe sagittale sur le tronc et la crosse de l'aorte. **D.** Coupe sagittale sur le tronc et la branche pulmonaire gauche. APd : artère pulmonaire droite; APg : artère pulmonaire gauche; étoile : veine cave supérieure.

e. Expertise

En suivant le vaisseau unique en coupe axiale, on cherche, proche de la valve troncale, l'émergence des branches pulmonaires, puis le vaisseau se poursuit par une aorte avec émergence des vaisseaux de la base. Il n'y a habituellement pas de canal artériel.

L'étude de l'anatomie des branches pulmonaires et de la crosse de l'aorte permet de classer le TAC en plusieurs types qui vont conditionner la procédure opératoire (figure 6.84).

Le fonctionnement de la valve troncale par le Doppler couleur est un élément important de l'expertise car les lésions valvulaires vont grever grandement le pronostic.

f. Pronostic

Le TAC n'a aucune conséquence en anténatal.

La tolérance néonatale est généralement bonne, il passe d'ailleurs inaperçu si le dépistage n'a pas été fait en anténatal, avec une évolution vers l'insuffisance cardiaque en 2 semaines, à la baisse des résistances pulmonaires.

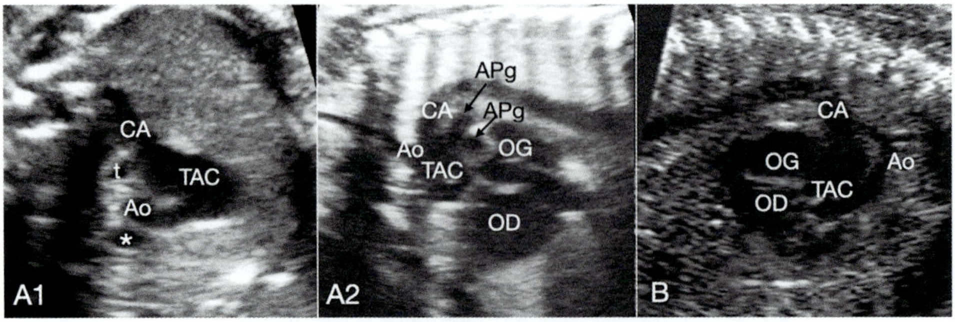

Figure 6.84 **Tronc artériel commun (TAC) à prédominance pulmonaire : échographie.**
A. TAC avec interruption de la crosse de l'aorte : en vue trois vaisseaux–trachée (**A1**), l'aorte petite sort du tronc, il n'y a pas d'aorte horizontale visible mais un canal artériel ; en vue sagittale (**A2**), le tronc donne les deux branches pulmonaires et le canal artériel irrigue l'aorte descendante. **B.** TAC avec hypoplasie et coarctation de la crosse aortique. APg : artère pulmonaire gauche ; CA : canal artériel ; t : trachée ; étoile : veine cave supérieure.
Source : HeBee.

• Le pronostic ultérieur dépend de la qualité de la valve troncale qui peut être sténosante et/ou fuyante et de l'anatomie de la voie pulmonaire.

Lorsque la valve troncale est fonctionnelle et que les branches pulmonaires sont de belle taille, la cardiopathie pourra être réparée dans les premières semaines de vie. La chirurgie consiste à fermer la CIV en dérivant la voie d'éjection gauche vers l'unique artère qui va devenir l'aorte, à débrancher les artères pulmonaires de la future aorte et à reconstituer une voie d'éjection droite par interposition d'un patch ou d'un tube.

Les formes avec interruption de la crosse de l'aorte ou avec petites branches pulmonaires sont de plus mauvais pronostic.

Des réinterventions sont souvent nécessaires.

E. Interruption de l'arche aortique avec communication interventriculaire de type B

En plus des associations chromosomiques communes à toute anomalie conotroncale, des lésions cardiaques peuvent y être associées : tronc artériel commun, transposition des gros vaisseaux, fenêtre aortopulmonaire.

a. Anatomie

L'interruption de l'arche aortique de type B associe une CIV d'éjection avec bascule postérieure du septum conal, une hypoplasie aortique et une interruption de la crosse de l'aorte entre la carotide gauche et la sous-clavière gauche. L'aorte horizontale est donc absente (figure 6.85). Plus rarement, la CIV d'éjection est absente et on trouve alors une fenêtre aortopulmonaire.

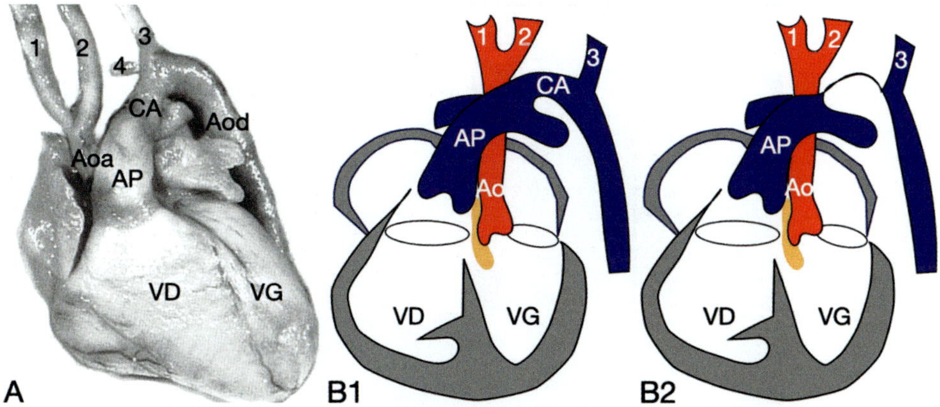

FIGURE 6.85 **Interruption de la crosse de l'aorte de type B : image anatomique et schémas.**

A. Pièce anatomique. **B1.** Schématisation de l'aspect anténatal, le canal artériel assure la vascularisation de l'aorte descendante. **B2.** Schéma postnatal après fermeture du canal artériel. Carotide gauche (A) ou tronc artériel brabiocéphalique (B). Aoa : aorte ascendante; Aod : aorte descendante; CA : canal artériel; 1 : tronc artériel brachiocéphalique; 2 : Carotide gauche; 3 : sous-clavière gauche; 4 : sous-clavière droite rétro-œsophagienne (A).

b. Incidence

0,7/10 000 naissances.

c. Diagnostic

Il repose sur l'association de la CIV d'éjection, une aorte ascendante souvent hypoplasique, une aorte horizontale absente.

- La coupe des quatre cavités est le plus souvent normale.
- La coupe de la voie d'éjection gauche retrouve la CIV avec discontinuité septo-aortique.
- Sur toutes les incidences, les vaisseaux sont de taille asymétrique avec une petite aorte.
- Sur la coupe des trois vaisseaux–trachée l'aorte horizontale est impossible à mettre en évidence (figure 6.86).
- La coupe sagittale de la crosse de l'aorte peut être trompeuse à cause de la superposition du canal artériel à la portion horizontale absente de la crosse. Si l'aorte horizontale n'est pas visible sur la coupe des trois vaisseaux–trachée, elle ne peut pas paraître normale en coupe sagittale (figure 6.87).

d. Diagnostic différentiel

Il s'agit essentiellement de la coarctation de l'aorte avec CIV.

e. Expertise

- Elle permet par le Doppler couleur de différencier une coarctation avec hypoplasie extrême de l'aorte horizontale d'une véritable interruption.

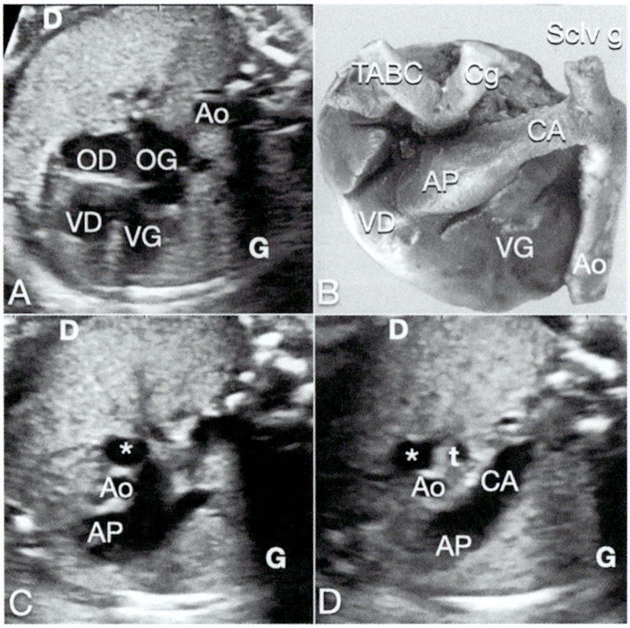

FIGURE 6.86 **Interruption de la crosse de l'aorte de type B : échographie et image anatomique.**
A. Coupe des quatre cavités avec discrète asymétrie droite-gauche et possible extension postérieure d'une CIV d'éjection, l'aorte thoracique descendante est médiane. **C.** Coupe des trois vaisseaux de Yoo. L'aorte est plus petite que la veine cave supérieure (étoile). **B.** Pièce anatomique vue supérieure, il n'y a pas d'aorte horizontale (pointillés). **D.** Coupe des trois vaisseaux–trachée, l'aorte horizontale n'est pas visible. Ao : aorte; Aoa : aorte ascendante; Aod : aorte descendante; CA : canal artériel; D : droite; G : gauche; t : trachée.

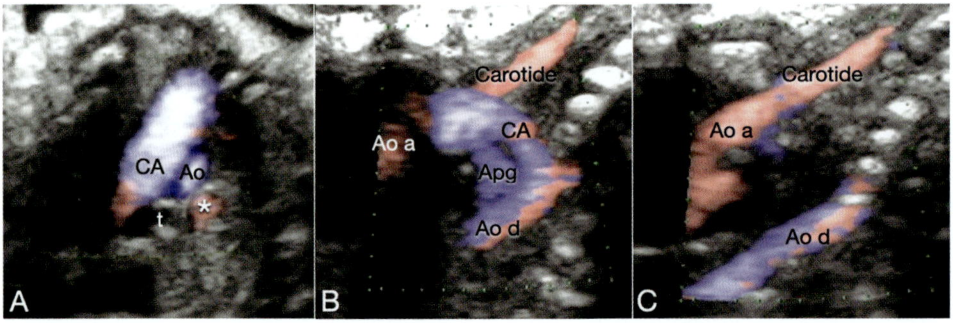

FIGURE 6.87 **Interruption de la crosse de l'aorte de type B : piège échographique en Doppler couleur.**
A. Coupe des trois vaisseaux–trachée sans aorte horizontale visible. **B.** Image de la crosse du canal artériel qui pourrait être interprétée à tort comme une crosse de l'aorte. **C.** Interruption de la crosse après la carotide gauche. Ao a : aorte ascendante; Ao d : aorte descendante; Apg : artère pulmonaire gauche; CA : canal artériel; t : trachée; étoile : veine cave supérieure.

• Il est important de localiser l'interruption et d'apprécier la taille de la voie gauche. Dans les cardiopathies conotroncales, elle est de type B, entrc la carotide gauche et la sous-clavière gauche. Il existe d'autres localisations qui ne font pas partie des cardiopathies conotroncales et qui sont traitées dans les anomalies de crosse (type A : coarctation avec atrésie de l'isthme ; type C : entre le tronc artériel brachiocéphalique et la carotide gauche ; voir p. 279). La taille de l'aorte déterminera le type de réparation chirurgicale.
• On va rechercher une fenêtre aortopulmonaire associée, surtout s'il n'existe pas de CIV.

f. Pronostic

• Il dépend de la forme anatomique.
• Avant la naissance, la tolérance est toujours bonne du fait de la suppléance par le canal artériel.
• À la naissance, il s'agit d'une cardiopathie ducto-dépendante imposant une naissance en milieu cardiologique avec une intervention néonatale pour reconstruire la crosse.
• À moyen et long terme, le résultat dépend de la taille de l'aorte ascendante, de la taille de la voie sous-aortique et de l'anneau aortique.
Comme dans la coarctation, le risque d'hypertension artériel est accru dans cette population.

8.3 Autres anomalies des troncs artériels

A. Fenêtre aortopulmonaire

La fenêtre aortopulmonaire est une anomalie du cloisonnement de la voie d'éjection distale avec une communication directe entre le tronc de l'artère pulmonaire et l'aorte ascendante.

Elle peut être isolée ou associée à une CIV et à des anomalies des arcs : interruption de la crosse aortique ou absence de canal artériel.

C'est une malformation rare, sans association chromosomique ou syndromique particulière.

a. Anatomie

La communication, située dans la portion intrapéricardique des vaisseaux, est de taille variable (figure 6.88).

b. Diagnostic

Il est fait sur la présence d'une communication anormale entre les deux gros vaisseaux qui donnent un aspect inhabituel à la coupe des trois vaisseaux de Yoo et des trois vaisseaux–trachée parfois difficile à analyser. C'est en suivant les vaisseaux dans différentes incidences que l'on parviendra au diagnostic (figure 6.89).

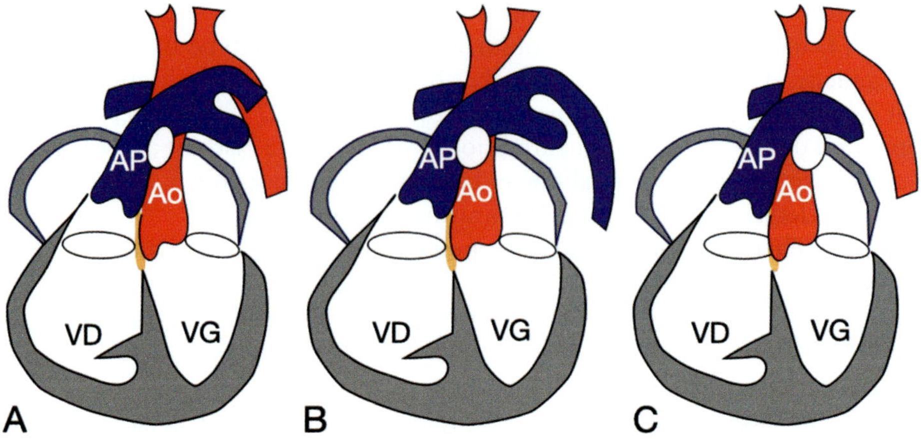

FIGURE 6.88 **Fenêtre aortopulmonaire : schéma des différentes formes anatomiques.**
A. Fenêtre isolée. **B.** Fenêtre avec interruption de la crosse de l'aorte. **C.** Fenêtre sans canal artériel.

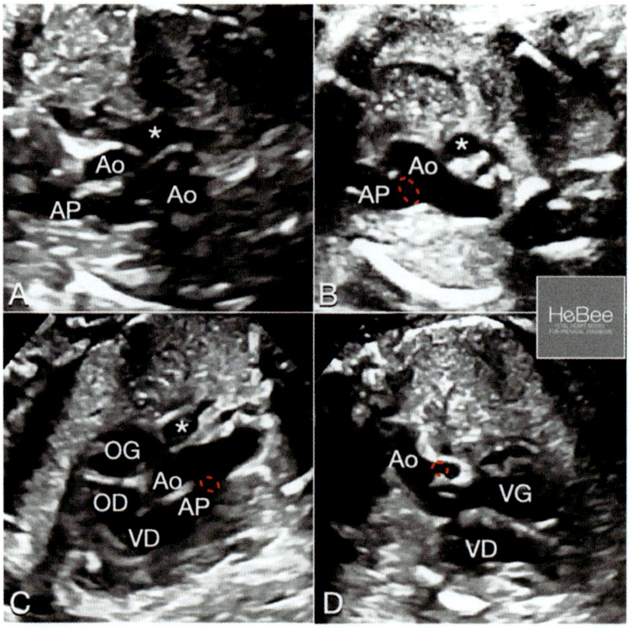

FIGURE 6.89 **Fenêtre aortopulmonaire : échographie.**
A. Coupe des trois vaisseaux de Yoo, bifurcation pulmonaire d'aspect habituel. **B.** Coupe des trois vaisseaux–trachée, large communication entre l'artère pulmonaire et l'aorte. **C.** Coupe de l'éjection droite d'aspect très inhabituel avec impression de confluence des deux vaisseaux. **D.** Voie d'éjection gauche d'aspect très inhabituel, l'aorte ascendante semble communiquer avec une branche de l'artère pulmonaire. Étoile : veine cave supérieure.
Source : HeBee.

c. Expertise

- Elle a surtout pour but d'éliminer une image construite. Même le Doppler couleur peut être trompeur dans la recherche des communications.
- Elle recherchera les lésions associées, en particulier l'interruption de la crosse de l'aorte, cardiopathie ducto-dépendante imposant une naissance en milieu cardiologique.

d. Pronostic

- Avant la naissance, la malformation est bien tolérée pendant la vie fœtale.
- À la naissance :
  - la fenêtre isolée va se présenter comme un shunt. La persistance de pressions pulmonaires élevées peut faire méconnaître la malformation;
  - les formes avec interruption de la crosse sont des urgences chirurgicales.
- À moyen terme, le pronostic est bon si l'intervention est précoce, dans le premier mois de vie.

B. Artère pulmonaire droite naissant de l'aorte

Pathologie très rare, mal tolérée à la naissance, imposant une chirurgie de réimplantation de l'artère pulmonaire droite sur le tronc.

a. Anatomie

L'artère pulmonaire gauche est dans la continuité du tronc, l'artère pulmonaire droite naît de l'aorte ascendante.

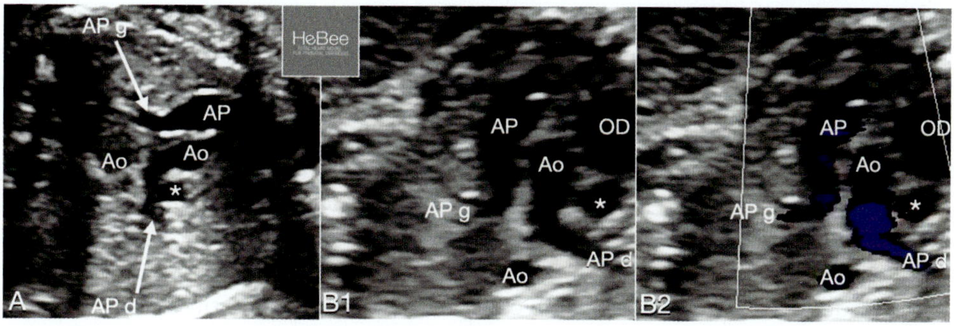

FIGURE 6.90 **Artère pulmonaire droite naissant de l'aorte ascendante : échographie.**
A. Coupe des trois vaisseaux de Yoo, l'artère pulmonaire gauche naît du tronc pulmonaire et se dirige vers le poumon gauche, l'artère pulmonaire droite naît de l'aorte ascendante et se dirige vers le poumon droit. **B1, B2.** Coupes axiales obliques. AP d : artère pulmonaire droite; AP g : artère pulmonaire gauche; étoile : veine cave supérieure.
Source : HeBee.

b. Diagnostic

Le diagnostic est fait sur la coupe des trois vaisseaux de Yoo devant l'absence de bifurcation pulmonaire, mais la présence d'une bifurcation précoce au niveau de l'aorte liée à la naissance de l'artère pulmonaire droite avant la naissance des vaisseaux de la base (figure 6.90).

c. Pronostic

- Avant la naissance, la tolérance est bonne.
- À la naissance, signes de shunt précoce important imposant une chirurgie rapide. Le traitement consiste à détacher l'artère pulmonaire droite de l'aorte pour la réimplanter sur le tronc de l'artère pulmonaire.
- À moyen terme, la croissance de l'artère pulmonaire droite réimplantée est souvent médiocre avec une asymétrie fréquente de perfusion pulmonaire.

C. Tunnel ventriculo-aortique ou aortoventriculaire

Pathologie très rare dont le diagnostic n'est fait en anténatal que si le retentissement sur le ventricule gauche est important.

a. Anatomie

Le tunnel ventriculo-aortique est une communication entre l'aorte ascendante et le ventricule gauche autour de l'anneau aortique (figure 6.91).

b. Incidence

Moins de 0,01 % des cardiopathies congénitales.

c. Diagnostic

Aspect inhabituel de la coupe de l'éjection gauche avec impression de défaut septal sous-aortique et élargissement de la racine de l'aorte. Le diagnostic est fait en Doppler couleur par le flux de régurgitation qui, venant de l'aorte, contourne l'anneau valvulaire et se dirige dans le ventricule gauche (figure 6.92). Le ventricule gauche est dilaté sur la coupe des quatre cavités. Il peut y être associé un flux systolique véloce si l'orifice de communication est de petite taille.

d. Diagnostic différentiel

La fuite aortique qui siège au niveau de la valve.

e. Expertise

Elle vise à apprécier le retentissement hémodynamique *in utero*, à vérifier la valve aortique qui peut être bicuspide, à préparer la prise en charge chirurgicale néonatale.

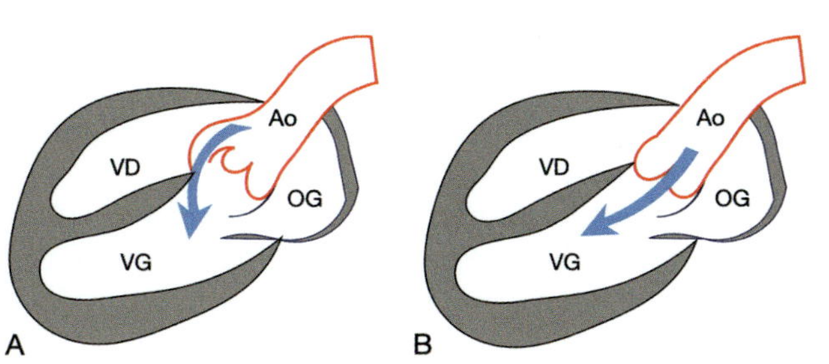

FIGURE 6.91 **Tunnel aortoventriculaire/fuite valvulaire aortique : schéma.**
A. Tunnel aortoventriculaire gauche, la fuite aortique contourne la racine de l'aorte.
B. Fuite valvulaire aortique.

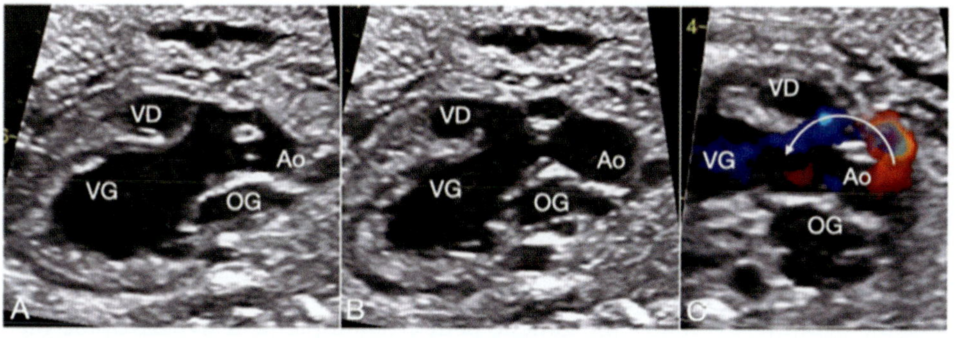

FIGURE 6.92 **Tunnel aortoventriculaire : échographie.**
A. Coupe de l'éjection gauche en diastole. Impression de discontinuité septo-aortique et image anormale en avant de la paroi antérieure de l'aorte. **B.** Même coupe en systole permettant de bien situer l'anneau aortique et le tunnel en avant. **C.** Même coupe en Doppler couleur : en diastole, le sang reflue de l'aorte vers le ventricule gauche (flèche).

f. Pronostic

- Avant la naissance, seules les formes avec régurgitation massive seront mal tolérées, elles peuvent se compliquer d'anasarque et de décès *in utero*.
- À la naissance, la physiologie de fuite aortique importante néonatale est mal tolérée et le tunnel sera fermé chirurgicalement avec un excellent résultat ; certaines équipes proposent une fermeture percutanée.
- À moyen terme, le résultat est excellent.

8.4 Sténoses et atrésies valvulaires aortiques

Dans les obstacles aortiques, nous ne traitons que la sténose et l'atrésie valvulaires et pas les obstacles sous-valvulaires ou supravalvulaires aortiques qui sont rarement isolés et sont étudiés dans les pathologies du cœur gauche (voir p. 277).

a. Anatomie

La sténose valvulaire aortique est due à une ouverture incomplète de la valve aortique par fusion commissurale ou malformation de la valve.

La valve aortique normale est composée de trois sigmoïdes ou *cusps*, mais en cas de sténose aortique, la valve peut être mono-, bi- ou tricuspide. Une dilatation post-sténotique de l'aorte ascendante est fréquemment associée, en particulier dans les bicuspidies.

Une sténose aortique peut être modérée, sévère ou critique, confinant à l'atrésie.

L'atrésie aortique est une absence complète de flux entre le ventricule gauche et l'aorte, elle peut être primitive ou être l'évolution d'une sténose serrée.

b. Incidence

Difficile à déterminer; les formes modérées peuvent être diagnostiquées tardivement. L'incidence est estimée à 3 à 5 % des cardiopathies.

c. Diagnostic

• Il est difficile dans les sténoses modérées. Il repose sur l'ouverture incomplète de la valve aortique, dont l'orifice fonctionnel en Doppler couleur est étroit, et la vélocité accélérée créant un *aliasing*.

La valve peut être fine avec une ouverture en dôme ou très épaisse et peu mobile; une fuite peut y être associée.

Il existe parfois une dilatation de la racine de l'aorte ou au contraire une hypoplasie de l'aorte ascendante.

• L'aspect du ventricule gauche est très variable selon la forme anatomique et le stade évolutif. Le ventricule gauche peut être simplement hypertrophié bien dynamique, épais hypoplasique, dilaté et hypokinétique ou encore hyperéchogène et akinétique avec une fibro-élastose (figures 6.93 et 6.94).

• Lorsque la valve est d'emblée atrésique, l'évolution se fait souvent très rapidement vers l'hypoplasie du cœur gauche et le diagnostic est possible dès le 1er trimestre de la grossesse.

d. Diagnostic différentiel

• Lorsque le ventricule gauche est épais hypoplasique, il peut s'agir d'une exceptionnelle absence de valve aortique, le Doppler met alors en évidence non pas une sténose mais une fuite aortique.

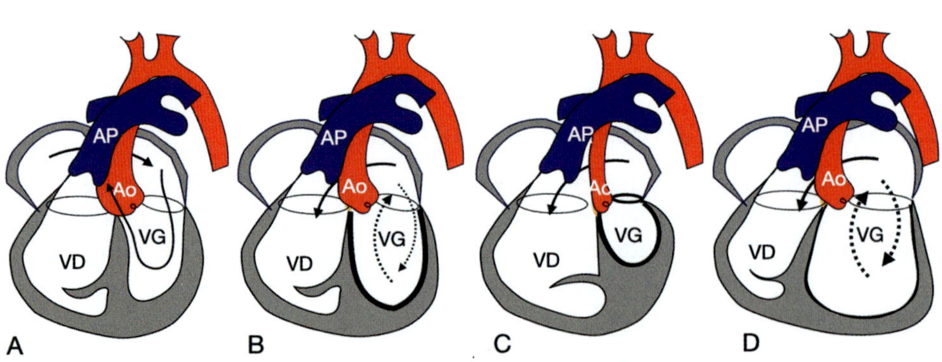

FIGURE 6.93 **Sténose valvulaire aortique : schéma des différentes formes anatomiques.** **A.** Ventricule gauche (VG) de taille normale avec flux antérograde dans l'aorte. **B.** VG adynamique fibroélastosique. **C.** VG hypoplasique, évolution possible de A ou B. **D.** VG dilaté akinétique, évolution possible de A.

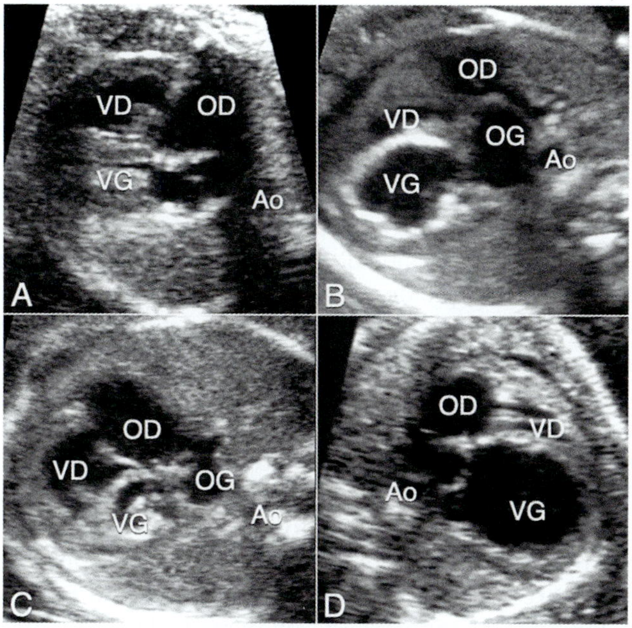

FIGURE 6.94 **Sténoses aortiques serrées au 3e trimestre : échographie des différentes formes évolutives.**
A. VG hypertrophié très dynamique avec flux normal dans le foramen ovale (FO). **B.** VG de taille normale globuleux mais akinétique avec fibroélastose, flux inversé dans le FO. **C.** VG hypertrophié, dense et hypoplasique, non fonctionnel avec flux inversé dans le FO. **D.** Cardiomégalie avec VG très dilaté akinétique, flux inversé dans le FO.

• Dans les formes avec dilatation du ventricule gauche, on éliminera les myocardiopathies dilatées et l'exceptionnel tunnel aortoventriculaire.

e. Expertise

• Elle a pour but d'évaluer la sévérité de l'obstacle et le retentissement sur la fonction ventriculaire gauche.

Le flux Doppler au niveau de la valve aortique est d'autant plus accéléré que la sténose est serrée (> 1,5 m/s). Cependant compte tenu de la redistribution des flux, l'obstacle peut être sous-estimé. Par ailleurs, au stade de dysfonction ventriculaire gauche avec bas débit, le ventricule ne parvient plus à éjecter dans l'aorte dont le flux est peu véloce, voire diminué, et le Doppler n'a alors plus de valeur. C'est l'aspect de la valve et la présence d'un flux rétrograde dans l'aorte ascendante qui confirmera la sévérité de la malformation.

Selon la sévérité de la sténose, la fonction ventriculaire peut être longtemps conservée parfois jusqu'à terme.

En cas de sténose sévère et évolutive, l'altération de la fonction ventriculaire s'accompagne souvent d'une fuite mitrale dont la vélocité Doppler permettra de mesurer la pression que le ventricule est encore capable de produire.

• Elle doit rechercher d'autres lésions du cœur gauche, coarctation et anomalie mitrale (syndrome de Shone).

f. Pronostic

Avant la naissance

La sténose valvulaire aortique modérée pose rarement de problème, mais la sténose aortique serrée avec ventricule adapté impose une surveillance régulière (tous les 8 à 10 jours), car il s'agit d'une pathologie potentiellement évolutive durant la grossesse avec risque de dégradation de la fonction ventriculaire.

Il est important de savoir dépister les signes de souffrance myocardique : ventricule plus large, endocarde brillant, apparition d'une fuite mitrale.

Il faut dans ce cas soulager au plus vite le ventricule gauche.

Si le terme est très avancé (> 36 semaines d'aménorrhée), on déclenchera l'accouchement, sinon on proposera une dilatation valvulaire aortique *in utero*. La dilatation est réalisable dès le 2e trimestre de la grossesse, mais il s'agit d'un geste à risque (20 % de décès *in utero*) qui ne doit être proposé qu'en cas d'apparition de signes de souffrance ventriculaire. Il est important de rappeler que la sténose aortique serrée peut rester stable et très bien tolérée durant toute la grossesse.

En revanche, lorsque le diagnostic est fait au stade de ventricule gauche akinétique avec endocarde brillant par ischémie, fuite mitrale par dilatation de l'anneau et flux inversé au niveau du foramen ovale, le pronostic est très sombre car le ventricule gauche ne récupérera pas en postnatal et il est donc inutile et dangereux de proposer une dilatation valvulaire à ce stade. Ces formes évoluent vers des cardiopathies fonctionnellement univentriculaires de pronostic très péjoratif du fait de la pathologie aortique associée.

Les atrésies qui évoluent vers l'hypoplasie du cœur gauche ont le même mauvais pronostic.

À la naissance

Le pronostic néonatal dépend de la sévérité de la sténose et des éventuelles lésions associées.

La sténose valvulaire aortique modérée peut être très bien tolérée à la naissance, mais elle restera évolutive et surveillée pendant toute la vie.

La sténose aortique serrée avec ventricule adapté impose la naissance en milieu cardiopédiatrique car les modifications de la postcharge du ventricule gauche à la naissance aggravent ses conditions de travail et peuvent entraîner une défaillance myocardique grave imposant un geste d'urgence : dilatation endoluminale ou chirurgie.

À long terme

La pathologie valvulaire aortique reste évolutive pendant toute la vie. Elle peut imposer plusieurs interventions chirurgicales avec un remplacement aortique quasi constant durant le suivi.

Dans le syndrome de Shone, le pronostic dépend du caractère modéré ou sévère des obstacles aux différents étages, mais il est globalement péjoratif avec des interventions répétées.

8.5 Sténose et atrésie valvulaires pulmonaires

Comme pour les sténoses aortiques, nous ne traitons ni les sténoses infundibulaires ni les sténoses supravalvulaires qui sont de diagnostic anténatal difficile et qui s'intègrent dans d'autres pathologies ou syndromes.

a. Anatomie

La sténose valvulaire pulmonaire est une anomalie isolée de la valve pulmonaire qui est épaisse et qui s'ouvre de façon incomplète sur un anneau de taille normale.

La fusion des commissures donne un aspect d'ouverture en dôme, avec souvent une fausse image de sténose supravalvulaire.

L'atrésie valvulaire pulmonaire est une absence complète de flux entre le ventricule droit et l'artère pulmonaire, elle peut être primitive ou être l'évolution d'une sténose serrée.

b. Incidence

Élevée, près de 5/10 000 naissances.

c. Diagnostic

Il repose sur l'analyse de la valve pulmonaire qui est rigide, d'ouverture incomplète. Souvent le tronc est dilaté. L'aspect du ventricule droit sur la coupe des quatre cavités est variable, témoin du retentissement de l'obstacle ; selon sa sévérité et sa précocité, le ventricule droit est hypertrophié, dilaté ou hypoplasique bien dynamique ou akinétique (figure 6.95).

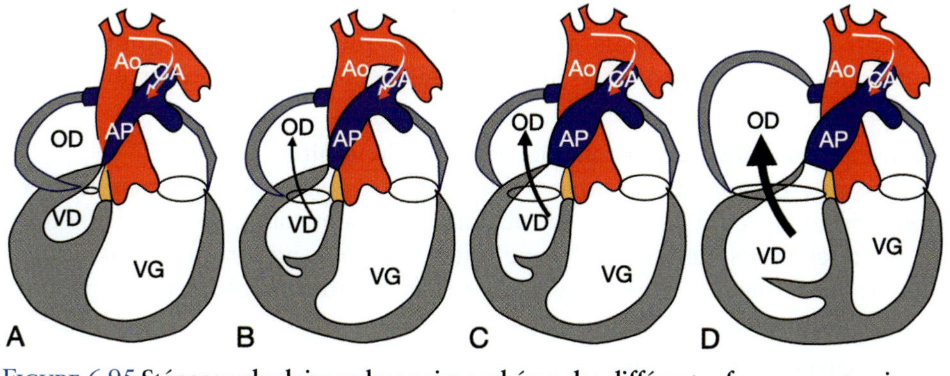

FIGURE 6.95 **Sténose valvulaire pulmonaire : schéma des différentes formes anatomiques.** **A.** Atrésie valvulaire pulmonaire avec atrésie valvulaire tricuspide secondaire (hypoplasie du cœur droit). **B.** Atrésie valvulaire pulmonaire avec petit anneau tricuspide, cavité ventriculaire droite réduite, infundibulum et anneau pulmonaire étroit. **C.** Atrésie ou sténose valvulaires pulmonaires avec anneau tricuspide, infundibulum et anneau pulmonaire de taille satisfaisante. **D.** Atrésie valvulaire pulmonaire avec fuite tricuspide importante et dysfonction ventriculaire droite.

d. Diagnostic différentiel

- En cas d'hypertrophie ventriculaire droite avec valve pulmonaire perméable, on cherchera une restriction du canal artériel.
- En cas de dilatation ventriculaire droite, on éliminera une myocardiopathie ou une pathologie tricuspide avec atrésie pulmonaire fonctionnelle.

e. Expertise

Elle a pour but d'évaluer la sévérité de l'obstacle et le retentissement sur la fonction ventriculaire droite.

La coupe des trois vaisseaux en Doppler couleur permet d'évaluer l'importance (ou l'absence) du flux antérograde à travers l'orifice valvulaire et la présence ou non d'un flux rétrograde sur le canal artériel.

Le flux Doppler antérograde sur la valve pulmonaire a une vélocité accélérée, supérieure à 1 m/s, l'accélération est proportionnelle à la sévérité de la sténose.

Sur la coupe des quatre cavités, on appréciera la fonction ventriculaire droite visuellement mais également par l'analyse Doppler. En Doppler couleur, on évaluera l'existence et l'importance de la fuite tricuspide et on mesurera sa vélocité qui permet de mesurer la pression que le ventricule droit est capable de générer.

Cette expertise permet de classer les différentes présentations de sténose ou d'atrésie :

Sténose pulmonaire modérée

La valve est épaissie ; le tronc pulmonaire est souvent dilaté, ovoïde ; le ventricule droit est modestement hypertrophié bien dynamique. Le flux Doppler sur la valve pulmonaire est modérément accéléré, une fuite associée est possible.

Sténose pulmonaire serrée

Le flux antérograde sur la valve pulmonaire est étroit, très accéléré. Un flux rétrograde dans le canal artériel est habituel. La fuite tricuspide est plus ou moins large, sa vélocité est d'autant plus élevée que la sténose est serrée. Le ventricule droit est épais avec une cavité plus ou moins réduite et une contractilité qui peut paraître diminuée même si sa fonction est maintenue (figure 6.96).

Sténose pulmonaire avec dysfonction ventriculaire droite

Le flux antérograde sur la valve pulmonaire est peu important, peu accéléré, voire absent, avec un flux rétrograde dans le canal artériel. Le ventricule droit est dilaté et hypokinétique avec une fuite tricuspide importante mais dont la vélocité est faible car le ventricule n'est plus capable de générer une pression adaptée à l'obstacle (figure 6.97).

Atrésie valvulaire pulmonaire

Si elle existe dès la formation de la valve, elle évolue rapidement vers l'hypoplasie du cœur droit avec atrésie pulmonaire et tricuspide par redistribution des flux. Le diagnostic est alors possible dès l'examen du 1er trimestre. Elle sera différenciée de l'atrésie tricuspide primitive par la présence d'une valve tricuspide (étroite, non fonctionnelle) et par l'absence de CIV (figure 6.98 A et B).

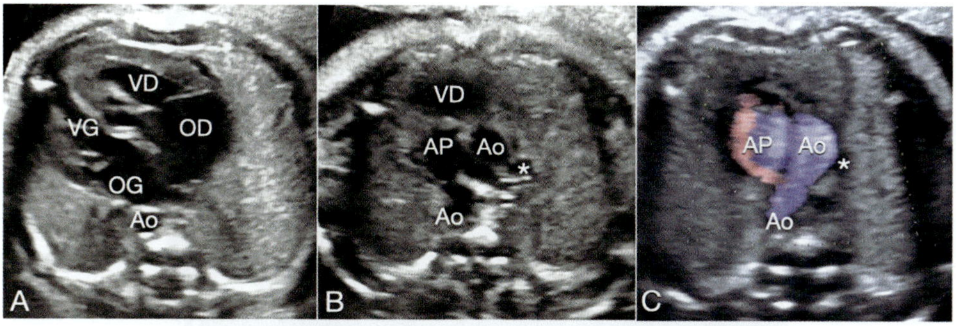

FIGURE 6.96 **Sténose valvulaire pulmonaire serrée : échographie.**
A. Coupe des quatre cavités avec hypertrophie du ventricule droit, l'anneau tricuspide est de belle taille. **B.** Coupe des trois vaisseaux de Yoo, dilatation modérée du tronc de l'artère pulmonaire, valve épaisse, infundibulum de taille normale. **C.** Coupe des trois vaisseaux–trachée en Doppler couleur, le canal artériel rétrograde participe à la vascularisation pulmonaire. Étoile : veine cave supérieure.

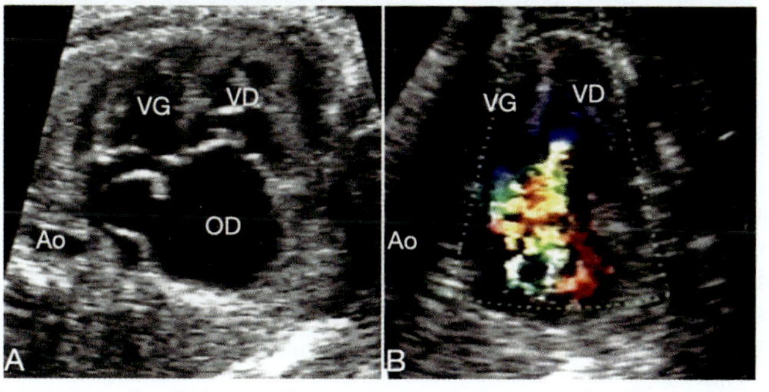

FIGURE 6.97 **Sténose valvulaire pulmonaire serrée avec dysfonction ventriculaire : échographie.**
A. Cardiomégalie par dilatation des cavités droites, bombement de la valvule de Vieussens. **B.** En Doppler couleur, importante fuite tricuspide.

Elle peut être l'évolution d'une sténose pulmonaire serrée. Le ventricule droit est très hypertrophié, semble peu contractile, la valve tricuspide est souvent hyperéchogène, son ouverture est limitée par l'hyperpression ventriculaire mais elle peut rester de bon diamètre. L'infundibulum plus ou moins hypertrophié et l'anneau pulmonaire plus ou moins large seront des éléments du pronostic postnatal.

Des fistules coronaires seront recherchées, de mauvais pronostic (figure 6.98B2).

f. Pronostic

Avant la naissance

- La sténose pulmonaire modérée est très bien tolérée durant toute la grossesse et même après la naissance.
- La sténose serrée et l'atrésie doivent être surveillées. En l'absence de fuite tricuspide importante ou de foramen restrictif, elle reste habituellement bien tolérée jusqu'à la naissance, mais elle peut évoluer vers la dysfonction ventriculaire droite avec dilatation du ventricule droit et aggravation de la fuite

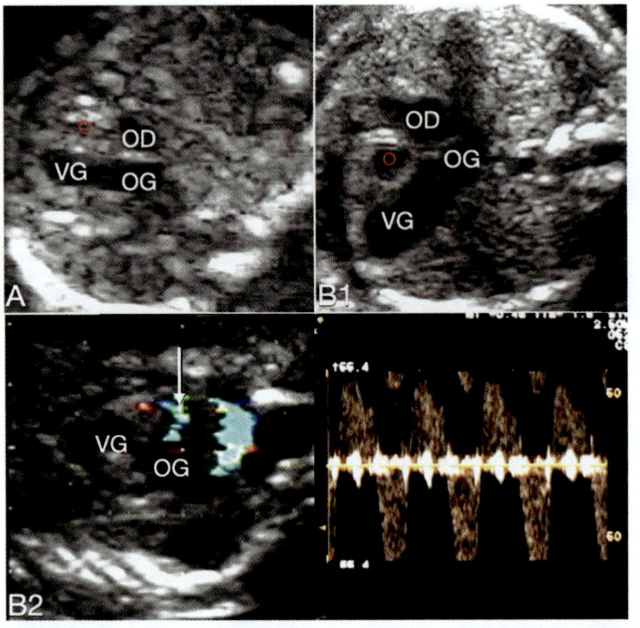

FIGURE 6.98 **Atrésie valvulaire pulmonaire sévère précoce avec fistule coronaire : échographie.**

A. Coupe des quatre cavités à 13 semaines d'aménorrhée, le ventricule droit est hypertrophié hyperéchogène de taille normale mais sans cavité visible. **B1.** Même fœtus à 18 semaines d'aménorrhée : coupe des quatre cavités, le ventricule droit est devenu hypoplasique avec atrésie tricuspide. **B2.** 18SA : fistule coronaire avec flux Doppler bidirectionnel typique. OD : oreillette droite ; OG : oreillette gauche ; VG : ventricule gauche ; cercle rouge : VD.

tricuspide. La baisse de sa vélocité témoigne de la dysfonction ventriculaire droite avec un risque d'évolution vers l'anasarque et la mort fœtale *in utero*. Si le terme est avancé (> 36 semaines d'aménorrhée), on provoque la naissance, sinon on propose une dilatation *in utero*, qui est un geste à très haut risque qui ne doit être réalisé qu'en cas d'évolutivité et de mauvaise tolérance.

Après la naissance

- Les sténoses modérées restent bien tolérées. Elles sont souvent peu ou lentement évolutives et ne seront traitées par dilatation endoluminale que tard dans l'enfance ou à l'âge adulte en cas de retentissement ventriculaire droit.
- Les sténoses serrées seront traitées par dilatation, le plus souvent dans les premières semaines de vie. Le pronostic est bon mais la fuite pulmonaire résiduelle doit être surveillée.
- Les atrésies nécessitent une prise en charge néonatale : dilatation ou chirurgie d'ouverture valvulaire. Le traitement dépendra essentiellement de la taille et de la fonction du ventricule droit et de la valve tricuspide, de la taille de l'infundibulum et de l'anneau pulmonaire. Plusieurs interventions seront parfois nécessaires. Les formes les plus graves sans ventricule droit fonctionnel seront traitées comme un cœur univentriculaire.

9. Anomalies des artères

Nous abordons ici les anomalies des gros vaisseaux au-delà des anneaux valvulaires.

9.1 Restriction et fermeture prématurée du canal artériel

La fermeture *in utero* du canal artériel est le plus souvent due à la prise d'anti-inflammatoires non stéroïdiens en fin de grossesse. La réversibilité est habituellement observée à l'arrêt du traitement. Parfois aucune cause n'est retrouvée et la fermeture du canal artériel évolue vers l'anasarque et la mort *in utero* en l'absence d'extraction.

a. Incidence

Rare mais possiblement méconnue.

b. Diagnostic

• Un canal artériel restrictif est étroit, souvent tortueux, avec un flux Doppler couleur aliasé et, en Doppler pulsé, une vélocité systolique supérieure à 1,5 m/s avec un flux diastolique supérieur à 0,30 m/s (figure 6.99). Le ventricule droit est hypertrophié avec souvent des signes de souffrance myocardique : piliers et cordages tricuspides hyperéchogènes. Une fuite tricuspide de haute vélocité est quasi constante.
• En cas de fermeture, on ne trouve plus de flux dans le canal artériel, simplement des signes de souffrance ventriculaire droite et une fuite tricuspide à vitesse élevée.

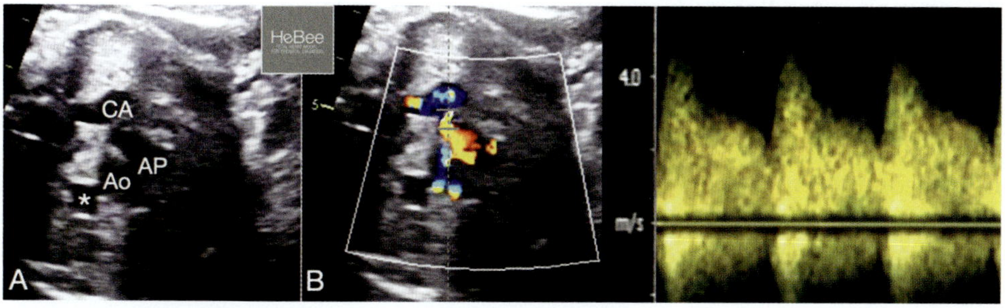

FIGURE 6.99 **Canal tortueux irrégulier : échographie.**
A. Sans Doppler couleur. **B.** Avec doppler couleur. Avec accélération du flux Doppler à 4 m/s en systole et 0,8 m/s en diastole, témoin d'une sténose très serrée avec bonne fonction ventriculaire droite.
CA : canal artériel; étoile : veine cave supérieure.
Source : HeBee.

c. *Diagnostic différentiel*

- Un canal artériel sinueux non restrictif est fréquent en fin de grossesse.
- Les autres causes de souffrance ventriculaire droite doivent être éliminées : sténose ou atrésie pulmonaires.

d. *Expertise*

Elle vise à apprécier le retentissement ventriculaire droit, hypertrophié puis hypokinétique. La fuite tricuspide et l'atrésie pulmonaire fonctionnelle sont des éléments de gravité qui imposent l'extraction en urgence.

e. *Pronostic*

- Avant la naissance, une restriction du canal artériel est très souvent réversible surtout si l'on en trouve la cause. La fermeture est plus inquiétante et impose souvent une extraction prématurée.
- Après la naissance, le pronostic est excellent si la période d'adaptation à la vie extra-utérine s'est bien passée.

9.2 Anomalies de la crosse

A. Coarctation de l'aorte

> La coarctation est un rétrécissement de l'isthme aortique en regard ou en amont de l'abouchement du canal artériel.

Elle peut être isolée ou associée à d'autres obstacles du cœur gauche ou à un syndrome de Turner.

L'isthme aortique est la zone de l'aorte la moins bien irriguée *in utero*, point de jonction entre l'aorte horizontale alimentée par le foramen ovale et l'aorte descendante par le canal artériel. Les perturbations hémodynamiques anténatales qui réduisent le débit dans cette zone déjà faiblement irriguée pourraient être responsables de certaines coarctations de l'aorte.

Le plus souvent, il s'agit certainement d'une maladie du cœur gauche autonome comme en témoigne la fréquence des formes familiales de pathologie gauche comprenant des coarctations, des anomalies valvulaires aortiques et mitrales de gravité diverse, des obstacles étagés (syndrome de Shone) ou une hypoplasie du coeur gauche; figure 6.100A).

L'extension du tissu ductal autour de l'aorte descendante est peut-être responsable des formes isthmiques très limitées sans hypoplasie de la crosse et sans lésion associée qui surviennent à la fermeture du canal artériel et ne peuvent être dépistées en anténatal (figure 6.100B).

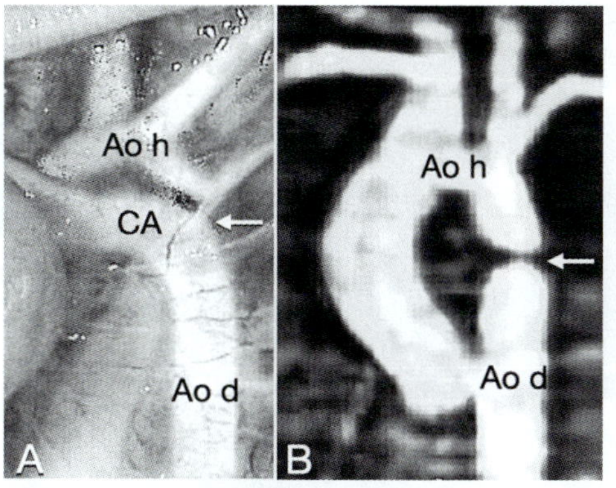

FIGURE 6.100 **Coarctation de l'aorte, formes anatomiques : image anatomique et angiographique.**
A. Pièce anatomique, fœtus de 22 semaines d'aménorrhée, coarctation serrée avec hypoplasie et dysmorphie de l'aorte horizontale dépistable en anténatal. **B.** Angiographie néonatale d'une coarctation isthmique serrée sur crosse harmonieuse et sans hypoplasie de l'aorte horizontale probablement non dépistable en anténatal. Ao d : aorte descendante; Ao h : aorte horizontale; CA : canal artériel.

a. Anatomie

Le rétrécissement isthmique s'accompagne dans les formes dépistables en anténatal d'une hypoplasie plus ou moins importante de l'aorte horizontale et parfois de l'aorte ascendante et de l'anneau aortique.

Pendant la vie fœtale, le canal artériel assure la vascularisation de l'aorte descendante. Après sa fermeture, l'obstacle isthmique est responsable d'une hypoperfusion du territoire d'aval (disparition des pouls fémoraux) et d'une hyperpression du territoire d'amont (hypertension artérielle aux membres supérieurs).

b. Incidence

7 % des cardiopathies.

c. Diagnostic

Il n'est jamais certain, la coarctation de l'aorte est la malformation cardiaque pour laquelle il y a le plus de faux positifs.

Une coarctation doit être évoquée sur la coupe des trois vaisseaux–trachée devant une asymétrie de taille des vaisseaux avec large canal artériel et petite aorte horizontale (figure 6.101).

L'asymétrie existe déjà sur la coupe des voies d'éjection au niveau des anneaux vasculaires et souvent sur les cavités cardiaques en coupe des quatre cavités.

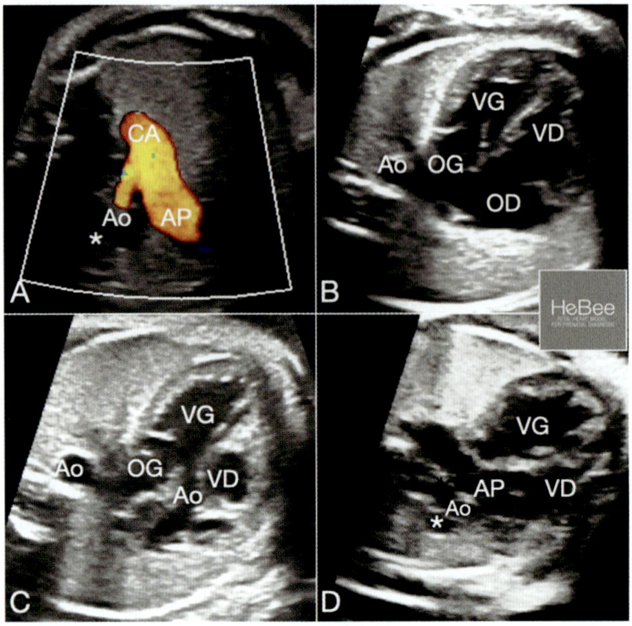

FIGURE 6.101 **Fœtus à très haut risque de coarctation postnatale : échographie.**
A. Importante asymétrie des vaisseaux en coupe trois vaisseaux–trachée avec hypoplasie sévère de l'aorte horizontale. **B.** L'asymétrie est plus modérée sur les cavités cardiaques. **C, D.** Aorte petite dès l'anneau avec rapport artère pulmonaire/aorte à plus de 2.
Ao : aorte ; AP : artère pulmonaire ; CA : canal artériel ; étoile : veine cave supérieure.
Source : HeBee.

d. Diagnostic différentiel

- Asymétrie de taille des vaisseaux physiologique du 3e trimestre qui peut parfois être très marquée.
- Interruption de l'arche aortique sans CIV lorsque l'aorte horizontale très hypoplasique n'est pas vue.

e. Expertise

Le premier but de l'expertise est de juger, devant une asymétrie de taille des vaisseaux, de la probabilité de survenue d'une coarctation postnatale.

Les éléments en faveur de la survenue d'une coarctation postnatale sont les suivants :

- asymétrie de taille des vaisseaux dès le 2e trimestre ;
- anneau aortique < 5 mm à 36 semaines d'aménorrhée. La mesure de l'anneau aortique doit être faite de façon reproductible : diamètre interne sur une aorte horizontalisée et zoomée (figure 6.102) ;
- crosse aortique dysmorphique, angulée (figure 6.103) ;
- bicuspidie valvulaire aortique (figure 6.104) ;
- CIV associée ;
- antécédents familiaux de malformation du cœur gauche.

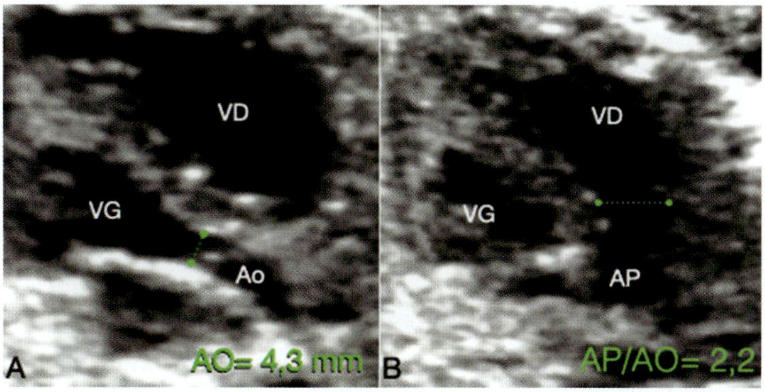

Figure 6.102 **Fœtus à très haut risque de coarctation postnatale : mesure des anneaux vasculaires.**

A. Diamètre de l'anneau aortique et de la voie sous-aortique <5 mm à 36 semaines d'aménorrhée. **B.** Diamètre de l'anneau pulmonaire plus de 2 fois supérieur à celui de l'aorte.

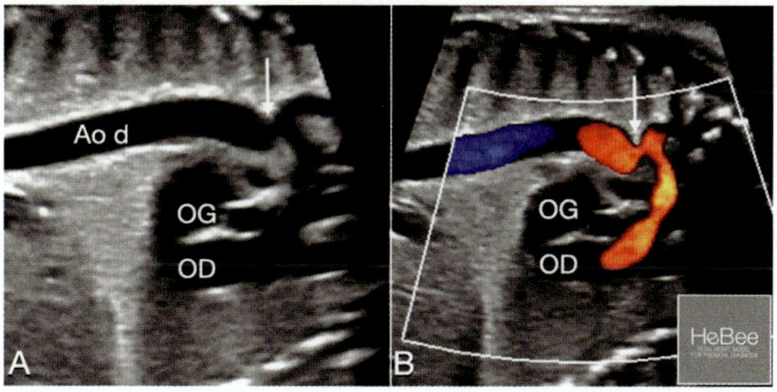

Figure 6.103 **Fœtus à très haut risque de coarctation postnatale : échographie de la crosse.**

Crosse de l'aorte hypoplasique surtout au niveau de l'isthme avec encoche postérieure (**A**) et flux Doppler antérograde (**B**). Ao d : aorte descendante.
Source : HeBee.

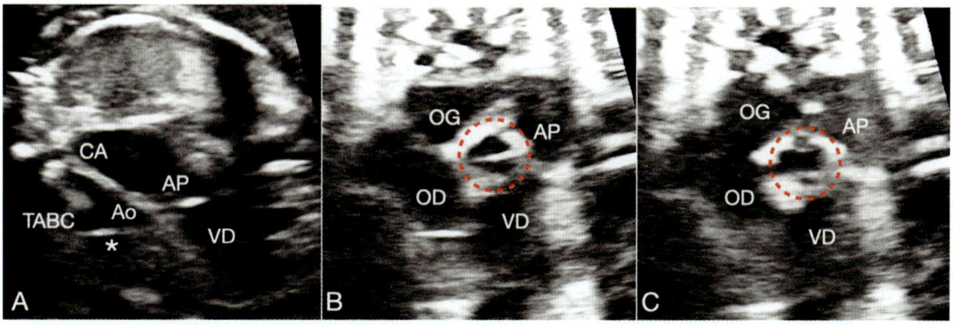

Figure 6.104 **Fœtus à très haut risque de coarctation postnatale : échographie de la valve aortique.**

A. Coupe des trois vaisseaux–trachée, aorte horizontale plus étroite que le tronc artériel brachiocéphalique (TABC). **B, C.** Bicuspidie valvulaire aortique. Étoile : veine cave supérieure ; cercles rouges : coupe axiale de la valve aortique en diastole et systole.

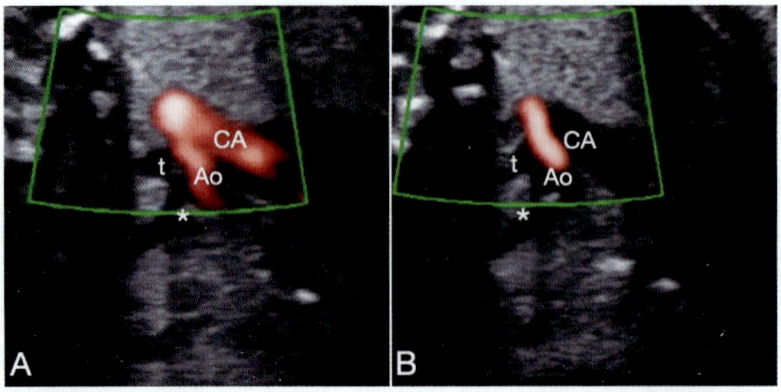

FIGURE 6.105 **Fœtus à très haut risque de coarctation postnatale : échographie Doppler couleur de l'isthme aortique.**
A. Flux Doppler antérograde en systole au niveau de l'aorte horizontale. **B.** Prolongement du flux antérograde en diastole témoin d'un obstacle isthmique. CA : canal artériel; t : trachée; étoile : veine cave supérieure.

Un flux Doppler antérograde systolodiastolique au niveau de l'isthme signe la présence de l'obstacle dès la période anténatale, mais un aspect normal du flux ou un flux rétrograde n'éliminent pas la coarctation postnatale (figure 6.105).

La présence d'une VCSG, fréquente, n'est pas un argument significatif dans la survenue de la coarctation et n'en modifie pas le pronostic.

Il est important de préciser s'il s'agit d'une coarctation isolée ou s'intégrant dans une pathologie étagée du cœur gauche par l'analyse de la valve aortique, de la voie sous-aortique et de la valve mitrale. Cette analyse est difficile.

f. Pronostic

Avant la naissance

Une coarctation même sévère est bien tolérée pendant la vie fœtale, le canal artériel assurant la vascularisation de l'aorte descendante.

À la naissance

Même en cas de coarctation serrée, la tolérance est variable. Une défaillance myocardique sévère peut survenir brutalement à la fermeture du canal artériel dans les premières heures de vie nécessitant sa réouverture par une perfusion de prostaglandine et une chirurgie rapide. Lorsque le canal artériel se ferme progressivement plus tardivement, on peut espérer une bonne adaptation du ventricule gauche avec l'apparition d'une hypertension artérielle et la chirurgie peut être différée de quelques semaines.

La naissance en milieu cardiologique est souhaitable dès que la probabilité de constitution postnatale d'une coarctation a été jugée élevée. Dans les autres cas, la surveillance quotidienne des pouls fémoraux est faite en maternité et une échographie de contrôle de la crosse aortique est programmée à la sortie.

À long terme

Un suivi annuel est nécessaire pour vérifier le résultat anatomique de la réparation de la crosse, la croissance de la zone opérée et la tension artérielle qui peut être élevée même lorsque la crosse est bien réparée.

Les formes anatomiques avec une aorte globalement hypoplasique ont un résultat chirurgical souvent imparfait avec nécessité d'une ou plusieurs autres interventions.

Par ailleurs, le caractère évolutif des obstacles gauches peut ne laisser apparaître des lésions, telles une sténose aortique, une membrane sous-aortique ou une sténose mitrale, que dans les semaines ou mois suivant la naissance.

B. Coarctation de l'aorte avec communication interventriculaire

Elle doit faire rechercher des associations cardiaques (crosse droite, VCSG, hypoplasie de l'anneau aortique et de la crosse) et génétiques (microdélétion 22q11 en cas de CIV d'éjection, d'interruption de crosse ou de crosse droite).

a. Anatomie

Lorsque la CIV est d'éjection, il s'agit d'un défaut d'alignement septo-aortique dû à une bascule postérieure du septum conal qui fait obstacle sous l'aorte, s'intégrant dans les cardiopathies conotroncales, et il doit faire rechercher les associations syndromiques.

Le plus souvent, les CIV associées à la coarctation de l'aorte sont membraneuses ou trabéculées.

b. Diagnostic

La problématique est la même que pour les coarctations simples. L'asymétrie de taille des cavités cardiaques est souvent absente lorsqu'il existe une CIV, le diagnostic est évoqué devant l'asymétrie vasculaire avec petite aorte.

c. Expertise

Comme pour la coarctation simple, elle vise à évaluer le risque de survenue d'une coarctation, d'autant plus important que l'aorte est petite malgré une CIV large, et à rechercher des lésions associées du cœur gauche plus fréquentes que dans les coarctations isolées (figure 6.106).

d. Diagnostic différentiel

Parfois très difficile à différencier d'une interruption de l'arche aortique. La coarctation serrée peut par ailleurs évoluer vers une interruption de type A au cours de la grossesse.

e. Pronostic

Il est le même que celui de la coarctation simple, mais la survenue d'obstacles aortiques ou sous-aortiques est plus fréquente.

Selon le poids de l'enfant, la taille de la CIV et l'anatomie de la crosse, la chirurgie peut être réalisée en un temps (cure de coarctation et fermeture de CIV) ou en deux temps (cure de coarctation et cerclage pulmonaire, puis fermeture de CIV et levée de cerclage quelques mois plus tard).

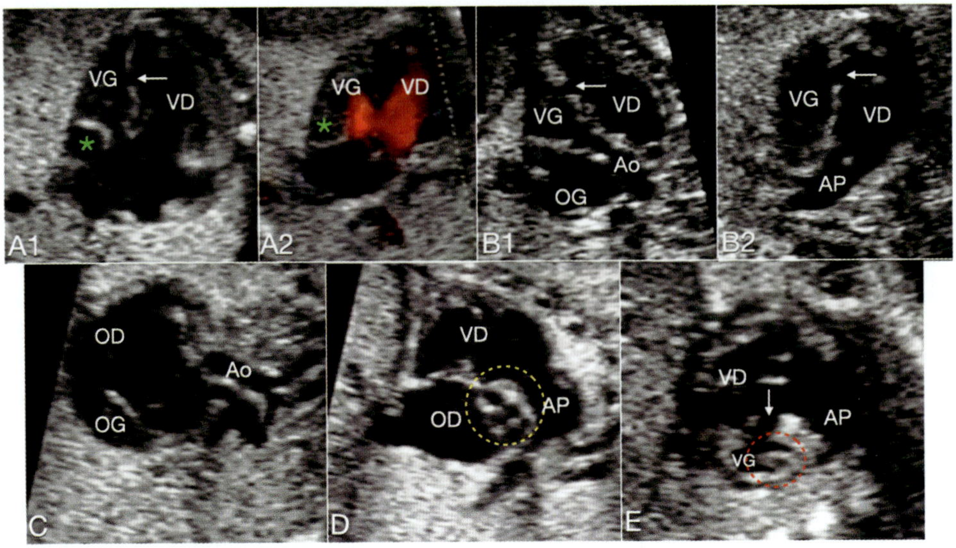

FIGURE 6.106 **Syndrome de Shone : expertise échographique.**
A. Asymétrie de taille des cavités cardiaques avec petit cœur gauche malgré une communication interventriculaire trabéculée moyenne assez large (flèche), mitrale perméable, mais étroite ; veine cave supérieure gauche (étoile verte) ; **B.** Grande asymétrie de taille des vaisseaux avec très petite aorte. **C.** Aorte horizontale hypoplasique. **D.** Valve aortique normalement tricuspide (cercle jaune). **E.** Mitrale excentrée très hypoplasique dans un petit ventricule gauche (cercle rouge).

Les formes avec obstacles étagés ou hypoplasie aortique majeure relèveront de chirurgies palliatives, de pronostic sombre.

C. Interruption de l'arche aortique

> L'interruption de crosse est une déconnexion entre l'aorte ascendante et descendante qui peut siéger à différents niveaux de l'aorte horizontale, l'aorte descendante est alimentée par la canal artériel.

Elle peut être isolée ou associée à une cardiopathie complexe (malposition vasculaire, tronc artériel commun, cardiopathie univentriculaire…).

a. Anatomie

L'interruption de l'arche aortique peut siéger à différents segments de l'aorte horizontale, soit après la sous-clavière gauche au niveau de l'isthme (type A : possible évolution d'une coarctation aortique serrée), soit entre la carotide gauche et la sous-clavière gauche (type B : le plus fréquent, traité dans les cardiopathies conotroncales, voir p. 259), soit enfin entre le tronc artériel brachiocéphalique (TABC) et la carotide gauche (type C : beaucoup plus rare).

b. Incidence

Très rare, moins de 1 % des cardiopathies.

c. Diagnostic

Il est fait devant l'impossibilité de mettre en évidence une confluence entre l'aorte horizontale et l'aorte descendante. Dans le type A, coarctation extrême, l'aorte horizontale est hypoplasique et aucun flux n'est noté au niveau de l'isthme. Le type C est très voisin du type B étudié dans les anomalies conotroncales : il est impossible de mettre en évidence l'aorte horizontale sur la coupe des trois vaisseaux–trachée. L'orientation de l'aorte ascendante est anormale, très rectiligne. C'est surtout dans cette forme que la CIV peut manquer, remplacée par une fenêtre aortopulmonaire.

Dans tous les cas, l'anneau aortique est de petite taille et l'asymétrie des cavités cardiaques avec petit cœur gauche est possible sur la coupe des quatre cavités.

d. Diagnostic différentiel

Le type A est difficile à différencier d'une coarctation serrée ; le type C est difficile à différencier d'un type B, surtout s'il existe une artère sous-clavière droite rétro-œsophagienne.

e. Expertise

Elle vise à faire la différence entre une coarctation serrée et une interruption, à localiser l'interruption et à vérifier l'absence de lésions cardiologiques associées.

C'est l'analyse de la crosse qui montrera l'interruption et précisera son siège. Le Doppler couleur montre un flux valvulaire aortique antérograde, mais ne parvient pas à dérouler la crosse. La superposition avec le large canal artériel peut créer une fausse image de crosse normale (voir figure 6.87).

f. Pronostic

- Avant la naissance, la cardiopathie est bien tolérée.
- À la naissance, la tolérance est toujours mauvaise à la fermeture du canal. La naissance doit impérativement être organisée en milieu cardiologique afin de pouvoir rétablir la continuité aortique dès la naissance.
- À long terme :
  - le pronostic est bon dans les formes isolées une fois la continuité aortique rétablie ;
  - comme dans la coarctation de l'aorte, une surveillance tensionnelle est nécessaire du fait d'un risque d'hypertension artérielle à long terme.

9.3 Anomalies des arcs aortiques

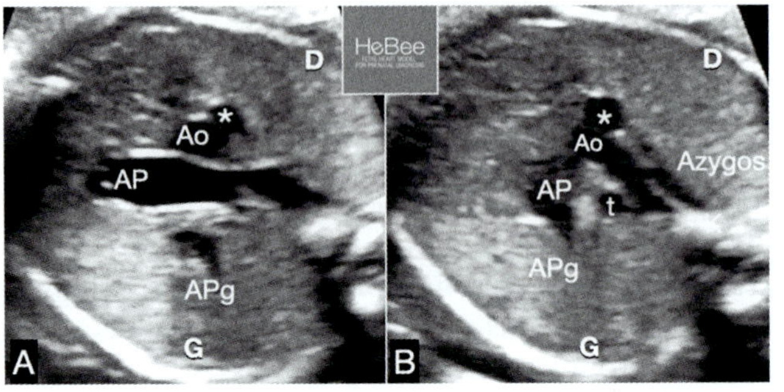

FIGURE 6.107 **Crosse aortique droite avec canal artériel droit : échographie.**
A. Coupe des trois vaisseaux de Yoo; les trois vaisseaux sont alignés, le canal artériel passe à droite de la bifurcation bronchique. **B.** Coupe des trois vaisseaux–trachée, l'aorte horizontale est à droite de la trachée, le canal artériel n'est plus visible. APg : artère pulmonaire gauche; D : droite; G : gauche; t : trachée; étoile : veine cave supérieure.
Source : HeBee.

A. Crosse à droite

a. Anatomie

On parle de crosse aortique droite lorsque l'aorte horizontale passe à droite de l'axe trachéo-œsophagien.
Elle peut être isolée ou associée à des cardiopathies plus ou moins complexes. Même isolée, elle peut révéler une anomalie chromosomique dont une microdélétion 22q.

Le canal artériel peut avoir une position variable, à droite comme l'aorte (figure 6.107) ou à gauche de la trachée vers l'aorte descendante le plus souvent, formant un anneau ouvert autour de l'axe trachéo-œsophagien (anneau de Neuhauser) ou vers le TABC.

b. Incidence

0,1–0,5 % de la population, possiblement sous-estimée car le plus souvent sans impact clinique.

c. Diagnostic

Il est fait sur la coupe des trois vaisseaux par l'analyse de la position relative de l'aorte horizontale et de la trachée. Le plus souvent, le canal artériel, à gauche de la trachée, se jette au pied de l'artère sous-clavière gauche (dans le segment C de l'aorte dorsale) donnant à la coupe trois vaisseaux–trachée son aspect caractéristique avec une confluence en U et non en V (figure 6.108A).

Sur la coupe des quatre cavités, l'aorte thoracique est souvent encore en avant et à droite du rachis.

La coupe de la voie d'éjection gauche est normale.

d. Expertise

- Elle vise essentiellement à localiser le canal artériel :
  - canal artériel droit comme l'aorte : la confluence est souvent difficile à mettre en évidence, le canal artériel étant vu avant l'aorte horizontale lors du balayage;
  - canal artériel à gauche de la trachée au pied de l'artère sous-clavière gauche (anneau de Neuhauser). La portion d'aorte située entre l'aorte descendante et l'artère sous-clavière deviendra après la fermeture du canal artériel la portion initiale de l'artère sous-clavière, réalisant un diverticule de Kommerel (figure 6.108);
  - le canal artériel gauche peut se jeter dans le TABC et créer un flux rétrograde dans la portion initiale du TABC qu'il dilate (figure 6.109).
- Elle doit rechercher des lésions cardiaques associées.

e. Pronostic

- Avant la naissance, la crosse aortique droite est bien tolérée.
- Après la naissance, les formes avec canal artériel droit ne posent pas de problème. Les formes avec diverticule de Kommerel sont parfois compressives en particulier sur l'œsophage et peuvent donner des troubles de déglutition, les problèmes respiratoires sont rares. Les formes avec dilatation du TABC (antérieur à l'axe trachéo-œsophagien) ne posent habituellement pas de problème.

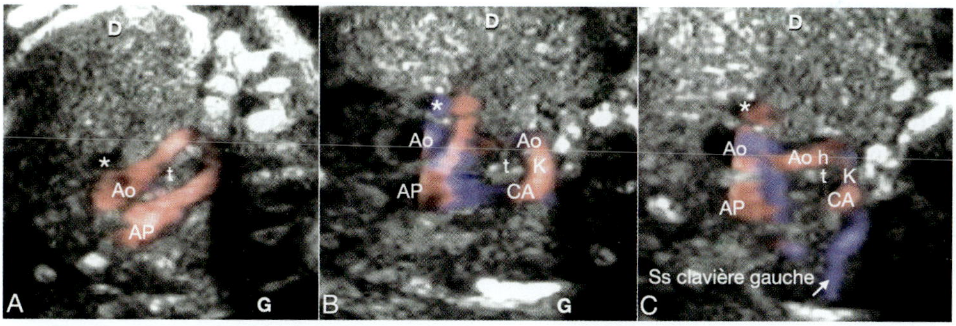

FIGURE 6.108 **Crosse aortique droite avec anneau de Neuhauser : échographie.**
A. Coupe des trois vaisseaux–trachée, la trachée est encerclée par le canal artériel à gauche et l'aorte horizontale à droite. **B.** Coupe des trois vaisseaux de Yoo, le canal artériel contourne la trachée à gauche et se jette dans l'aorte descendante. **C.** L'artère sous-clavière gauche naît au niveau de l'abouchement du canal artériel, le segment large situé entre la sous-clavière et l'aorte descendante deviendra le diverticule de Kommerel après fermeture du canal artériel. Ao : aorte horizontale; CA : canal artériel; D : droite; G : gauche; K : diverticule de Kommerel; T : trachée; étoile : veine cave supérieure.

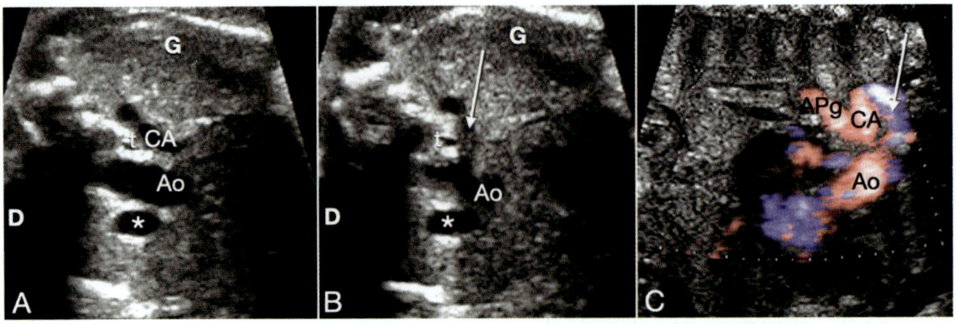

FIGURE 6.109 **Crosse aortique droite avec canal artériel abouché à l'extrémité terminale du tronc artériel brachiocéphalique (TABC) dans une tétralogie de Fallot : échographie.**
A. Coupe des trois vaisseaux–trachée, l'aorte se dirige vers la droite et le canal artériel vers la gauche jusqu'à l'extrémité du TABC. **B.** Coupe un peu plus haute au niveau du TABC. **C.** Coupe sagittale montrant le canal artériel abouché dans le TABC dont le flux est rétrograde. APg : artère pulmonaire gauche; CA : canal artériel; étoile : veine cave supérieure; flèche : TABC.

B. Double arc

L'aorte ascendante devenant aorte horizontale se divise en deux bras qui vont passer l'une à droite et l'autre à gauche de l'axe trachéo-œsophagien. Les deux bras se réunissent ensuite en arrière pour former l'aorte descendante.

Il est fréquent dans les cardiopathies syndromiques (microdélétion 22q1.1; trisomie 21, trisomie 18; syndromes VACTERL[ii], CHARGE[iii]).

a. Anatomie

Le double arc forme un anneau complet, fermé autour de l'axe trachéo-œsophagien. Chaque branche donne naissance à une artère sous-clavière et une artère carotide, mais leur diamètre est en général différent avec un arc droit souvent prédominant et l'aorte thoracique descendante est souvent à droite.

Le canal artériel est habituellement à gauche de la trachée.

b. Incidence

0,3/10 000 naissances.

[ii] Association d'anomalies Vertébrales, d'atrésie Anale, de Cardiopathie congénitale, de fistule Trachéo-œsophagienne, de troubles Rénaux et d'anomalies des membres.

[iii] *Coloboma, Heart defect, Atresia choanae, Retarded growth and development, Genital hypoplasia, Ear anomalies/deafness.*

c. Diagnostic

Il est fait sur une coupe des trois vaisseaux–trachée, assez haute pour voir la séparation de l'aorte horizontale en deux branches. La coupe des trois vaisseaux de Yoo paraît habituellement normale, sauf si l'aorte thoracique descendante est à droite (figure 6.110).

La coupe de l'éjection gauche est normale.

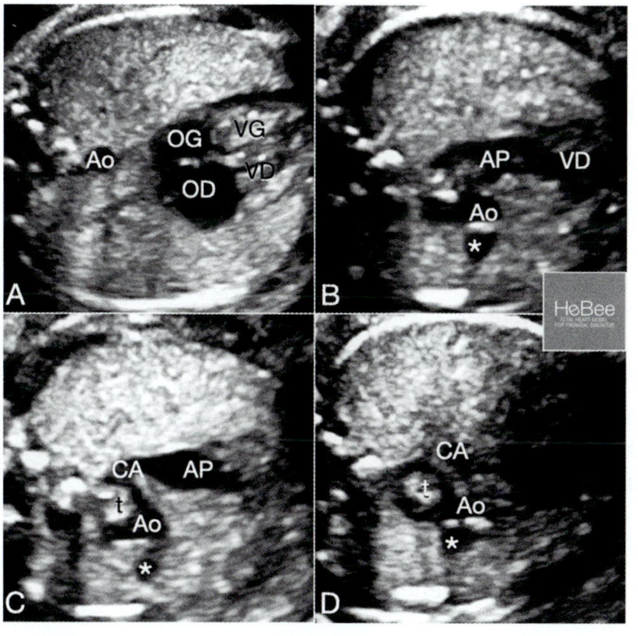

Figure 6.110 **Double arc aortique : échographie.**

A. Coupe des quatre cavités, l'aorte thoracique descendante est médiane en avant du rachis. **B.** Coupe de Yoo, l'aorte se dirige vers la droite. **C.** Coupe un peu plus haute, l'aorte se divise en deux bras de chaque côté de la trachée, le canal artériel est à gauche de la trachée. **D.** Les deux bras de l'aorte horizontale se rejoignent en arrière et forment un anneau complet autour de la trachée. CA : canal artériel; t : trachée; étoile : veine cave supérieure.

Source : HeBee.

d. Diagnostic différentiel

Crosse aortique droite avec anneau de Neuhauser, plus fréquente que le double arc.

e. Expertise

Elle vise à préciser l'anatomie, à localiser l'arc principal. Le double arc est le plus souvent isolé, mais peut être associé à n'importe quelle cardiopathie dans les syndromes.

f. Pronostic

• Avant la naissance, la tolérance est bonne.
• À la naissance, la tolérance du double arc dépend de la forme anatomique avec un risque de compression de l'axe trachéal se manifestant par un stridor laryngé. La chirurgie de décompression peut être nécessaire dans les premières semaines de vie.
• À long terme, le pronostic est bon, parfois la compression de l'axe digestif peut se manifester à l'âge adulte.

C. Artères sous-clavières rétro-œsophagiennes

Il s'agit le plus souvent d'une atteinte isolée mais des anomalies chromosomiques ont été décrites : trisomie 21, microdélétion 22q11.

a. Anatomie

Normalement, les vaisseaux du cou sont au nombre de trois et naissent au niveau de la crosse avec successivement : 1) le TABC qui se divise en artère sous-clavière droite et carotide primitive droite; 2) la carotide primitive gauche; 3) la sous-clavière gauche.

Parfois, on observe quatre vaisseaux naissant de la crosse avec successivement : 1) la carotide droite; 2) la carotide gauche; 3) la sous-clavière gauche; 4) la sous-clavière droite qui traverse le médiastin pour regagner le membre supérieur droit. Cette distribution résulte de la résorption anormale du 4e arc aortique (figure 6.111) .

b. Incidence

0,5 à 2 % de la population générale ?

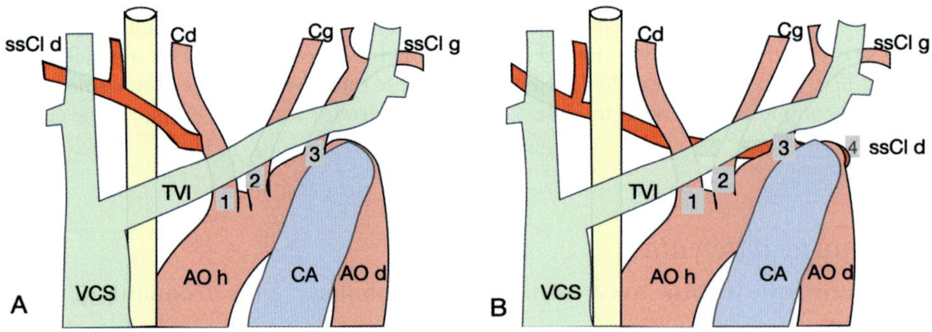

FIGURE 6.111 **Vaisseaux de la base normaux (A) et avec sous-clavière droite rétro-œsophagienne (B) : schémas.**
L'artère sous-clavière droite rétro-œsophagienne naît de l'aorte descendante proche de l'abouchement du canal artériel, elle sera donc visible sur la coupe des trois vaisseaux–trachée. Ao d : aorte descendante; Ao h : aorte horizontale; CA : canal artériel; Cd : carotide droite; Cg : carotide gauche; ssCl d : sous-clavière droite; ssCl g : sous-clavière gauche; TVI : Tronc veineux inominé; VCS : veine cave supérieure; 1, 2, 3 et 4 : ordre d'émergence des artères qui diffère en cas de sous-clavière droite rétro-œsophagienne.

c. Diagnostic

Il est fait par la constatation d'une artère anormale partant de l'aorte descendante et se dirigeant vers la droite sur une coupe des trois vaisseaux–trachée (figure 6.112).

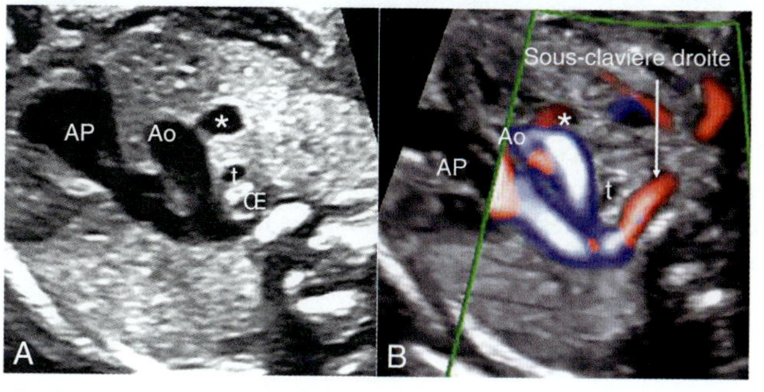

FIGURE 6.112 **Artère sous-clavière droite rétro-œsophagienne : échographie.**
A. Échographie bidimensionnelle, l'artère sous-clavière anormale est peu visible. **B.** En Doppler couleur, on voit bien partant de l'istme aortique un vaisseau anormal qui se dirige vers la droite Étoile : VCS; OE : œsophage; T : trachée.
Source : Emmanuel. Julien.

Les autres coupes – trois vaisseaux de Yoo, coupes des quatre cavités et des voies d'éjection gauche et droite – sont normales.

Lorsque la crosse aortique est à droite, c'est l'artère sous-clavière gauche qui peut être rétro-œsophagienne. Le diagnostic est fait comme pour la crosse gauche sur la coupe des trois vaisseaux–trachée (figure 6.113).

L'artère sous-clavière rétro-œsophagienne et les autres anomalies des arcs aortiques sont parfois diagnostiquées dès le 1er trimestre (figure 6.114).

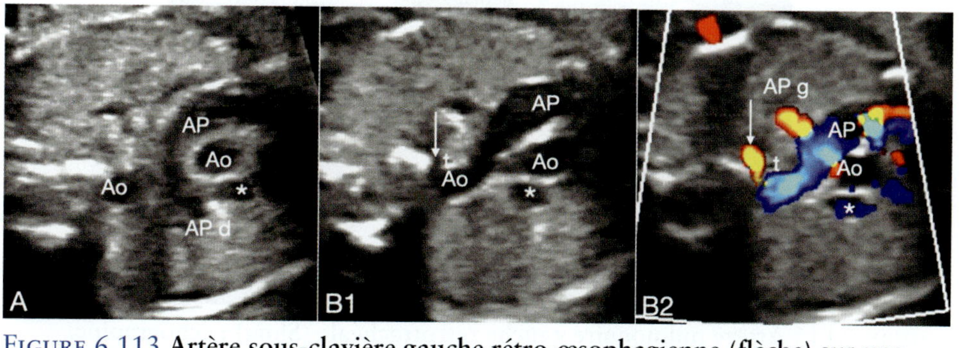

FIGURE 6.113 **Artère sous-clavière gauche rétro-œsophagienne (flèche) sur une crosse aortique droite avec canal artériel droit : échographie.**
A. Coupe des trois vaisseaux de Yoo, l'aorte thoracique descendante est à droite. **B1, B2.** Coupe des trois vaisseaux–trachée. AP d : artère pulmonaire droite; AP g : artère pulmonaire gauche; étoile : veine cave supérieure; flèche : sous-clavière gauche rétro-œsophagienne.
Source : HeBee.

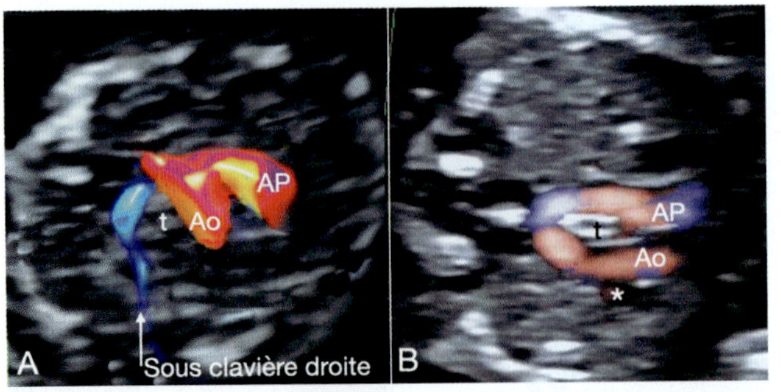

Figure 6.114 **Artère sous-clavière droite rétro-œsophagienne et anneau de Neuhauser : échographie du 1er trimestre.**
A. Artère sous-clavière droite rétro-œsophagienne sur la coupe trois vaisseaux–trachée à 12 semaines d'aménorrhée. **B.** Anneau de Neuhauser sur la coupe trois vaisseaux–trachée à 12 + 4 semaines d'aménorrhée. t : trachée ; étoile : veine cave supérieure.

d. Expertise

Elle a surtout pour but de rechercher des lésions associées.

e. Pronostic

Des compressions trachéales avec troubles respiratoires sont très rarement observées en période néonatale. Des troubles essentiellement alimentaires peuvent se révéler chez l'enfant ou l'adulte par compression de l'œsophage.

9.4 Anomalies des branches pulmonaires : artère pulmonaire gauche aberrante ou *sling*

L'artère pulmonaire gauche peut naître plus à droite qu'habituellement et faire une boucle entre la trachée en avant et l'œsophage et l'aorte en arrière (figure 6.115).

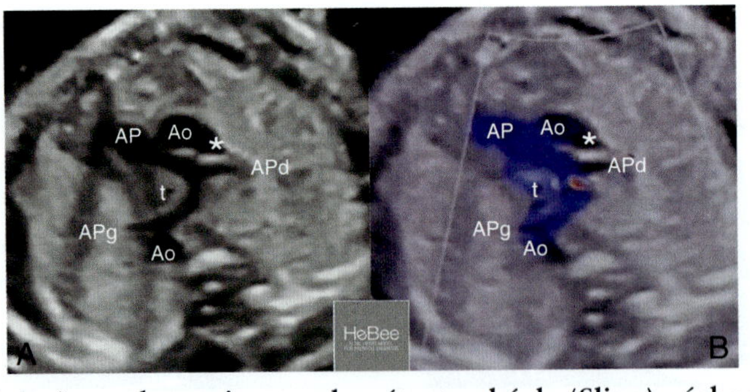

Figure 6.115 **Artère pulmonaire gauche rétrotrachéale (Sling) : échographie.**
A. L'artère pulmonaire gauche naît à droite de la branche droite et tourne vers la gauche en passant entre la trachée et l'aorte descendante. **B.** Même image en Doppler couleur. APd : artère pulmonaire droite, APg : artère pulmonaire gauche ; t : trachée ; étoile : veine cave supérieure.
Source : HeBee.

À la naissance, la compression trachéale peut être mal tolérée. La chirurgie de réimplantation de l'artère pulmonaire gauche en avant de la trachée est alors urgente.

10. Anomalies coronaires

Les anomalies de trajet ou de naissance coronaire sont rares et ne sont pas dépistées en anténatal. Seules les larges fistules qui dilatent les coronaires pourront être vues à l'échographie.

Les fistules coronaires isolées sont possibles.

Elles sont parfois retrouvées comme nous l'avons vu dans l'atrésie valvulaire pulmonaire dont elles aggravent le pronostic. Elles seront recherchées en Doppler couleur.

Elles peuvent aussi être retrouvées dans la tétralogie de Fallot avec atrésie pulmonaire où elles sont l'équivalent de MAPCA (figure 6.116).

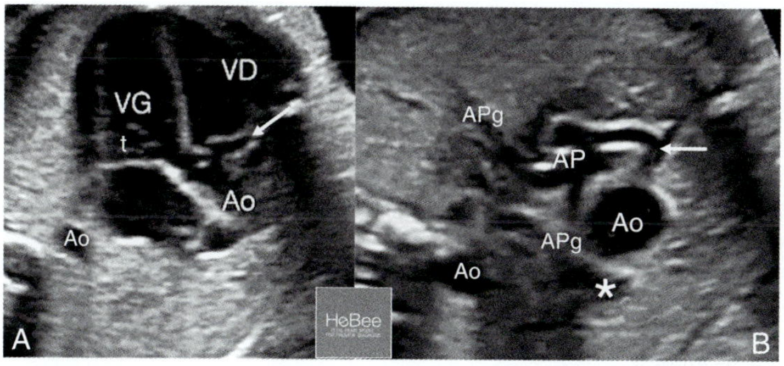

FIGURE 6.116 **Fistule coronaire droite dans une tétralogie de Fallot avec atrésie pulmonaire : échographie.**
A. Coronaire droite dilatée sur la coupe des cinq cavités. **B.** La coronaire droite alimente l'arbre pulmonaire. Étoile : veine cave supérieure.
Source : HeBee.

Bibliographie

Franklin RCG, Béland MJ, Colan SD, Walters HL, Aiello V, Anderson RH, et al. Nomenclature for congenital and paediatric cardiac disease : the International Paediatric and Congenital Cardiac Code (IPCCC) and the Eleventh Iteration of the International Classification of Diseases (ICD-11). Cardiol Young 2017;27:1872–938.

Hétérotaxies

Gottschalk I, Stressig R, Ritgen J, Herberg U, Breuer J, Vorndamme A, et al. Extracardiac anomalies in prenatally diagnosed heterotaxy. Ultrasound Obstet Gynecol 2016;47(4):443–9.

Jacobs JP, Anderson RH, Weinberg PM, Walters 3rd HL, Tchervenkov CI, Del Duca D, et al. The nomenclature, definition and classification of cardiac structures in the setting of heterotaxy. Cardiol Young 2007;17(Suppl 2):1–28.

Sharma S, Devine W, Anderson RH, Zuberbuhler JR. The determination of atrial arrangement by examination of appendage morphology in 1842 heart specimens. Br Heart J 1988;60(3):227–31.

Anomalie des retours veineux

Acherman RJ, Evans WN, Galindo A, Collazos JC, Rothman A, Mayman GA, et al. Diagnosis of absent ductus venosus in a population referred for fetal echocardiography : association with a persistent portosystemic shunt requiring postnatal device occlusion. JUltrasound Med 2007;26(8):1077–82.

Achiron R, Kivilevitch Z. Fetal umbilical-portal-systemic venous shunt : in-utero classification and clinical significance. Ultrasound Obstet Gynecol 2016;47(6):739–47.

Ben Brahim F, Hazelzet T, Cohen L, Durand I, Blanc J, Barre E, et al. Aberrant drainage of the umbilical vein into the coronary sinus without ductus venosus agenesis. J Ultrasound Med 2014;33(3):535–42.

Domadia S, Kumar SR, Votava-Smith JK, Pruetz JD. neonatal outcomes in total anomalous pulmonary venous return : the role of prenatal diagnosis and pulmonary venous obstruction. Pediatr Cardiol 2018;39(7):1346–54.

Koc Z, Oguzkurt L. Interruption or congenital stenosis of the inferior vena cava : prevalence, imaging, and clinical findings. Eur J Radiol 2007;62(2):257–66.

Levêque C, Paret L, Cochet T, Joinau-Zoulovits F, Chantalat E, Vidal F, et al. Prospective study feasibility : screening of antenatal total abnormal pulmonary venous return. Prenat Diagn 2018;38(2):123–9.

Minsart AF, Boucoiran I, Delrue MA, Audibert F, Abadir S, Lapierre C, et al. Left superior vena cava in the fetus : a rarely isolated anomaly. Pediatr Cardiol 2020;41(2):230–6.

Pacheco D, Brandão O, Montenegro N, Matias A. Ductus venosus agenesis and fetal malformations : what can we expect? - a systematic review of the literature. J Perinat Med 2018;47(1):1–11.

Paladini D, Pistorio A, Wu LH, Meccariello G, Lei T, Tuo G, et al. Prenatal diagnosis of total and partial anomalous pulmonary venousconnection : multicenter cohort study and meta-analysis. Ultrasound Obstet Gynecol 2018;52(1):24–34.

Ramakrishnan D, Chidambarathanu S, Murli L, Micheal J, Jagadeesh S, Suresh I, Seshadri S. Persistent left superior vena cava in fetuses : an autopsy series. Fetal Pediatr Pathol 2017;36(4):304–31.

Anomalies des oreillettes

Januszewska K, Loeff M, Kozlik-Feldmann R, Franke J, Netz H, Malec E, Pozza RD. Cor triatriatum dexter : rare case of neonatal cyanosis. Clin Res Cardiol 2010;99(12):861–3.

McCarthy K, Ho S, Anderson R. Defining the morphologic phenotypes of atrial septal defects and interatrial communications. Images Paediatr Cardiol 2003;5(2):1–24.

Rao S, Suntharos P, Najm H, Komarlu R. Cor triatriatum dexter with right ventricular hypoplasia : role of multimodality imaging in decision making. Echocardiography 2018;35(12):2113–6.

Anomalies de la jonction et des valves auriculoventriculaires

Briennon C, Boussion F, Leblanc-Deshayes M, Lépinard C, Bouye P, Allory P, et al. Linear insertion of atrioventricular valves (Livav) : echocardiographic diagnosis, reliability and prevalence in the general population. J Gynecol Obstet Biol Reprod (Paris) 2009;38(3):231–7.

Eckersley LG, Howley LW, van der Velde ME, Khoo NS, Mah K, Brooks P, et al. Quantitative assessment of left ventricular dysfunction in fetal Ebstein's anomaly and tricuspid valve dysplasia. J Am Soc Echocardiogr 2019;32(12):1598–607.

Freud LR, Escobar-Diaz MC, Kalish BT, Komarlu R, Puchalski MD, Jaeggi ET, et al. Outcomes and predictors of perinatal mortality in fetuses with ebsteinanomaly or tricuspid valve dysplasia in the current era : a multicenter study. Circulation 2015;132(6):481–9.

Masoller N, Gómez Del Rincón O, Herraiz I, Gómez-Montes E, Soveral I, Pérez-Cruz M, et al. Prediction of perinatal mortality in Ebstein's anomaly diagnosed in the second trimester of pregnancy. Fetal Diagn Ther 2020;47(8):604–14.

Anomalies des connexions atrioventriculaires

Smood B, Kirklin JK, Pavnica J, Tresler M, Johnson Jr WH, Cleveland DC, et al. Congenitally corrected transposition presenting in the first year of life : survival and fate of the systemic right ventricle. World J Pediatr Congenit Heart Surg 2019;10(1):42–9.

Spigel Z, Binsalamah ZM, Caldarone C. Congenitally corrected transposition of the great arteries : anatomic, physiologic repair, and palliation. Semin Thorac Cardiovasc Surg Pediatr Card Surg Annu 2019;22:32–42.

Tsukimori K, Kitadai Y, Kan N. Prenatal diagnosis of criss-cross heart using 4-dimensional color Doppler rendering. Pediatr Cardiol 2019;40(1):237–9.

Anomalies de connexion ventriculo-artérielles

Cao L, Tian Z, Rychik J. Prenatal echocardiographic predictors of postnatal management strategy in the fetus with right ventricle hypoplasia and pulmonary atresia or stenosis. Pediatr Cardiol 2017;38(8):1562–8.

Fricke TA, Konstantinov IE, Grigg LE, Zentner D. Pregnancy outcomes in women after the arterial switch operation. Heart Lung Circ 2020a;29(7):1087–92.

Friedman KG, Sleeper LA, Fichorova RN, Weilnau T, Tworetzky W, Wilkins-Haug LE. Myocardial injury in fetal aortic stenosis : insights from amniotic fluid analysis. Prenat Diagn 2018;38(3):190–5.

Gardiner HM, Kovacevic A, Tulzer G, Sarkola T, Herberg U, Dangel J, et al. Fetal Working Group of the AEPC. Natural history of 107 cases of fetal aortic stenosis from a European multicenter retrospective study. Ultrasound Obstet Gynecol 2016;48(3):373–81.

Gottschalk I, Strizek B, Menzel T, Herberg U, Breuer J, Brockmeier K, et al. Severe pulmonary stenosis or atresia with intact ventricular septum in the fetus : the natural history. Fetal Diagn Ther 2020;47(5):420–8.

Hoashi T, Iwasa T, Kagisaki K, Shimada M, Kurosaki K, Shiraishi I, Ichikawa H. Long-term respiratory outcomes after primary total correction for tetralogy of Fallot and absent pulmonary valve in patient with respiratory symptoms. Congenit Heart Dis 2017;12(4):441–7.

Jouannic JM, Gavard L, Fermont L, Le Bidois J, Parat S, Vouhé PR, et al. Sensitivity and specificity of prenatal features of physiological shunts to predict neonatal clinical status in transposition of the great arteries. Circulation 2004;110(13):1743–6.

Mallmann MR, Herberg U, Gottschalk I, Strizek B, Hellmund A, Geipel A, et al. Fetal cardiac intervention in critical aortic stenosis with severe mitral regurgitation, severe left atrial enlargement, and restrictive foramen ovale. Fetal Diagn Ther 2020;47(5):440–7.

Nagata H, Glick L, Lougheed J, Grattan M, Mondal T, Thakur V, et al. Prenatal diagnosis of transposition of the great arteries reduces postnatal mortality : a population-based study. Can J Cardiol 2020;36(10):1592–7.

Nakayama Y, Shinkawa T, Matsumura G, Hoki R, Kobayashi K, Niinami H. Late neo-aortic valve regurgitation long after arterial switch operation. Ann Thorac Surg 2019;108(4):1210–6.

Peng R, Zheng J, Xie HN, He M, Lin MF. Genetic anomalies in fetuses with tetralogy of Fallot by using high-definition chromosomal microarray analysis. Cardiovasc Ultrasound 2019;17(1):8.

Ren MB, Zhou SP, Hou L, Zhang WY, Wang X, Fan XM, et al. Prenatal diagnosis and pregnancy outcomes of sixty-three fetuses with tetralogy of Fallot. Zhonghua Fu Chan Ke ZA Zhi 2019;54(10):660–5.

Riggs KW, Tweddell JS. How Small is too small ? Decision-making and management of the small aorticroot in the setting of interrupted aortic arch. Semin Thorac Cardiovasc Surg Pediatr Card Surg Annu 2019;22:21–6.

Russell HM, Jacobs ML, Anderson RH, Mavroudis C, Spicer D, Corcrain E, Backer CL. A simplified categorization for common arterial trunk. JThorac Cardiovasc Surg 2011;141(3):645–53.

Sizarov A, Boudjemline Y. Valve Interventions in utero : understanding the timing, indications, and approaches. Can J Cardiol 2017;33(9):1150–8.

Thomas E, Maskari S, Farqani A. Percutaneous device closure of aortico-left ventricular tunnel using Amplatzer vascular plug III. Cardiol Young 2013;23(5):755–8.

Tulzer A, Arzt W, Gitter R, Prandstetter C, Grohmann E, Mair R, Tulzer G. Immediate effects and outcome of in-utero pulmonary valvuloplasty in fetuses with pulmonary atresia with intact ventricular septum or critical pulmonarystenosis. Ultrasound Obstet Gynecol 2018;52(2):230–7.

Anomalies des artères

Backer CL, Bharadwaj SN, Eltayeb OM, Forbess JM, Popescu AR, Mongé MC. Double aortic arch with Kommerell diverticulum. Ann Thorac Surg 2019;108(1):161–6.

Beloosesky R, Shrim A, Steinberg M, Khatib N, Bronshtein M. Isolated aberrant right subclavian artery at 14-16 weeks of gestation and Down syndrome. J Clin Ultrasound 2018;46(1):62–3.

Durand I, Deverriere G, Thill C, Lety AS, Parrod C, David N, et al. Prenatal detection of coarctation of the aorta in a non-selected population : a prospective analysis of 10 years of experience. Pediatr Cardiol 2015;36(6):1248–54.

Familiari A, Morlando M, Khalil A, Sonesson SE, Scala C, Rizzo G, et al. Risk factors for coarctation of the aorta on prenatal ultrasound : a systematic review and meta-analysis. Circulation 2017;135(8):772–85.

Fricke K, Liuba P, Weismann CG. Fetal echocardiographic dimension indices : important predictors of postnatal coarctation. Pediatr Cardiol 2020b;42(3):517–25.

Guo Q, Kong Y, Zeng S, Zhou J, Wang X, Shang Q, et al. Fetal double aortic arch : prenatal sonographic and postnatal computed tomography angiography features, associated abnormalities and clinical outcomes. BMC Pregnancy Childbirth 2020;20(1):614.

Gursoy Erzincan S, Karamustafaoglu Balci B, Tokgoz C, Kalelioglu IH. Incidence of an aberrant right subclavian artery on second-trimester sonography in an unselected population. J Ultrasound Med 2017;36(5):1015–9.

Kohli U. Isolated retroaortic innominate vein and right aortic arch : a case report and review of literature. Cardiol Young 2019;29(8):1091–3.

Luo Q, Chen J, Zhang Y, Li J, Su X, Wang Q, Ding Y. Incidence of chromosomal anomalies in fetuses with isolated right aortic arch : a meta-analysis. Prenat Diagn 2020;40(3):294–300.

Peng R, Xie HN, Zheng J, Zhou Y, Lin MF. Fetal right aortic arch : associated anomalies, genetic anomalies with chromosomal microarray analysis, and postnatal outcome. Prenat Diagn 2017;37(4):329–35.

Sahni D, Franklin WH. Vascular ring double aortic arch. StatPearls [Internet] ; 2021.

Vigneswaran TV, Allan L, Charakida M, Durward A, Simpson JM, Nicolaides KH, Zidere V. Prenatal diagnosis and clinical implications of an apparently isolated right aortic arch. Prenat Diagn 2018;38(13):1055–61.

Anomalies coronaires

Zhao L, Wang Y, Wang M, Sun X, Ma J, Li J, Zhang Y. Prenatal diagnosis of fetal isolated right coronary artery to left ventricle fistula. Echocardiography 2019;36(5):1009–13.

Chapitre 7
Anomalies non malformatives

1. Myocardiopathies

Les atteintes du muscle cardiaque sont très rarement détectables *in utero*, elles peuvent être héréditaires ou secondaires à un processus inflammatoire ou métabolique de physiopathologie souvent méconnue.

On ne traitera pas dans ce chapitre du retentissement myocardique d'une pathologie valvulaire ou rythmique abordés ailleurs (voir p. 265, 268, 303).

1.1 Myocardiopathies familiales génétiques

Les myocardiopathies liées à une mutation génétique sont le plus souvent découvertes à l'âge adulte, mais, au sein d'une même famille, la cinétique d'apparition et la sévérité de la maladie sont très variables. Leur découverte *in utero* est de mauvais pronostic.

A. Myocardiopathie hypertrophique

a. Diagnostic

Il est évoqué sur un cœur dont les parois sont épaisses, soit de façon concentrique, soit de façon localisée, au niveau du septum le plus souvent.

b. Diagnostic différentiel

- Myocardiopathie observée en cas de diabète gestationnel.
- Hypertrophie secondaire à un obstacle d'aval.

c. Expertise

La mesure des parois, le retentissement sur les flux de remplissage et d'éjection tenteront d'apprécier le pronostic.

Échocardiographie fœtale
© 2022, Elsevier Masson SAS. Tous droits réservés

d Lésions associées

Les myocardiopathies hypertrophiques peuvent révéler une maladie de Noonan ou une ataxie de Friedreich.

e. Pronostic

Il dépend du degré d'hypertrophie et du retentissement hémodynamique, mais il est très sombre.

A. Myocardiopathie dilatée

a Diagnostic

Le diagnostic est évoqué sur un cœur augmenté de volume, de cinétique altérée.

b. Diagnostic différentiel

- Sténose aortique évoluée avec dysfonction du ventricule gauche.
- Sténose pulmonaire évoluée avec dysfonction du ventricule droit.
- Fistule artérioveineuse avec retentissement hémodynamique.
- Anémie fœtale sévère.
- Myocardite virale.

c. Expertise

Après avoir éliminé un trouble du rythme et une anomalie valvulaire aortique ou pulmonaire, on analyse la cinétique des ventricules qui peut être altérée de façon globale ou segmentaire. La dilatation ventriculaire s'accompagne inévitablement d'une fuite des valves auriculoventriculaires dont la vélocité nous permet de mesurer les pressions ventriculaires. On complète l'analyse Doppler par l'analyse des flux de remplissage ventriculaire qui sont le plus souvent altérés par la dysfonction diastolique associée. L'onde A est alors inversée sur le flux d'Arantius.

Selon la sévérité, un épanchement péricardique, voire une anasarque peuvent être observés.

d. Lésions associées

Les myocardiopathies dilatées peuvent révéler des collagénoses, des maladies métaboliques, la mucoviscidose.

e. Pronostic

En cas d'antécédents familiaux, la découverte *in utero* d'une myocardiopathie dilatée est de très mauvais pronostic.

1.2 Myocardiopathies virales

a. Diagnostic

La découverte d'une myocardiopathie dilatée doit faire rechercher en premier lieu une infection virale, dont on espère la guérison rapide et la normalisation de la fonction cardiaque. Si la patiente a eu un syndrome viral récent ou a été au contact d'une personne infectée, la recherche sera ciblée; plusieurs virus peuvent être en cause : cytomégalovirus, virus Coxsackie, virus de la grippe, *Epstein-Barr virus*...

b. Diagnostic différentiel

Myocardiopathie valvulaire, rythmique, génétique.

c. Lésions associées

Certains virus ont des atteintes multiviscérales.

d. Pronostic

L'évolution est habituellement favorable avec régression des éventuels épanchements et récupération de la fonction ventriculaire.

1.3 Myocardiopathie immunologique

Certaines maladies immunologiques peuvent avoir un retentissement cardiaque *in utero*, au premier rang desquelles figure le lupus. La présence d'anticorps anti-SSA-SSB est associée à une atteinte cardiaque dans environ 10 % des cas, essentiellement rythmique. Les anticorps franchissent le placenta entre 16 et 24 semaines d'aménorrhée et une réaction immunologique conduit à la destruction des tissus de conduction et à un bloc auriculoventriculaire. Une fibrose endomyocardique est également observée.

a. Diagnostic

Elle est le plus souvent évoquée sur les anomalies rythmiques avec la découverte d'un cœur fœtal anormalement lent.

b. Diagnostic différentiel

Un endocarde brillant et hypokinétique peut être un signe de souffrance ischémique par obstacle à l'éjection ventriculaire.

c. Expertise

On précise le diagnostic et le degré de gravité du bloc auriculoventriculaire et on vérifie l'aspect de l'endocarde qui est souvent brillant, en rapport avec la fibrose endomyocardique. La cinétique ventriculaire est le plus souvent conservée, mais parfois une dysfonction myocardique aggrave le tableau.

d. Pronostic

La fibrose myocardique est irréversible. Un pacemaker postnatal permettra de restaurer un rythme cardiaque normal, mais en cas de dysfonction ventriculaire et de fibrose endomyocardique étendue, le pronostic est très sombre.

1.4 Myocarde non compacté

Il s'agit d'une entité très rare de myocardiopathies qui est le plus souvent décrite chez l'adulte avec des formes étendues aux deux ventricules et d'autres très localisées. Chez l'enfant, les formes localisées n'ont que peu d'impact mais des complications rythmiques ou emboliques ont été décrites.

Sa description chez le fœtus, concerne souvent les deux ventricules avec des cardiopathies associées dans la moitié des cas, un retentissement hémodynamique avec épanchements dans un tiers des cas, de pronostic alors très réservé.

2. Tumeurs

Les tumeurs cardiaques rencontrées chez le fœtus sont le plus souvent bénignes avec par ordre de fréquence décroissant les rhabdomyomes, les tératomes et les fibromes.

a. Incidence

0,15 à 0,2 % des grossesses.

b. Diagnostic

Sur la coupe des quatre cavités, on observe des masses échogènes, de taille variable, siégeant dans les cavités ou enchâssées dans la paroi qui peuvent parfois créer un obstacle au remplissage ou à l'éjection.

c. Diagnostic différentiel

Devant une image hyperéchogène homogène et unique, il peut s'agir de piliers hyperéchogènes, sans cause ni conséquence précises. La difficulté *in utero* est de savoir quand envisager la recherche d'une sclérose tubéreuse de Bourneville en cas de lésion unique. Il faut alors revoir la patiente 2 semaines plus tard, l'apparition de nouvelles lésions confortera le diagnostic.

d. Expertise

Leur aspect, leur nombre et leur localisation orientent vers les différents types de tumeurs cardiaques.

• Les rhabdomyomes sont des tumeurs développées dans le myocarde (figures 7.1 et 7.2A). Elles sont homogènes plus échogènes que le myocarde, uniques ou multiples, parfois volumineuses. Même volumineuses, elles gênent rarement l'hémodynamique sauf au niveau des voies d'éjection obstructives. Les rhabdomyomes apparaissent le plus souvent dans le courant du 2e trimestre, ils ont tendance à augmenter en nombre et en taille durant la grossesse, puis à régresser en postnatal, puis à disparaître. Une sclérose tubéreuse de Bourneville doit être recherchée même en cas de tumeur unique.

Les tumeurs sont habituellement bien tolérées mais peuvent se compliquer de troubles du rythme. Le pronostic est essentiellement neurologique du fait de localisations cérébrales.

• Les tératomes sont des tumeurs d'origine embryonnaires intrapéricardiques, le plus souvent bénignes mais pouvant être létales *in utero* car volumineuses. Elles sont hétérogènes, plus ou moins vascularisées et s'accompagnent d'un épanchement péricardique (figure 7.2B). Lorsque l'épanchement est abondant et mal toléré, il peut justifier d'un drainage. Des résections tumorales *in utero* ont été décrites, mais la chirurgie est habituellement faite après la naissance avec peu de récidives.

• Les fibromes sont des tumeurs uniques, homogènes, plutôt moins échogènes que les rhabdomyomes, souvent situées au niveau de la cloison interventriculaire ou de la paroi ventriculaire (figure 7.2C). Ils sont rarement responsables de troubles hémodynamiques, leur potentiel de croissance est variable et ils peuvent régresser, mais ne disparaissent pas et peuvent se compliquer de troubles du rythme graves.

• Les lipomes et hémangiomes sont exceptionnels chez le fœtus et les myxomes ne semblent pas avoir été décrits.

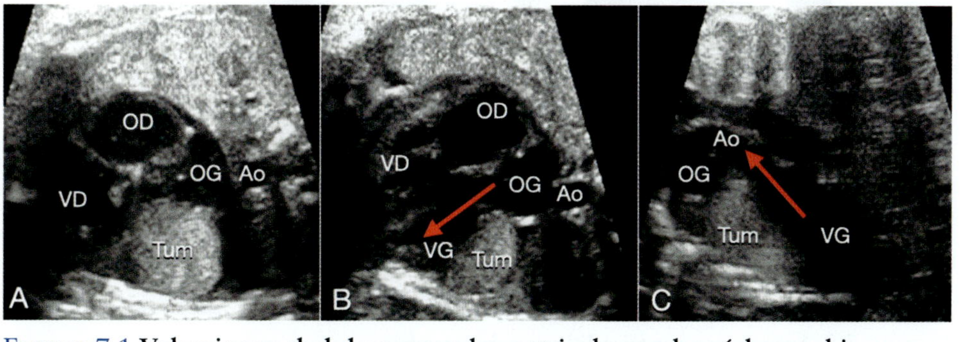

FIGURE 7.1 **Volumineux rhabdomyome du ventricule gauche : échographie.**
Le développement essentiellement latéral et postérieur permet une circulation normale dans le cœur gauche tant au niveau de l'admission que de l'éjection. Tum : tumeur ; flèche : sens du flux sanguin.
Source : HeBee.

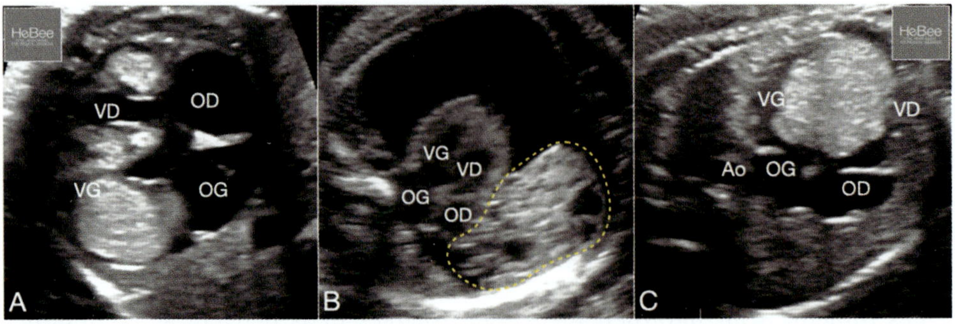

Figure 7.2 **Tumeurs cardiaques fœtales : échographie.**
A. Rhabdomyomes multiples dans une sclérose tubéreuse de Bourneville. **B.** Tératome intrapéricardique avec important épanchement péricardique à 31 semaines d'aménorrhée, ponction, naissance et chirurgie néonatale à 34 semaines d'aménorrhée, évolution favorable. **C.** Fibrome développé dans le septum interventriculaire dans un syndrome de Gorlin hérité de la mère, bonne tolérance hémodynamique. Pointillés : tératome.
Source : HeBee.

3. Autres anomalies rares

Les anévrismes et diverticules ventriculaires sont des images additionnelles, arrondies, visibles en anténatal lorsqu'ils sont larges et étendus.

L'anévrisme est une poche à large collet, à paroi fine et akinétique probablement d'origine ischémique (figure 7.3).

Le diverticule est une poche à collet étroit dont la paroi peut être d'épaisseur normale, contractile (syndrome de Cantrell) ou fine et akinétique; il peut être version plus limitée de l'anévrisme.

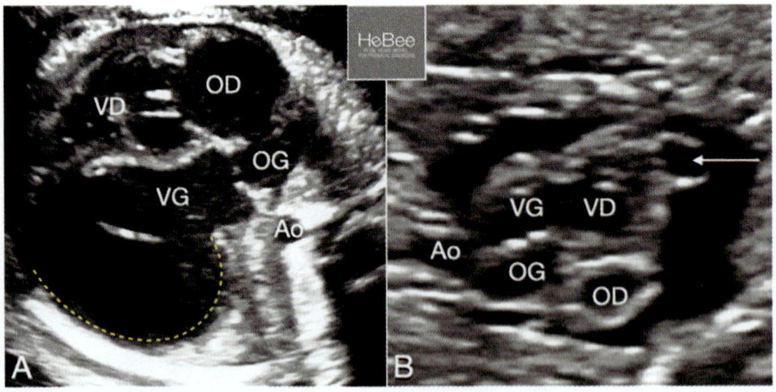

Figure 7.3 **Anévrisme ventriculaire : échographie.**
A. Important diverticule de la paroi postérolatérale du ventricule gauche. **B.** Petit anévrisme de la pointe du ventricule droit découvert par la présence d'un épanchement péricardique spontanément résolutif. Flèche : anévrisme rompu dans le péricarde; pointillés : limites du volumineux anévrisme.
Source : HeBee.

Leur pronostic dépend de la forme anatomique, de leur croissance par rapport à la croissance cardiaque et de leur retentissement sur l'hémodynamique.

Bibliographie

Delplancq G, Tarris G, Vitobello A, Nambot S, Sorlin A, Philippe C, et al. Cardiomyopathy due to PRDM16 mutation : first description of a fetal presentation, with possible modifier genes. Am J Med Genet C Semin Med Genet 2020;184(1):129–35.

Llanos C, Friedman DM, Saxena A, Izmirly PM, Tseng CE, Dische R, et al. Anatomical and pathological findings in hearts from fetuses and infants with cardiac manifestations of neonatal lupus. Rheumatology (Oxford) 2012;51(6):1086–92.

Rohde S, Muslem R, Kaya E, Dalinghaus M, van Waning JI, Majoor-Krakauer D, et al. State-of-the art review : noncompaction cardiomyopathy in pediatric patients. Heart Fail Rev 2021 Mar;14.

Rychik J, Khalek N, Gaynor JW, Johnson MP, Adzick NS, Flake AW, Hedrick HL. Fetal intrapericardial teratoma : natural history and management including successful in utero surgery. Am J Obstet Gynecol 2016;215(6):780.e1–7.

Saxena A, Izmirly PM, Han SW, Briassouli P, Rivera TL, Zhong H, et al. Serum biomarkers of inflammation, fibrosis, and cardiac function in facilitating diagnosis, prognosis, and treatment of anti-SSA/Ro-associated cardiac neonatal lupus. J Am Coll Cardiol 2015;66(8):930–9.

Chapitre 8

Troubles du rythme cardiaque chez le fœtus

Si l'auscultation ou l'enregistrement cardiotocographique permettent facilement de déceler une anomalie du rythme, son analyse est plus difficile. L'électrocardiogramme par voie externe reste un examen inadapté chez le fœtus, l'échographie permet d'approcher le diagnostic.

En dehors de l'extrasystolie auriculaire, bénigne, tous les troubles du rythme cardiaque fœtal peuvent être mal tolérés et peuvent être le signe d'une malformation ou d'une maladie cardiaque. Leur découverte impose un examen cardiaque spécialisé du fœtus et un électrocardiogramme postnatal.

1. Analyse échographique du rythme cardiaque

1.1 Rythme cardiaque normal (figure 8.1)

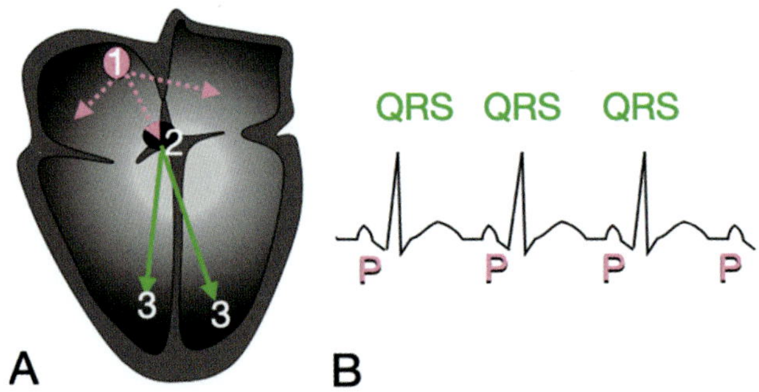

Figure 8.1 **Rythme cardiaque normal : schéma et ECG.**
A. Schématisation de l'activité électrique du cœur : 1. nœud sinusal, 2. nœud auriculoventriculaire, 3. faisceaux de conduction auriculoventriculaires.
B. Électrocardiogramme avec : P : onde de dépolarisation des oreillettes; QRS : onde de dépolarisation des ventricules.

Échocardiographie fœtale
© 2022, Elsevier Masson SAS. Tous droits réservés

Le rythme cardiaque est régi par la dépolarisation du nœud sinusal, onde P de l'électrocardiogramme, qui entraîne la contraction des oreillettes puis, après transmission aux ventricules par l'intermédiaire des faisceaux de conduction, la contraction des ventricules, complexe QRS de l'électrocardiogramme.

1.2 Moyens d'étude en échographie fœtale

L'étude électrocardiographique de la séquence P–QRS qui permet l'analyse du rythme cardiaque est impossible chez le fœtus. L'échographie donne une représentation de la séquence mécanique qui lui correspond.

- La dépolarisation de l'oreillette (onde P de l'électrocardiogramme) est responsable de la contraction de la paroi auriculaire visible en échographie bidimensionnelle et TM.
- La contraction de l'oreillette génère un flux de remplissage du ventricule à travers les valves auriculoventriculaires, visible en échographie Doppler par l'onde A mitrale ou tricuspide. Parallèlement, l'hyperpression auriculaire liée à sa contraction est responsable d'une limitation, voire d'une inversion, du flux veineux vers le cœur, onde A veineuse (figure 8.2A).
- La dépolarisation du ventricule (QRS de l'électrocardiogramme) est responsable de la contraction de la paroi ventriculaire visible en échographie bidimensionnelle et TM.

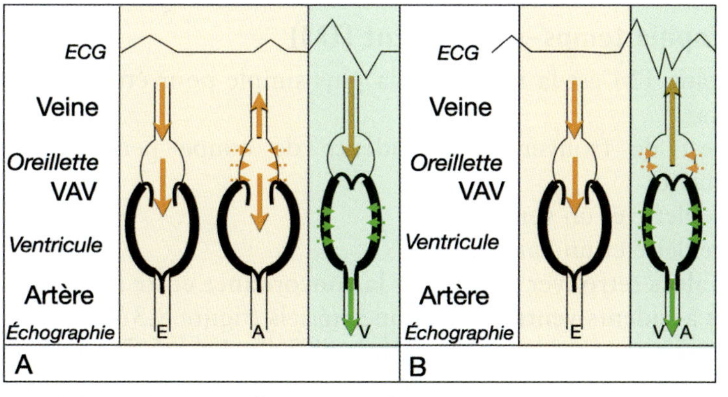

FIGURE 8.2 **Activité mécanique du cœur : schéma.**
A. Rythme cardiaque normal. La diastole permet le remplissage passif (E) puis actif (A) du ventricule. **B.** Tachycardie jonctionnelle réciproque à conduction rapide. La contraction auriculaire qui normalement termine la diastole survient en pleine systole et perturbe fortement l'hémodynamique. Orange : diastole (remplissage ventriculaire, valves AV ouvertes) ; vert : systole (vidange ventriculaire, valves AV fermées).

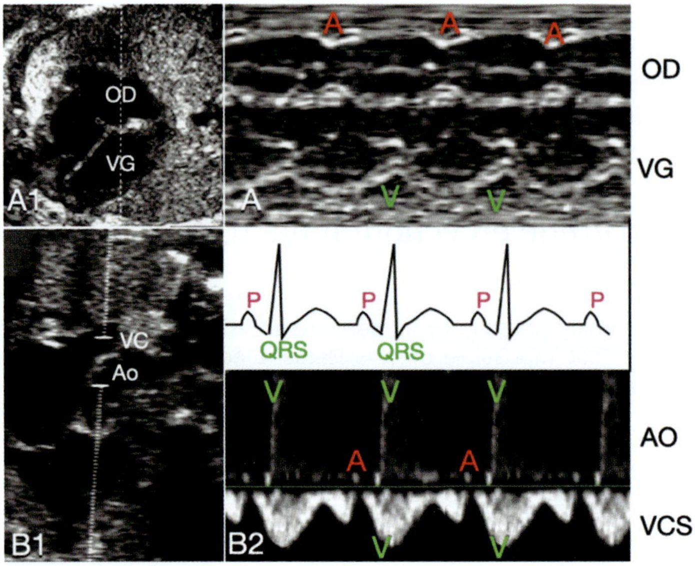

FIGURE 8.3 **Étude échographique de la séquence P-QRS : échographie TM et Doppler avec corrélation ECG.**

A. Enregistrement simultané des contractions auriculaires et ventriculaires en échographie TM. **B.** Enregistrement simultané d'un flux Doppler artériel et veineux. VCS : veine cave supérieure.

• La contraction ventriculaire génère un flux d'éjection dans les vaisseaux à travers les valves aortique et pulmonaire visibles en échographie TM par l'ouverture des valves semi-lunaires et en Doppler par le flux d'éjection artériel. Parallèlement, le flux veineux vers le cœur augmente pour remplir l'oreillette vide, onde V veineuse.

A. Échographie temps-mouvement (TM)

L'échographie TM est la technique la plus simple pour étudier le rythme cardiaque fœtal.

• L'idéal est de trouver une incidence de coupe permettant d'analyser simultanément :
  - une oreillette et un ventricule ;
  - une oreillette et un vaisseau.

On peut alors retrouver facilement la concordance entre les accidents auriculaires et les accidents ventriculaires ou artériels (figure 8.3A).

• L'enregistrement simultané est parfois difficile. En cas de trouble du rythme permanent ou répétitif, on peut se contenter d'enregistrer une ou les deux oreillettes, le rythme ventriculaire correspondant au rythme vu en bidimensionnel ou entendu à l'enregistrement du cœur fœtal.

B. Échographie Doppler

L'enregistrement Doppler simultané d'un flux auriculaire et d'un flux ventriculaire ou artériel permet de trouver la relation entre activité auriculaire et ventriculaire. Selon la position fœtale, ou choisira d'enregistrer artère et veine pulmonaire (souvent possible) ou aorte et veine cave supérieure en utilisant un échantillon de mesure Doppler assez large (figure 8.3B).

Le rythme cardiaque normal du fœtus est sinusal. Il est régi par une séquence électrique P–QRS régulière dont la fréquence varie entre 110 et 180 battements par minute selon l'activité fœtale et l'état neurovégétatif fœtal et maternel.

2. Tachycardies

On appelle tachycardie un rythme cardiaque anormalement rapide, supérieur à 180 battements par minute. Une accélération transitoire du rythme entre 180 et 200 peut être physiologique chez le fœtus en situation de stress. Au-delà de 200, la tachycardie est toujours liée à un trouble du rythme.

Il existe plusieurs types de troubles du rythme rapides, tous sont à risque d'évolution vers l'anasarque. Le risque d'anasarque est d'autant plus important que le trouble du rythme est précoce dans la grossesse, continu, prolongé, rapide et qu'il entraîne une hyperpression veineuse.

2.1 Tachycardie jonctionnelle par rythme réciproque

Elle est la plus fréquente des tachycardies du fœtus. Elle fonctionne par « réentrée », c'est-à-dire par circuit auto-entretenu entre les oreillettes et les ventricules autour de la jonction auriculoventriculaire. Oreillettes et ventricules battent toujours au même rythme.

C'est une tachycardie régulière, de début et de fin brusques, qui comporte une liaison P–QRS fixe. La dépolarisation auriculaire est rétrograde. Les ondes P′ suivent chaque complexe QRS.

Il existe deux types de tachycardies jonctionnelles réciproques en fonction de la vitesse de conduction du circuit de réentrée.

A. Tachycardie jonctionnelle réciproque à conduction rapide

La contraction auriculaire survient pendant la contraction ventriculaire, donc à valve auriculoventriculaire fermée (figure 8.2B et figure 8.4B et C). Elle entraîne une hyperpression auriculaire, donc veineuse, importante, bien visible par l'inversion profonde de l'onde A sur le Doppler veineux (figure 8.5C).

a. Diagnostic

- Sur l'enregistrement simultané d'une artère et d'une veine (ondes A et V simultanées).

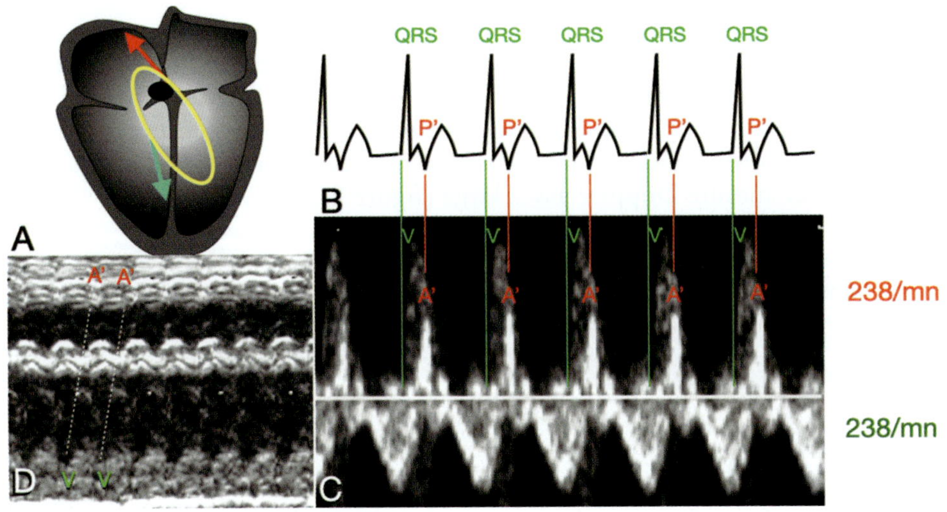

FIGURE 8.4 **Tachycardie jonctionnelle réciproque à conduction rapide : schéma, ECG et chorélation échographie Doppler.**
A . Réentrée jonctionnelle (cercle jaune). **B.** Électrocardiogramme. **C.** Enregistrement simultané du flux aortique et cave supérieur. **D.** Enregistrement simultané d'une oreillette et d'un ventricule en échographie TM.

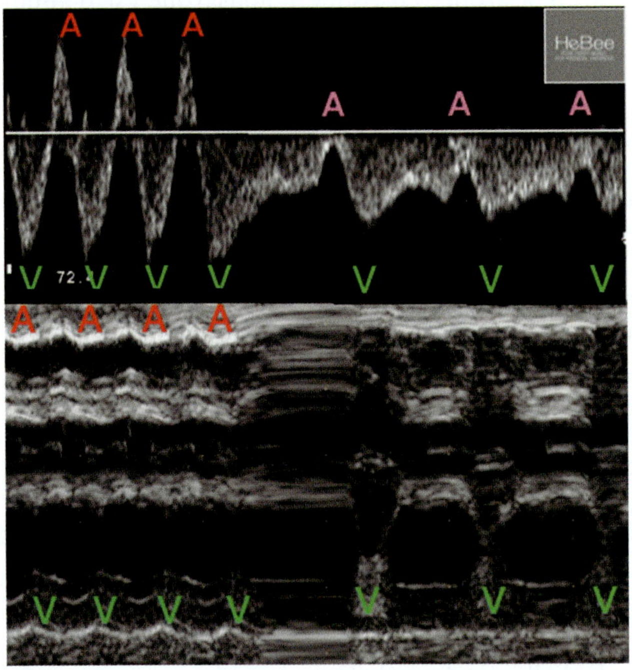

FIGURE 8.5 **Tachycardie jonctionnelle à conduction rapide, fin de de crise : échographie, corrélation TM et Doppler.**
A. Flux Doppler sur le canal d'Arantius avec ondes A inversée, ample pendant la crise et normalisation après la crise témoin d'une fonction ventriculaire normale. **B.** Même séquence en échographie TM d'une oreillette et d'un ventricule.
Source : HeBee.

• La fréquence cardiaque est en général entre de 240 et 280 battements par minute.
• L'enregistrement du Doppler sur le canal d'Arantius avec les ondes A amples évoque fortement le diagnostic.

b. Pronostic

En anténatal

Une tachycardie jonctionnelle réciproque peut compliquer une extrasystolie auriculaire (figure 8.6).

C'est le trouble du rythme qui augmente le plus la pression veineuse, sa fréquence est rapide le risque d'anasarque est donc élevé.

En revanche, il est souvent sensible à un traitement antiarythmique simple et le retour au rythme sinusal sous traitement, en faisant baisser la pression veineuse, peut entraîner une régression rapide des épanchements.

Après la naissance

Dans certains cas, la réentrée se fait par l'intermédiaire d'un faisceau de conduction anormal (syndrome de Wolff-Parkinson-White) qu'il faudra rechercher chez le nouveau-né par un électrocardiogramme.

En l'absence de faisceau de conduction aberrant, les crises disparaissent souvent après la première année de vie et le traitement peut être arrêté.

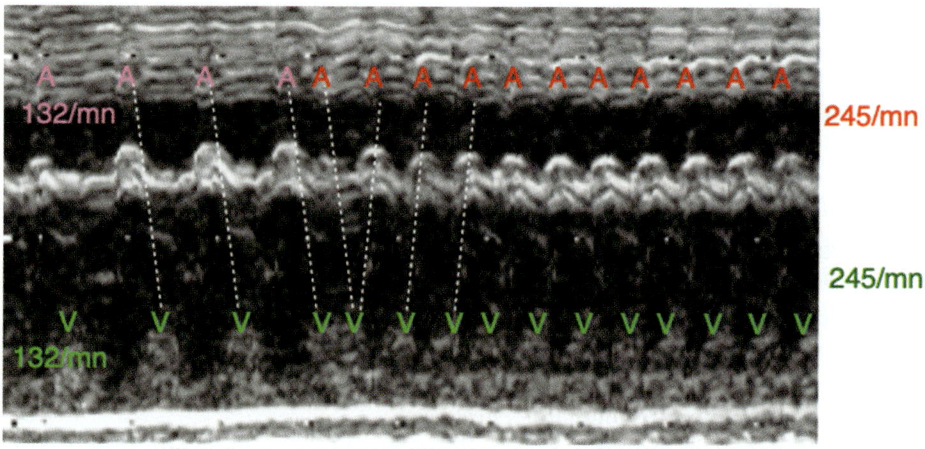

FIGURE 8.6 **Démarrage d'une crise de tachycardie sur une extrasystole auriculaire : échographie TM.**

B. Tachycardie jonctionnelle réciproque à conduction lente

La contraction auriculaire s'intercale entre les contractions ventriculaires, l'augmentation de la pression veineuse est donc modérée, uniquement liée à l'augmentation de la fréquence cardiaque.

a. Diagnostic

• La fréquence cardiaque est habituellement entre 220 et 240 battements par minute

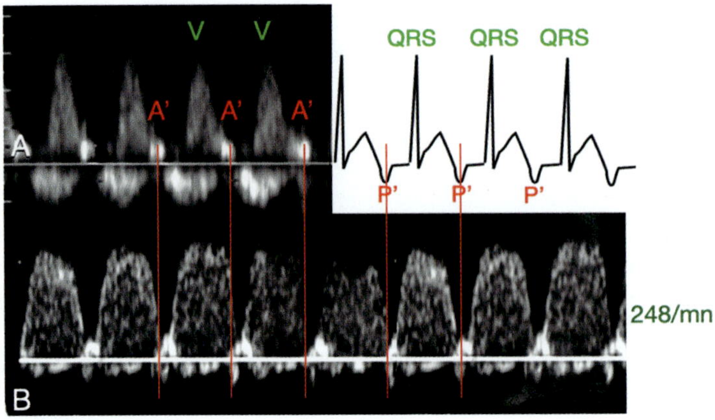

Figure 8.7 **Tachycardie jonctionnelle réciproque à conduction lente : ECG avec corrélation Doppler.**
A. Enregistrement Doppler pulsé simultané de l'aorte ascendante et de la veine cave supérieure, l'onde A s'intercale entre deux ondes V. **B.** Enregistrement Doppler sur le canal d'Arantius, l'onde A nulle élimine une tachycardie jonctionnelle réciproque à conduction rapide.

- Sur l'enregistrement simultané d'une artère et d'une veine, on voit les ondes A entre les ondes V(figure 8.7A). De ce fait, il est impossible de différencier une tachycardie jonctionnelle réciproque à conduction lente d'une tachycardie atriale ectopique à conduction 1/1.
- L'enregistrement du Doppler sur le canal d'Arantius peu perturbé élimine une tachycardie jonctionnelle réciproque à conduction rapide mais ne permet pas non plus d'éliminer une tachycardie atriale ectopique (figure 8.7A).

b. Pronostic

En anténatal

Elle peut être longtemps bien tolérée car volontiers intermittente, avec une fréquence cardiaque modérement élevée.

En revanche, elle peut être difficile à traiter nécessitant des associations thérapeutiques et si elle est prolongée, elle peut aboutir à une défaillance myocardique avec anasarque difficilement régressive.

La surveillance de la fonction myocardique par la surveillance du flux dans le canal d'Arantius est donc importante.

Après la naissance

Le trouble du rythme peut persister de nombreuses années (tachycardie jonctionnelle réciproque permanente); il est maintenant traité par ablation si le traitement médical est lourd.

2.2 Tachycardie atriale ectopique monomorphe

Elle correspond à la prise de commande cardiaque par un foyer ectopique situé dans la paroi auriculaire et coiffant le nœud sinusal auquel il se substitue.

L'auriculogramme est caractérisé par des ondes P′ fixes souvent autour de 200 à 250 battements par minute.

a. Diagnostic

• En échographie, les oreillettes se contractent régulièrement à une fréquence rapide.

• Les ventricules se contractent :

– au même rythme si toutes les contractions auriculaires sont conduites aux ventricules (ce qui est habituel pour une fréquence cardiaque inférieure à 250 battements/min) et rien ne permet alors de différencier la tachycardie atriale d'une tachycardie jonctionnelle réciproque (figure 8.8) ;

– en revanche, lorsque la fréquence cardiaque d'une tachycardie atriale est très rapide, la conduction auriculoventriculaire 1/1 est impossible, il apparaît un bloc auriculoventriculaire dit fonctionnel. Les oreillettes en échographie se contractent toujours à une fréquence rapide, régulière ; les ventricules se contractent à une fréquence plus lente, multiple de la fréquence auriculaire.

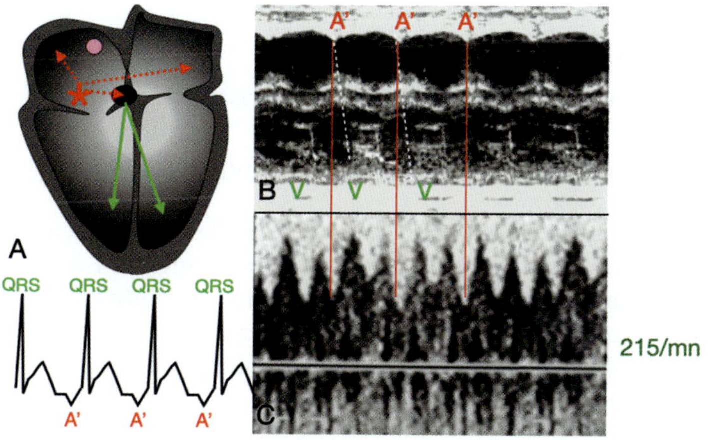

FIGURE 8.8 **Tachycardie atriale ectopique monomorphe : schéma, ECG et corrélation en échographie.**
A. Foyer d'excitation auriculaire (étoile rouge). **B.** Conduction auriculoventriculaire 1/1. **C.** Doppler sur le canal d'Arantius, onde A normale.

b. Pronostic

En anténatal

Elle dépend, comme pour toute tachycardie, de la fréquence cardiaque et de la durée des crises. Elle peut être longtemps bien tolérée car la fréquence cardiaque est souvent peu élevée, ralentie lorsque les oreillettes sont rapides par une conduction 1/2. Elle ne nécessite pas toujours de traitement.

Après la naissance

Si un traitement a été mis en route, il est en général poursuivi pendant la première année de vie.

2.3 Tachycardie atriale polymorphe

Trouble du rythme chaotique qui associe des extrasystoles auriculaires, des accès de flutter et des accès de tachycardie atriale.

a. Diagnostic

Il est facile compte tenu du polymorphisme des anomalies du rythme.

b. Pronostic

En anténatal

La tachycardie atriale polymorphe est classiquement bien tolérée mais nécessite une surveillance. Un traitement est rarement nécessaire.

Après la naissance

La bonne tolérance reste habituelle mais la surveillance est poursuivie jusqu'à la disparition du trouble du rythme.

2.4 Flutter auriculaire

Le flutter auriculaire correspond à une dépolarisation circulaire intra-auriculaire permanente.

La fréquence des oreillettes est régulière, très rapide, entre 400 et 600 battements par minute.

Il est caractérisé sur l'électrocardiogramme par des ondes F en dents de scie, correspondant à la dépolarisation auriculaire permanente. La réponse ventriculaire 1/1 est rare. Un trouble de conduction auriculoventriculaire fonctionnel ralentissant la fréquence ventriculaire est quasi constant.

Le flutter auriculaire peut survenir sur une oreillette dilatée par une cardiopathie congénitale qu'il faut rechercher.

a. Diagnostic

- En échographie, les contractions des oreillettes sont régulières, très rapides.
- celles des ventricules sont plus lentes à une fréquence multiple de la fréquence auriculaire.

b. Pronostic

En anténatal

Le flutter est rapidement mal toléré quand la fréquence cardiaque est très rapide. Il peut être difficile à casser, mais le traitement ralentit la fréquence cardiaque en limitant la conduction auriculoventriculaire et améliore la tolérance (figures 8.9 et 8.10).

Après la naissance

Les récidives sont moins fréquentes que pour les autres tachycardies.

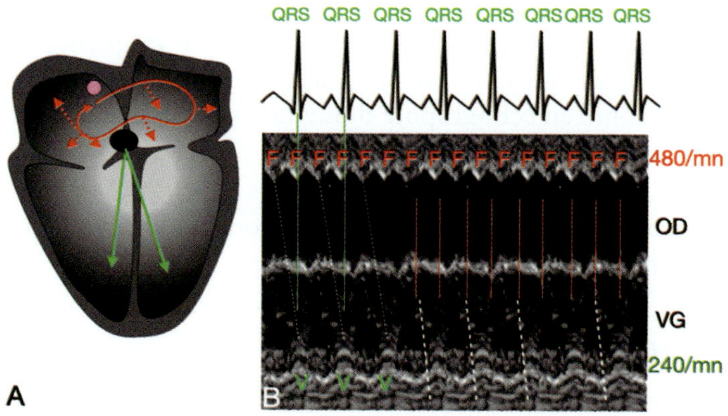

Figure 8.9 **Flutter auriculaire : schéma, ECG et corrélation en échographie.**
A. Circuit de dépolarisation auriculaire (ligne rouge). B. Enregistrement TM simultané d'une oreillette et d'un ventricule dans un flutter avec conduction auriculoventriculaire 1/2.

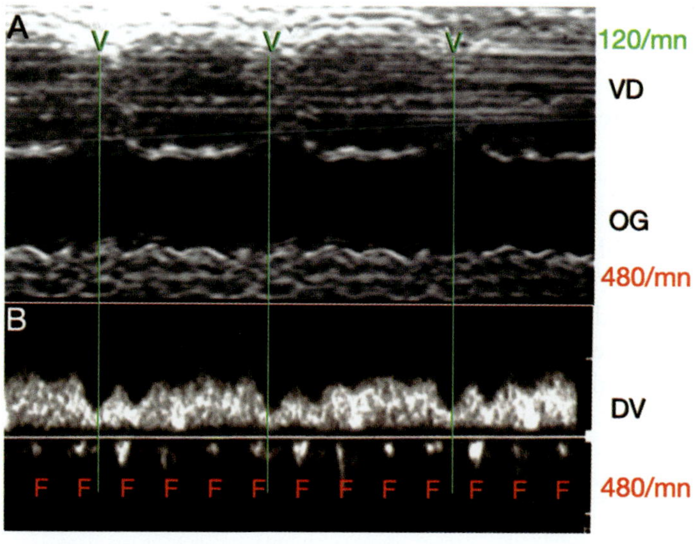

Figure 8.10 **Flutter auriculaire avec conduction auriculoventriculaire 1/4 : échographie, TM et corrélation Doppler.**
A. Échographie TM, contractions ventriculaires à 120 battements/min et auriculaires à 480 battements/min. **B.** Flux Doppler sur le canal d'Arantius, les ondes A restent positives, pas de signe d'hyperpression veineuse.

2.5 Tachycardie hisienne

La tachycardie hisienne naît d'un foyer ectopique situé dans le tronc du faisceau de Hiss. Rare chez le fœtus, on recherchera des antécédents familiaux.

a. Diagnostic

• L'échographie TM et Doppler met en évidence une fréquence ventriculaire dissociée et plus rapide que la fréquence auriculaire qui est normale.
• Elle est indissociable en échographie d'une tachycardie ventriculaire.

b. Pronostic

C'est une tachycardie parfois mal tolérée en période anténatale et après la naissance. Son traitement est difficile.

2.6 Tachycardie ventriculaire

Trouble du rythme ventriculaire né d'un foyer ectopique ventriculaire, elle est très rare chez le fœtus et doit faire rechercher une anomalie myocardique.

a. Diagnostic

En échographie, les oreillettes se contractent de façon régulière à fréquence normale, les ventricules se contractent plus lentement. Contractions auriculaires et ventriculaires sont dissociées.

b. Pronostic

Mal connu compte tenu de sa rareté.

2.7 Syndrome du QT long

Il s'agit d'un trouble de la repolarisation. Des accès de torsade de pointes (forme transitoire, brève, polymorphe de tachycardie ventriculaire) sont rencontrés dans le syndrome du QT long où ils alternent avec des passages de bradycardie par bloc auriculoventriculaire (figure 8.11).

On recherchera des antécédents familiaux de mort subite.

a. Diagnostic

• En échographie, les contractions auriculaires sont régulières de fréquence normale.
• Les contractions ventriculaire sont soit normales, soit plus lentes éventuellement dissociées pendant les périodes de BAV, soit rapides et dissociées pendant les torsades de pointes.

b. Pronostic

Lorsque les troubles du rythme apparaissent dès la période anténatale, le pronostic est mauvais :
• risque de mort fœtale ;
• un pacemaker est souvent nécessaire dès la naissance pour pouvoir initier le traitement bêta-bloquant.

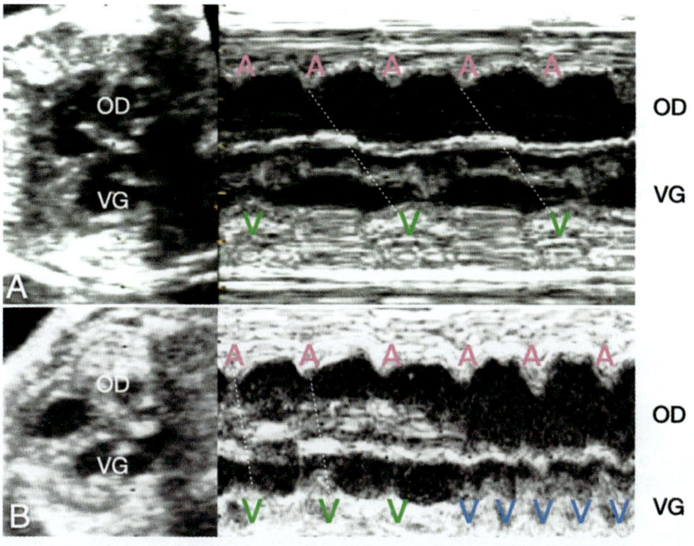

FIGURE 8.11 **QT long, variations de rythme cardiaque : Échographie TM.**
A. Épisode de bloc auriculoventriculaire. **B.** Salve de tachycardie ventriculaire chez le même fœtus.
Source : HeBee.

3. Arythmies

Les arythmies chez le fœtus sont le plus souvent dues à des extrasystoles auriculaires.

Les extrasystoles sont des battements cardiaques survenant prématurément par rapport aux battements sinusaux nés de foyers d'activation ectopiques. Elles sont suivies d'un repos compensateur. Elles sont le plus souvent isolées et sont dites bigéminées si elles surviennent un battement sur deux. En salves, même courtes, de deux ou trois, elles s'apparentent aux tachycardies.

Elles peuvent être auriculaires, nées d'un foyer d'excitation dans une oreillette. La contraction auriculaire prématurée est suivie, si elle n'est pas trop précoce, d'une contraction ventriculaire, elle aussi prématurée.

Elles peuvent être ventriculaires, nées d'un foyer d'excitation dans un ventricule. La contraction ventriculaire prématurée n'est pas précédée d'une contraction auriculaire.

3.1 Extrasystoles auriculaires

Les extrasystoles auriculaires sont le trouble du rythme le plus fréquent chez le fœtus. Surtout notées au 3e trimestre de la grossesse, leur étiologie est inconnue.

a. Diagnostic

• Elles se présentent à l'auscultation sous forme de battements anormalement rapprochés.
• En échographie, l'accident prématuré est retrouvé en échographie Doppler sur les artères, en échographie TM au niveau de l'oreillette. En cas d'arythmie, l'enregistrement des oreillettes est suffisant pour confirmer le diagnostic de battement auriculaire prématuré (figure 8.12).

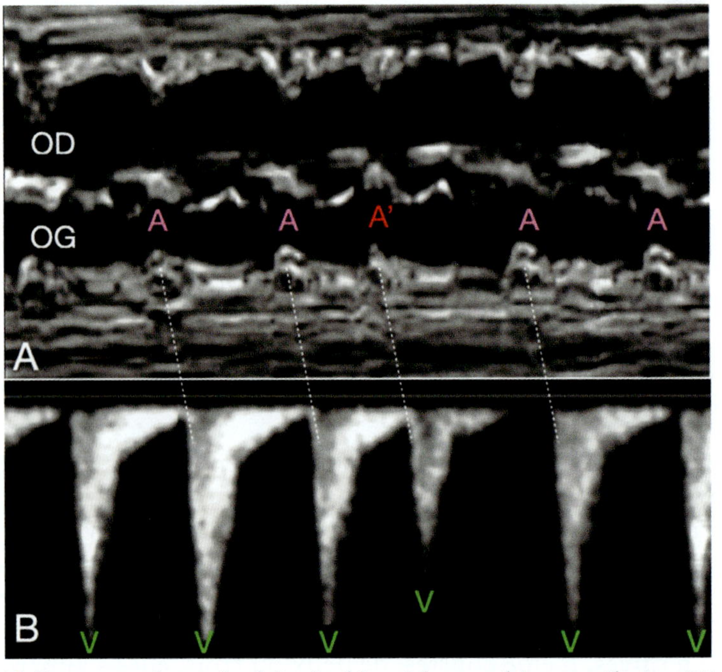

FIGURE 8.12 **Extrasystole auriculaire isolée : échographie, corrélation TM et Doppler.**
A. Enregistrement des oreillettes, un battement prématuré isolé. **B.** Enregistrement de l'extrasystole sur un TM et Doppler artériel.

• Lorsque l'extrasystole est très précoce, elle survient en période réfractaire (période suivant la dépolarisation où les cellules des circuits de conduction ne sont pas encore repolarisées), la contraction auriculaire n'est pas suivie de contraction ventriculaire. On dit que l'extrasystole est bloquée. L'impression d'irrégularité du rythme est remplacée par une impression de pause cardiaque (figure 8.13).
• Les extrasystoles peuvent survenir de façon répétitive tous les deux ou trois complexes, on les dit alors bigéminées ou trigéminées (figure 8.14).

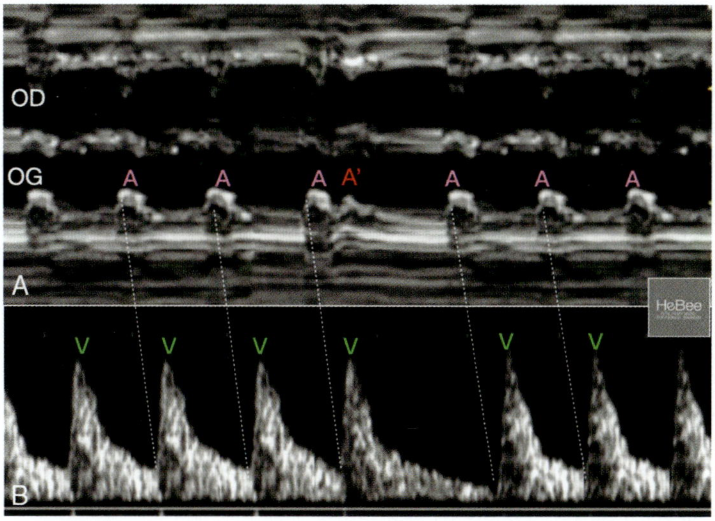

Figure 8.13 **Extrasystole auriculaire isolée bloquée : échographie, TM et corrélation Doppler.**
A. Contraction très prématurée des parois auriculaires en écho TM. **B.** Aspect de pause sur l'enregistrement Doppler d'une artère.
Source : HeBee.

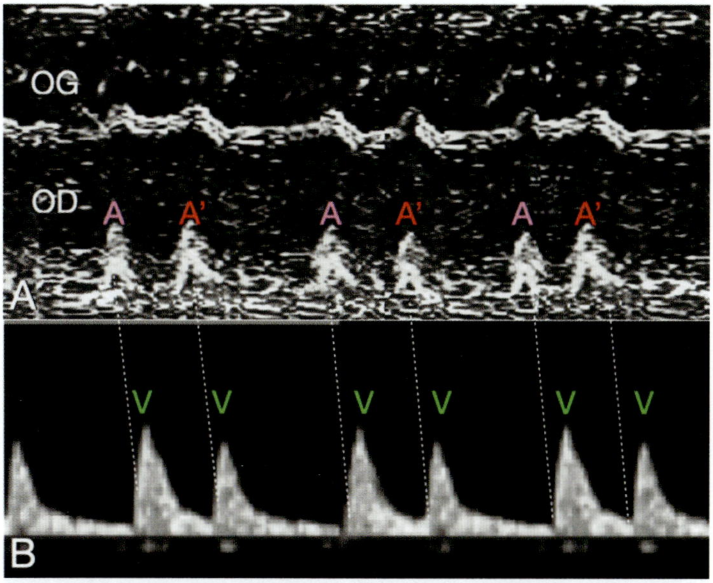

Figure 8.14 **Extrasystolie auriculaire bigéminée : échographie.**
A. Une contraction auriculaire sur deux est prématurée sur l'enregistrement TM des oreillettes. **B.** Une contraction ventriculaire sur deux est prématurée sur le Doppler artériel. Sans l'enregistrement des contractions auriculaires, on ne peut différencier l'extrasystole auriculaire de l'extrasystole ventriculaire.
Source : HeBee.

b. Pronostic

En anténatal

Les extrasystoles auriculaires transmises, bloquées, rares ou fréquentes sont bénignes. Elles atteignent 2 à 7 % des fœtus dans le dernier trimestre de la grossesse. Aucun traitement n'est justifié. Elles ne nécessitent qu'une surveillance. Le risque de passage en tachycardie soutenue existe mais est considéré comme inférieur à 1 %, probablement lié à la présence d'un faisceau de conduction aberrant.

Après la naissance

Elles disparaissent le plus souvent à la naissance ou dans les premières semaines de vie.

3.2 Extrasystoles ventriculaires

Elles sont plus rares, la contraction prématurée n'est retrouvée que sur le ventricule (figure 8.15). Elles sont également le plus souvent bénignes.

3.3 Bloc auriculoventriculaire intermittent

Un cœur irrégulier n'est pas toujours dû à des extrasystoles. Un trouble de conduction intermittent donne à entendre un cœur irrégulier.

L'enregistrement des oreillettes, régulières, et le nombre de contractions ventriculaires, plus faible que le nombre de contractions auriculaires, conduit au diagnostic (figure 8.16).

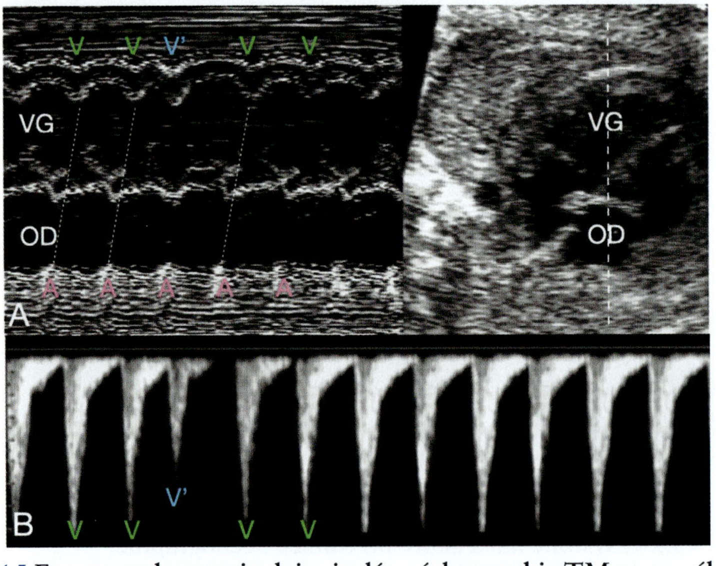

FIGURE 8.15 **Extrasystole ventriculaire isolée : échographie TM et corrélation Doppler.**

A. Contraction ventriculaire prématurée sans contraction auriculaire prématurée en écho TM. **B.** Contraction ventriculaire prématurée sur le Doppler artériel, l'aspect est le même que celui d'une extrasystole auriculaire.

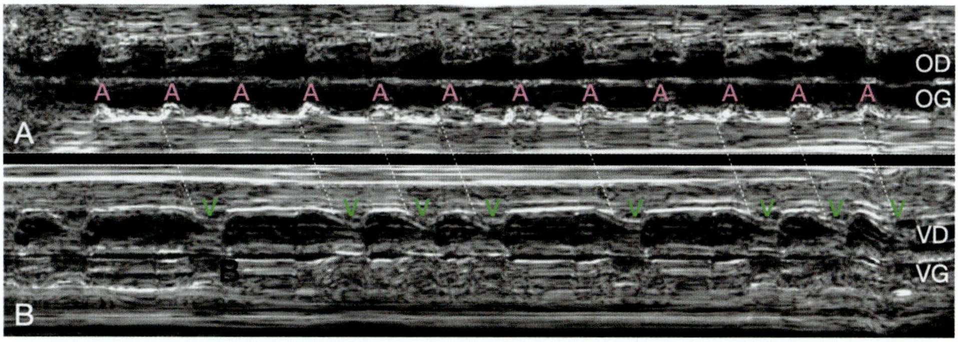

FIGURE 8.16 **Arythmie avec pauses répétées chez un fœtus atteint d'une double discordance : échographie TM.**
La malformation évoque un bloc auriculoventriculaire intermittent confirmé par l'enregistrement des contractions auriculaires régulières.

4. Bradycardies

On appelle bradycardie un rythme cardiaque anormalement lent, inférieur à 110 battements par minute.

Des épisodes de bradycardie transitoire, brefs, peuvent être observés chez le fœtus sans signification pathologique s'ils sont strictement isolés.

Lorsqu'elle est prolongée, la bradycardie est toujours pathologique.

Le diagnostic des différents types de bradycardie est fait par enregistrement de la fréquence auriculaire et ventriculaire ou auriculaire seule, la fréquence ventriculaire correspondant aux contractions des ventricules vues en échographie bidimensionnelle ou entendues à l'auscultation :

- la fréquence auriculaire est lente, égale à la fréquence ventriculaire, il s'agit d'une bradycardie sinusale. L'absence de fluctuations du rythme, le contexte et d'éventuelles anomalies du flux Doppler au cordon sont en faveur d'une souffrance fœtale. Exceptionnellement, il s'agit d'une défaillance sinusale;
- la fréquence auriculaire est normale, supérieure à la fréquence ventriculaire, toutes les contractions auriculaires ne sont pas transmises aux ventricules.
  - soit les oreillettes sont régulières et il s'agit d'un bloc auriculoventriculaire,
  - soit les oreillettes sont irrégulières et il s'agit d'une extrasystolie auriculaire bigéminée bloquée;
- la fréquence auriculaire est anormalement rapide et la fréquence ventriculaire anormalement lente, il s'agit d'un trouble du rythme supraventriculaire dégradé par un défaut de conduction auriculoventriculaire provoqué par un traitement antiarythmique.

4.1 Bloc auriculoventriculaire

Le bloc auriculoventriculaire peut être isolé, secondaire à une maladie auto-immune maternelle qu'il faut rechercher, même en l'absence de signe clinique.

Il peut être lié à une cardiopathie le plus souvent complexe avec hétérotaxie.

Il est aussi retrouvé intermittent dans le syndrome du QT long à expression anténatale, il faut rechercher des antécédents familiaux de mort subite.

a. Diagnostic

- Dans le bloc auriculoventriculaire complet, la fréquence auriculaire, normale, est indépendante de la fréquence ventriculaire plus lente, on parle de dissociation auriculoventriculaire complète (figure 8.17).
- Dans le bloc auriculoventriculaire du deuxième degré, les oreillettes sont régulières, normales, mais toutes les contractions des oreillettes ne sont pas conduites aux ventricules (figure 8.18).
- Le bloc auriculoventriculaire est intermittent dans le syndrome du QT long (à rechercher après la naissance sur un électrocardiogramme).

b. Pronostic

En anténatal

La tolérance est bonne si la fréquence cardiaque est supérieure à 60 battements par minute. En dessous de 50 battements par minute, il y a un risque de mort fœtale.

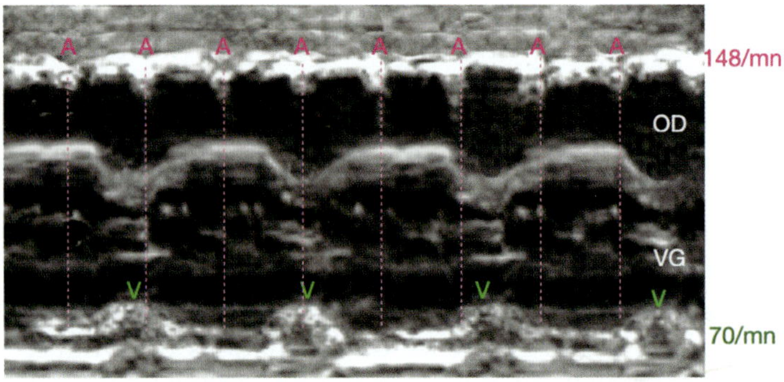

FIGURE 8.17 **Bloc auriculoventriculaire complet : échographie.**
L'enregistrement simultané d'une oreillette et d'un ventricule confirme une dissociation complète entre les deux rythmes.

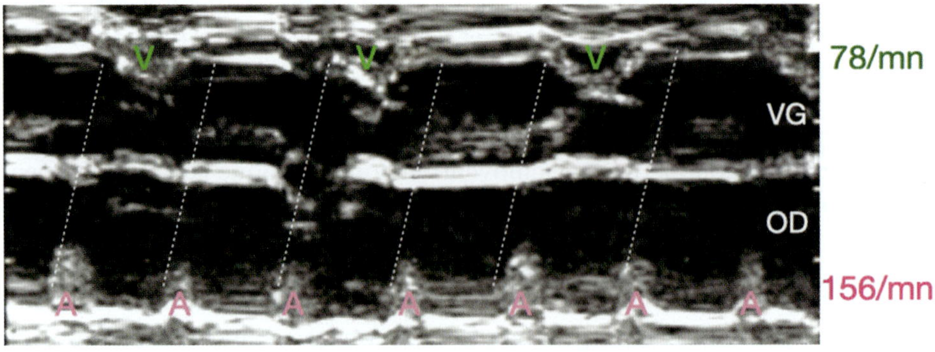

FIGURE 8.18 **Bloc auriculoventriculaire du deuxième degré : échographie TM.**
Une contraction auriculaire sur deux est transmise au ventricule.

Après la naissance

• La pose d'un pacemaker sera indiquée si la fréquence cardiaque est inférieure à 50 battements par minute ou si le bloc auriculoventriculaire survient dans un syndrome du QT long.

• Si le bloc auriculoventriculaire est secondaire à une maladie auto-immune maternelle, le risque d'atteinte myocardique va aggraver le pronostic.

4.2 Extrasystolie auriculaire bigéminée bloquée

a. Diagnostic

On différencie le bloc auriculoventriculaire du deuxième degré de l'extrasystolie bigéminée bloquée par la régularité des contractions auriculaires.

En cas de bradycardie, le plus souvent autour de 70 à 80 battements par minute, constater deux contractions auriculaires rapprochées pour une contraction ventriculaire signe le diagnostic (figure 8.19).

b. Pronostic

En anténatal

• Comme toute extrasystolie auriculaire, elle est bénigne, la bradycardie est toujours supérieure à 60 battements par minute et peut persister plusieurs semaines sans problème.

• Le risque de passage en tachycardie est le même que pour toute extrasystolie.

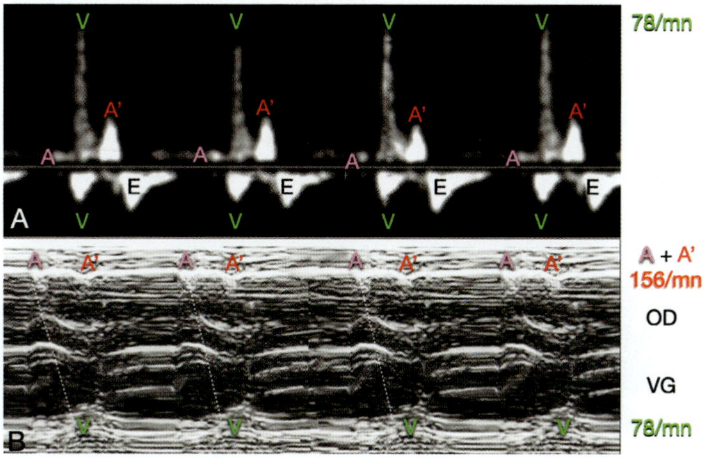

FIGURE 8.19 **Extrasystolie auriculaire bigéminée bloquée : échographie, corrélation TM et Doppler.**

Chaque contraction auriculaire est suivie d'une seconde contraction très prématurée non transmise au ventricule. **A.** Enregistrement Doppler de l'artère et de la veine pulmonaire. **B.** Enregistrement TM d'une oreillette et d'un ventricule chez le même fœtus.

Après la naissance

Elle disparaît spontanément souvent pendant le travail ou dans les premiers jours de vie.

4.3 Tachycardie dégradée par un défaut de conduction auriculoventriculaire

Des bradycardies peuvent survenir chez un fœtus traité pour un trouble du rythme rapide, à ne pas confondre avec des bradycardies de souffrance fœtale.

a. Diagnostic

Facile à reconnaître par le simple enregistrement des contractions des oreillettes qui sont anormalement rapides alors que la fréquence cardiaque est basse. Le défaut de conduction auriculoventriculaire est le plus souvent induit par le traitement antiarythmique.

b. Pronostic

La tolérance est bonne tant que la fréquence cardiaque reste supérieure à 60 battements par minute (figure 8.20).

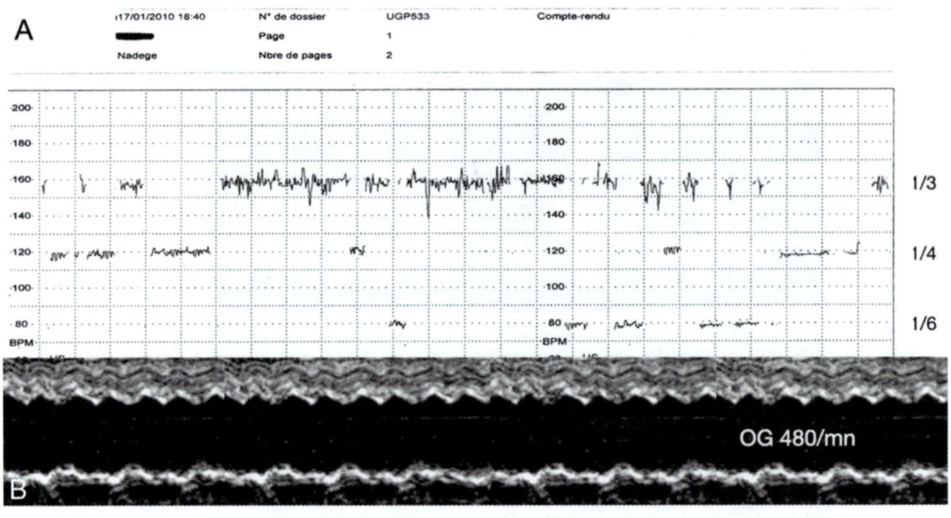

FIGURE 8.20 Interprétation d'un enregistrement du rythme cardiaque fœtale dans un trouble du rythme traité.
A. Enregistrement cardiotocographique d'un fœtus traité pour flutter auriculaire.
B. Enregistrement échographique simultané d'une oreillette. Quelle que soit la fréquence cardiaque, en échographie, les contractions auriculaires restent rapides à 480 battements/min. Sur l'enregistrement, la fréquence cardiaque fœtale est variable en fonction de la conduction auriculoventriculaire : 160, 120 ou 80 battements/min.

5. Traitement des troubles du rythme cardiaque fœtal

5.1 Traitement des tachycardies

Les antiarythmiques les plus utilisés sont :

- digoxine :
  + en plus de son effet antiarythmique, elle a un effet ralentisseur de la fréquence cardiaque et un effet inotrope positif,
  – passe mal la barrière placentaire surtout en cas d'anasarque ;
  – contre-indiquée en cas de syndrome de Wolff-Parkinson-White maternel,
- sotalol :
  + excellent passage transplacentaire,
  – effet ralentisseur modéré de la fréquence cardiaque,
  – effet pro-arythmogène maternel et fœtal décrit ;
- flécaïne :
  + bon passage transplacentaire, bon antiarythmique,
  + bon ralentisseur de la fréquence cardiaque,
  – inotrope négatif,
  – effet pro-arythmogène décrit dans le flutter ;
- amiodarone :
  + excellent antiarythmique,
  – passe mal la barrière placentaire,
  – temps de demi-vie longue,
  – hypothyroïdie fœtale possible.

a. Conduite à tenir en cas de tachycardie

- Toute tachycardie fœtale diagnostiquée implique, même si elle est bien tolérée, une consultation spécialisée avant la mise en route d'un éventuel traitement.
- Aucune étude randomisée ne permet de définir une attitude thérapeutique claire.
- La conduite du traitement dépend de l'état clinique du fœtus, du type de tachycardie et des habitudes de chaque équipe (tableau 8.1).
- Le traitement le plus utilisé et comportant le moins de risque tant pour la mère que pour l'enfant est la digoxine. Elle est le traitement de premier choix dans les tachycardies bien tolérées.
- En cas d'anasarque, une association de deux antiarythmiques est conseillée d'emblée.
- Il est prudent d'initier le traitement en hospitalisation.
- L'efficacité du traitement est habituellement évaluée à 5 jours et la conduite à tenir ultérieure décidée en fonction de l'évolution et selon les équipes (figure 8.21).

TABLEAU 8.1 **Éléments entrant dans la discussion du traitement des tachycardies**

	Fréquence cardiaque	Difficultés de traitement	Hyperpression veineuse
Tachycardie atriale			
Tachycardie jonctionnelle réciproque QP' long			
Flutter			
Tachycardie jonctionnelle réciproque QP' court			

Vert : éléments favorables pour l'évolution ; rouge : éléments inquiétants pour l'évolution ; orange : éléments de gravité intermédiaire pour l'évolution.

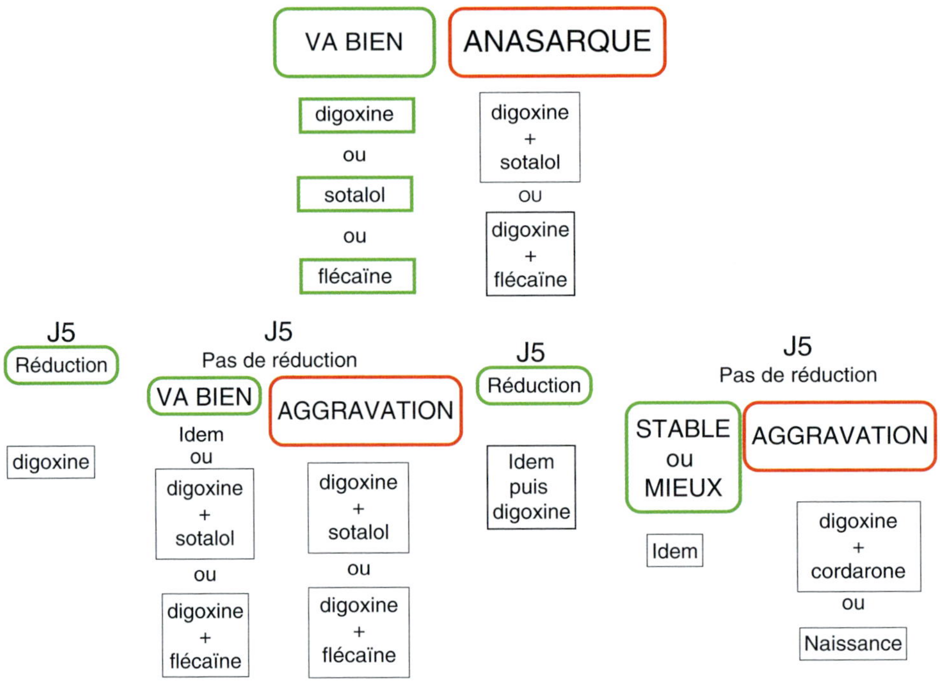

FIGURE 8.21 **Traitement des tachycardies fœtales : exemple d'arbre décisionnel.**

5.2 Traitement des bradycardies

Il n'y a actuellement aucun traitement anténatal du bloc auriculoventriculaire. La mauvaise tolérance fœtale en fin de grossesse peut faire discuter le déclenchement de la naissance pour la mise en place néonatale d'un pacemaker.

5.3 Traitement de l'extrasystolie

Les extrasystoles chez le fœtus sont bénignes et ne nécessitent aucune thérapeutique. Exceptionnellement, elles déclenchent la survenue de crises de tachycardie qu'il faudra alors traiter.

Bibliographie

Alsaied T, Baskar S, Fares M, Alahdab F, Czosek RJ, Murad MH, et al. First-line antiarrhythmic transplacental treatment for fetal tachyarrythmia : a systematic review and meta-analysis. J Am Heart Assoc 2017;6(12), e007164.

Fouron JC, McNeal-Davidson A, Abadir S, Fournier A, Bigras JL, Boutin C, et al. Prenatal diagnosis and prognosisof accelerated idioventricular rhythm. Ultrasound Obstet Gynecol 2017;50(5):624–31.

Fouron JC, Proulx F, Miro J, Gosselin J. Doppler and M mode ultrasonography to time fetal atrial and ventricular contractions. Obstet Gynecol 2000;96:732–6.

Jaeggi ET, Hornberger LK, Smallhorn JF, Fouron JC. Prenatal diagnosis of complete atrioventricular block associated with structural heart disease : combined experience of two tertiary care centers and review of the literature. Ultrasound Obstet Gynecol 2005;26(1):16–21.

Sonesson SE, Acharya G. Hemodynamics in fetal arrythmia. Acta Obstet Gynecol Scand 2016;95(6):697–709.

Yuan SM. Fetal arrythmias : sueveillance and management. Hellenic J Cardiol 2019;60(2):72–81.

Index

D

Elsevier Masson S.A.S
65, rue Camille-Desmoulins
92442 Issy-les-Moulineaux Cedex
Dépôt Légal : juin 2022

Composition : STRAIVE

Imprimé en Pologne par Dimograf